U0273334

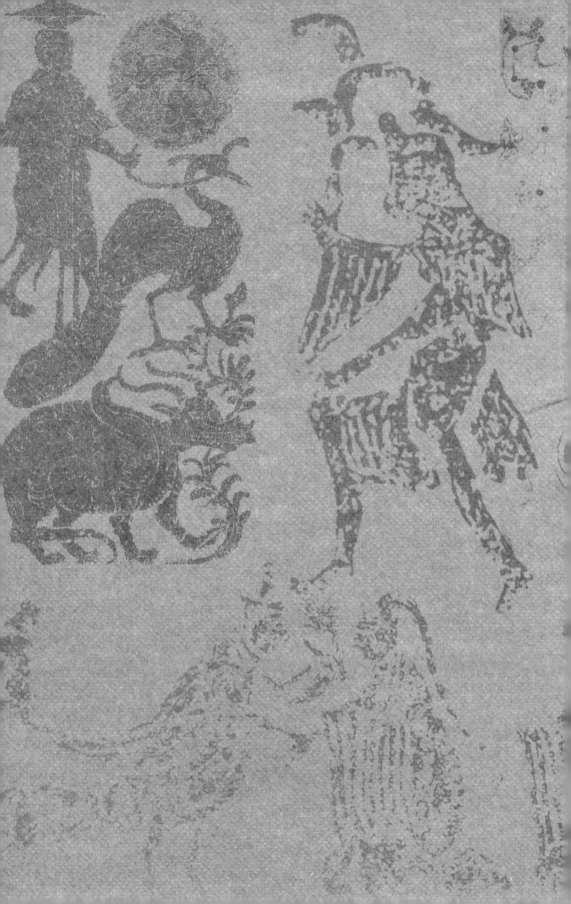

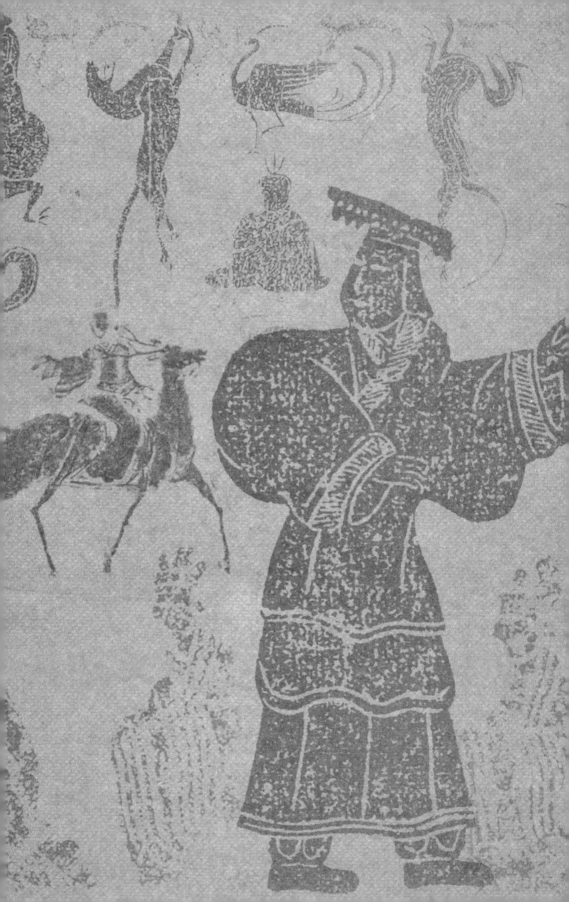

中国古医籍整理丛书

医法青篇

清·陈 璞 陈 玠 撰

张家玮 赵 艳 校注

中国中医药出版社

·北 京·

图书在版编目（CIP）数据

医法青篇／（清）陈璞，（清）陈玠撰；张家玮，赵艳校注.
—北京：中国中医药出版社，2015.12

（中国古医籍整理丛书）

ISBN 978 - 7 - 5132 - 2869 - 5

Ⅰ.①医… Ⅱ.①陈… ②陈… ③张… ④赵…Ⅲ.①中国医
药学 - 古籍 - 汇编 - 中国 - 清代 Ⅳ.①R2 - 52

中国版本图书馆 CIP 数据核字（2015）第 264760 号

中 国 中 医 药 出 版 社 出 版
北京市朝阳区北三环东路 28 号易亨大厦 16 层
邮政编码 100013
传真 010 64405750
三河市鑫金马印装有限公司印刷
各地新华书店经销

*

开本 710 × 1000 1/16 印张 29.75 字数 225 千字
2015 年 12 月第 1 版 2015 年 12 月第 1 次印刷
书 号 ISBN 978 - 7 - 5132 - 2869 - 5

*

定价 75.00 元
网址 www.cptcm.com

国家中医药管理局
中医药古籍保护与利用能力建设项目
组织工作委员会

主 任 委 员 王国强

副 主 任 委 员 王志勇 李大宁

执行主任委员 曹洪欣 苏钢强 王国辰 欧阳兵

执行副主任委员 李 昱 武 东 李秀明 张成博

委　　　　员

各省市项目组分管领导和主要专家

（山东省）武继彪 欧阳兵 张成博 贾青顺

（江苏省）吴勉华 周仲瑛 段金廒 胡 烈

（上海市）张怀琼 季 光 严世芸 段逸山

（福建省）阮诗玮 陈立典 李灿东 纪立金

（浙江省）徐伟伟 范永升 柴可群 盛增秀

（陕西省）黄立勋 呼 燕 魏少阳 苏荣彪

（河南省）夏祖昌 刘文第 韩新峰 许敬生

（辽宁省）杨关林 康廷国 石 岩 李德新

（四川省）杨殿兴 梁繁荣 余曙光 张 毅

各项目组负责人

王振国（山东省）　王旭东（江苏省）　张如青（上海市）

李灿东（福建省）　陈勇毅（浙江省）　焦振廉（陕西省）

蔡永敏（河南省）　鞠宝兆（辽宁省）　和中浚（四川省）

前　言

　　中医药古籍是传承中华优秀文化的重要载体，也是中医学传承数千年的知识宝库，凝聚着中华民族特有的精神价值、思维方法、生命理论和医疗经验，不仅对于传承中医学术具有重要的历史价值，更是现代中医药科技创新和学术进步的源头和根基。保护和利用好中医药古籍，是弘扬中国优秀传统文化、传承中医学术的必由之路，事关中医药事业发展全局。

　　1949 年以来，在政府的大力支持和推动下，开展了系统的中医药古籍整理研究。1958 年，国务院科学规划委员会古籍整理出版规划小组在北京成立，负责指导全国的古籍整理出版工作。1982 年，国务院古籍整理出版规划小组召开全国古籍整理出版规划会议，制定了《古籍整理出版规划（1982—1990）》，卫生部先后下达了两批 200 余种中医古籍整理任务，掀起了中医古籍整理研究的新高潮，对中医文化与学术的弘扬、传承和发展，发挥了极其重要的作用，产生了不可估量的深远影响。

　　2007 年《国务院办公厅关于进一步加强古籍保护工作的意见》明确提出进一步加强古籍整理、出版和研究利用，以及

"保护为主、抢救第一、合理利用、加强管理"的方针。2009年《国务院关于扶持和促进中医药事业发展的若干意见》指出，要"开展中医药古籍普查登记，建立综合信息数据库和珍贵古籍名录，加强整理、出版、研究和利用"。《中医药创新发展规划纲要（2006—2020）》强调继承与创新并重，推动中医药传承与创新发展。

2003～2010年，国家财政多次立项支持中国中医科学院开展针对性中医药古籍抢救保护工作，在中国中医科学院图书馆设立全国唯一的行业古籍保护中心，影印抢救濒危珍本、孤本中医古籍1640余种；整理发布《中国中医古籍总目》；遴选351种孤本收入《中医古籍孤本大全》影印出版；开展了海外中医古籍目录调研和孤本回归工作，收集了11个国家和2个地区137个图书馆的240余种书目，基本摸清流失海外的中医古籍现状，确定国内失传的中医药古籍共有220种，复制出版海外所藏中医药古籍133种。2010年，国家财政部、国家中医药管理局设立"中医药古籍保护与利用能力建设项目"，资助整理400余种中医药古籍，并着眼于加强中医药古籍保护和研究机构建设，培养中医古籍整理研究的后备人才，全面提高中医药古籍保护与利用能力。

在此，国家中医药管理局成立了中医药古籍保护和利用专家组和项目办公室，专家组负责项目指导、咨询、质量把关，项目办公室负责实施过程的统筹协调。专家组成员对古籍整理研究具有丰富的经验，有的专家从事古籍整理研究长达70余年，深知中医药古籍整理研究的重要性、艰巨性与复杂性，履行职责认真务实。专家组从书目确定、版本选择、点校、注释等各方面，为项目实施提供了强有力的专业指导。老一辈专家的学术水平和智慧，是项目成功的重要保证。项目承担单位山东中医药大学、南京中医药大学、上海中医药大学、福建中医药大学、浙江省中医药研究院、陕西省中医药研究院、河南省中医药研究院、辽宁中医药大学、成都中医药大学及所在省市中医药管理部门精心组织，充分发挥区域间互补协作的优势，并得到承担项目出版工作的中国中医药出版社大力配合，全面推进中医药古籍保护与利用网络体系的构建和人才队伍建设，使一批有志于中医学术传承与古籍整理工作的人才凝聚在一起，研究队伍日益壮大，研究水平不断提高。

本着"抢救、保护、发掘、利用"的理念，该项目重点选择近60年未曾出版的重要古医籍，综合考虑所选古籍的保护价值、学术价值和实用价值。400余种中医药古籍涵盖了医经、基础理论、诊法、伤寒金匮、温病、本草、方书、内科、外科、女科、儿科、伤科、眼科、咽喉口齿、针灸推拿、养生、医案医话医论、医史、临证综合等门类，跨越唐、宋、金元、明以迄清末。全部古籍均按照项目办公室组织完成的行业标准《中医古籍整理规范》及《中医药古籍整理细则》进行整理校注，绝大多数中医药古籍是第一次校注出版，一批孤本、稿本、抄本更是首次整理面世。对一些重要学术问题的研究成果，则集中收录于各书的"校注说明"或"校注后记"中。

"既出书又出人"是本项目追求的目标。近年来，中医药古籍整理工作形势严峻，老一辈逐渐退出，新一代普遍存在整理研究古籍的经验不足、专业思想不坚定等问题，使中医古籍整理面临人才流失严重、青黄不接的局面。通过本项目实施，搭建平台，完善机制，培养队伍，提升能力，经过近5年的建设，锻炼了一批优秀人才，老中青三代齐聚一堂，有效地稳定了研究队伍，为中医药古籍整理工作的开展和中医文化与学术的传承提供必备的知识和人才储备。

本项目的实施与《中国古医籍整理丛书》的出版，对于加强中医药古籍文献研究队伍建设、建立古籍研究平台，提高古籍整理水平均具有积极的推动作用，对弘扬我国优秀传统文化，推进中医药继承创新，进一步发挥中医药服务民众的养生保健与防病治病作用将产生深远影响。

第九届、第十届全国人大常委会副委员长许嘉璐先生，国家卫生计生委副主任、国家中医药管理局局长、中华中医药学会会长王国强先生，我国著名医史文献专家、中国中医科学院马继兴先生在百忙之中为丛书作序，我们深表敬意和感谢。

由于参与校注整理工作的人员较多，水平不一，诸多方面尚未臻完善，希望专家、读者不吝赐教。

国家中医药管理局中医药古籍保护与利用能力建设项目办公室
二〇一四年十二月

许 序

"中医"之名立，迄今不逾百年，所以冠以"中"字者，以别于"洋"与"西"也。慎思之，明辨之，斯名之出，无奈耳，或亦时人不甘泯没而特标其犹在之举也。

前此，祖传医术（今世方称为"学"）绵延数千载，救民无数；华夏屡遭时疫，皆仰之以度困厄。中华民族之未如印第安遭染殖民者所携疾病而族灭者，中医之功也。

医兴则国兴，国强则医强。百年运衰，岂但国土肢解，五千年文明亦不得全，非遭泯灭，即蒙冤扭曲。西方医学以其捷便速效，始则为传教之利器，继则以"科学"之冕畅行于中华。中医虽为内外所夹击，斥之为蒙昧，为伪医，然四亿同胞衣食不保，得获西医之益者甚寡，中医犹为人民之所赖。虽然，中国医学日益陵替，乃不可免，势使之然也。呜呼！覆巢之下安有完卵？

嗣后，国家新生，中医旋即得以重振，与西医并举，探寻结合之路。今也，中华诸多文化，自民俗、礼仪、工艺、戏曲、历史、文学，以至伦理、信仰，皆渐复起，中国医学之兴乃属必然。

迄今中医犹为国家医疗系统之辅，城市尤甚。何哉？盖一则西医赖声、光、电技术而于20世纪发展极速，中医则难见其进。二则国人惊羡西医之"立竿见影"，遂以为其事事胜于中医。然西医已自觉将入绝境：其若干医法正负效应相若，甚或负远逾于正；研究医理者，渐知人乃一整体，心、身非如中世纪所认定为二对立物，且人体亦非宇宙之中心，仅为其一小单位，与宇宙万象万物息息相关。认识至此，其已向中国医学之理念"靠拢"矣，虽彼未必知中国医学何如也。唯其不知中国医理何如，纯由其实践而有所悟，益以证中国之认识人体不为伪，亦不为玄虚。然国人知此趋向者，几人？

国医欲再现宋明清高峰，成国中主流医学，则一须继承，一须创新。继承则必深研原典，激清汰浊，复吸纳西医及我藏、蒙、维、回、苗、彝诸民族医术之精华；创新之道，在于今之科技，既用其器，亦参照其道，反思己之医理，审问之，笃行之，深化之，普及之，于普及中认知人体及环境古今之异，以建成当代国医理论。欲达于斯境，或需百年欤？予恐西医既已醒悟，若加力吸收中医精粹，促中医西医深度结合，形成21世纪之新医学，届时"制高点"将在何方？国人于此转折之机，能不忧虑而奋力乎？

予所谓深研之原典，非指一二习见之书、千古权威之作；就医界整体言之，所传所承自应为医籍之全部。盖后世名医所著，乃其秉诸前人所述，总结终生行医用药经验所得，自当已成今世、后世之要籍。

盛世修典，信然。盖典籍得修，方可言传言承。虽前此50余载已启医籍整理、出版之役，惜旋即中辍。阅20载再兴整理、出版之潮，世所罕见之要籍千余部陆续问世，洋洋大观。

今复有"中医药古籍保护与利用能力建设"之工程，集九省市专家，历经五载，董理出版自唐迄清医籍，都400余种，凡中医之基础医理、伤寒、温病及各科诊治、医案医话、推拿本草，俱涵盖之。

噫！璐既知此，能不胜其悦乎？汇集刻印医籍，自古有之，然孰与今世之盛且精也！自今而后，中国医家及患者，得览斯典，当于前人益敬而畏之矣。中华民族之屡经灾难而益蕃，乃至未来之永续，端赖之也，自今以往岂可不后出转精乎？典籍既蜂出矣，余则有望于来者。

谨序。

第九届、十届全国人大常委会副委员长

许嘉璐

二〇一四年冬

王 序

中医学是中华民族在长期生产生活实践中，在与疾病作斗争中逐步形成并不断丰富发展的医学科学，是中国古代科学的瑰宝，为中华民族的繁衍昌盛作出了巨大贡献，对世界文明进步产生了积极影响。时至今日，中医学作为我国医学的特色和重要医药卫生资源，与西医学相互补充、相互促进、协调发展，共同担负着维护和促进人民健康的任务，已成为我国医药卫生事业的重要特征和显著优势。

中医药古籍在存世的中华古籍中占有相当重要的比重，不仅是中医学术传承数千年最为重要的知识载体，也是中医为中华民族繁衍昌盛发挥重要作用的历史见证。中医药典籍不仅承载着中医的学术经验，而且蕴含着中华民族优秀的思想文化，凝聚着中华民族的聪明智慧，是祖先留给我们的宝贵物质财富和精神财富。加强对中医药古籍的保护与利用，既是中医学发展的需要，也是传承中华文化的迫切要求，更是历史赋予我们的责任。

2010年，国家中医药管理局启动了中医药古籍保护与利用能力建设项目。这既是传承中医药的重要工程，也是弘扬优秀民族文化的重要举措，不仅能够全面推进中医药的有效继承和创新发展，为维护人民健康做出贡献，也能够彰显中华民族的璀璨文化，为实现中华民族伟大复兴的中国梦作出贡献。

相信这项工作一定能造福当今，嘉惠后世，福泽绵长。

国家卫生与计划生育委员会副主任
国家中医药管理局局长
中华中医药学会会长

王国强

二〇一四年十二月

马 序

新中国成立以来，党和国家高度重视中医药事业发展，重视古籍的保护、整理和研究工作。自 1958 年始，国务院先后成立了三届古籍整理出版规划小组，分别由齐燕铭、李一氓、匡亚明担任组长，主持制订了《整理和出版古籍十年规划 (1962—1972)》《古籍整理出版规划 (1982—1990)》《中国古籍整理出版十年规划和"八五"计划 (1991—2000)》等，而第三次规划中医药古籍整理即纳入其中。1982 年 9 月，卫生部下发《1982—1990 年中医古籍整理出版规划》，1983 年 1 月，中医古籍整理出版办公室正式成立，保证了中医古籍整理出版规划的实施。2002 年 2 月，《国家古籍整理出版"十五" (2001—2005) 重点规划》经新闻出版署和全国古籍整理出版规划领导小组批准，颁布实施。其后，又陆续制定了国家古籍整理出版"十一五"和"十二五"重点规划。国家财政多次立项支持中国中医科学院开展针对性中医药古籍抢救保护工作，文化部在中国中医科学院图书馆专门设立全国唯一的行业古籍保护中心，国家先后投入中医药古籍保护专项经费超过 3000 万元，影印抢救濒危珍、善、孤本中医古籍 1640 余种，开展了海外中医古籍目录调研和孤本回归工作。2010 年，国家财政部、国家中医药管理局安排国家公共卫生专项资金，设立了"中医药古籍保护与利用能力建设项目"，这是继 1982～1986 年第一批、第二批重要中医药古籍整理之后的又一次大规模古籍整理工程，重点整理新中国成立后未曾出版的重要古籍，目标是形成并普及规范的通行本、传世本。

为保证项目的顺利实施，项目组特别成立了专家组，承担咨询和技术指导，以及古籍出版之前的审定工作。专家组中的许多成员虽逾古稀之年，但老骥伏枥，孜孜不倦，不仅对项目进行宏观指导和质量把关，更重要的是通过古籍整理，以老带新，言传身教，培养一批中医药古籍整理研究的后备人才，促进了中医药古籍保护和研究机构建设，全面提升了我国中医药古籍保护与利用能力。

作为项目组顾问之一，我深感中医药古籍保护、抢救与整理工作的重要性和紧迫性，也深知传承中医药古籍整理经验任重而道远。令人欣慰的是，在项目实施过程中，我看到了老中青三代的紧密衔接，看到了大家的坚持和努力，看到了年轻一代的成长。相信中医药古籍整理工作的将来会越来越好，中医药学的发展会越来越好。

欣喜之余，以是为序。

中国中医科学院研究员

马继兴

二〇一四年十二月

校注说明

《医法青篇》属综合性医书，由清代医家陈璞（字琢之）、陈玠（字健庵）兄弟二人撰，成书于清嘉庆二十二年丁丑（1817）。陈璞、陈玠二位先生系燕山人氏，精通医学。陈氏门人徐绍熙在序言中曾言二公"同习医道，精通微妙，指下回春者，不计其数，适足以于古名医并驱争先也"，其医术高明由此可见一斑。

本次整理以中国中医科学院图书馆所藏清嘉庆二十二年丁丑（1817）稿本为底本，以《素问》《灵枢》《临证指南医案》《汤头歌诀》《本草备要》《病机沙篆》《古今医鉴》《医宗金鉴》等为他校本，综合运用了本校法、他校法、理校法等校勘方法进行校注整理。

校注方法如下：

1. 采用现代标点方法，对原书进行标点。

2. 原书中的繁体字、异体字、俗体字，均改为规范简化字，不出校记。通假字一律保留，并出校记说明。对于个别冷僻字词，加以注音和注释。

3. 原书中因抄写致误的明显错别字，予以径改，不出校。

4. 凡底本与据校各书不一致，显系底本有误者，据所校各书改动底本，并出校说明。

5. 底本疑有脱讹衍倒，但无确实根据者，则原文不动，出校存疑。

6. 底本与所校各书内容互异，各有义理难以定论者，原文不动，出校列举有意义之异文。

7. 本次出版采用横排版式，原书中所有表示"前面""上面"概念的"右"字，一律径改为"上"字，概不出注。

8. 原书正文各卷首均有"燕山琢之陈璞、健庵弟玠同著，武林门人徐绍熙校正"字样，今统一删去。

9. 凡底本中涉及的中医药名词字形与现代规范字形体有明显出入者，予以径改，不出校。如藏府（脏腑），四支（四肢），射香（麝香），水片（冰片）等。某些中药名俗字与规范字并用者，径改为通行规范字，如麦牙（麦芽）、白敛（白蔹）、兔丝子（菟丝子）、山查（山楂）等。

10. 今据校勘后的底本正文重新提取目录。

陈璞序[1]

　　夫事之最切于日用、关乎生死者，莫如医，故自轩岐道兴而《灵》《素》以下，代有名人，历有著述。卢扁以后，如仲景著《伤寒》，河间、东垣、丹溪于一切杂症各有所著，合之仲景为四大名家。近代柯韵伯、薛立斋、张景岳、喻嘉言等，皆本之前贤，或作或述，其于诸症皆有发明。太医院考核汇辑《医宗金鉴》，于治疗之法备矣。迨后又有李士材、汪䚡庵、沈金鳌，亦有所著，而不外前贤之法增减应用。惟独古吴叶天士先生，另开生面于轩岐之学，错综融贯，所立方案，无不精巧，惜未亲著其书，赖门人华岫云、秦天一、邵[2]新甫诸人凑集成帙，而为《临证指南医案》，其伤寒、时气、幼科、外科、脉诀、药性等类未能全备。余素习斯道，每览各书，见其精妙之处，撮其要旨，汇集小卷，便于拣用。今阅叶案，更得为规矩准绳矣。谨就案中方法，增著脉诀、伤寒、幼科、外科、药性等类以及一切遗漏，添补共成八卷。庶于斯道，不无小补。至于用法，存乎一心。后之览者，亦存乎其人也。

嘉庆丁丑季冬燕山琢之陈璞自序

---

[1]　陈璞序：原作"医法青篇序"，其后两个序均无序名。为使原文层次清晰，今按作序者姓名，分别题作"陈璞序""陈玠序""徐绍熙序"，其后不一一作注。

[2]　邵：原作"绍"，据《临证指南医案》改。

陈玠序

　　古之圣人有三不朽之事，为立德、立功、立名，而虽为三，其理实贯一也，惟求有济于生民。夫有济于生民者，莫大乎生死，生死之权衡，莫过于医，故医之道，不谓不重也。余兄弟素习斯道，每览前贤所著之书，不啻数十家，或有内而无外，或专门外科而无内证，或论症而不言脉，或讲脉而含忽其症，或偏于补，或偏于泻，或语句繁多，或理奥难明，使后之学者有望洋之叹也。余兄弟同志选著斯书，名曰《医法青篇》，男妇、大小、内外各有分门，脉诀、汤头、药性依前贤诸法，择其善者而从之，其不善者而改之，庶几有济，以为后学之一助耳。

　　　　　　　　　　　　　　　　　　燕山健庵陈玠序

徐绍熙序

医之为道微矣。七情六气之感，病非一端；温凉寒热之性，药非一类。非天资高敏，不可以学医；非博极群书，亦不足以语医也。今之医者，或记丑①而不精于审脉，或审脉而不善于处方，或泥古而不化，或师心而自用，或临症不多，或见症不确，不能已疾而转以益疾，不能治人而反害人，又乌可以言医哉。予幼习斯道，略悉其味，愧未能深。兹有利邑少府陈琢之年伯，宦②游南北，广达世情，兄弟同习医道，精通微妙，指下回春者，不计其数，适足以于古名医并驱争先也。予区区寒微，幼随先君，宦游楚北，阅世有年，而医道虽不足以济人，但观世俗亦所不取。今遇琢之年伯，讲论医法，观其用意，非同世俗，故特求其训诲，得蒙出示续辑《医法青篇》全书。披览之下，始悉奥妙无穷，自觉身登千仞矣。

武林门人徐绍熙识

---

① 记丑：谓所记怪异。
② 宦：原作"官"，据文义改。

目 录

卷之二

卷之三

卷之四

卷之一

脉诀 十六则，二十七脉

医家四要

古谓医法，望闻问切，为之四要。望者望其气色，为之色诊，得病人神色，知病情之轻重；闻者得病人之声音，知中气之虚实；问者，得病之根由、平习之壮弱、病候、脏腑、饮食、二便、好恶、情形；然后察脉，为之切，切者，病症与脉相符相反，层层细察，详夺病情，立方用药，庶无谬误。古人立法意蕴幽深，当以为规矩准绳。

脉之名义

《内经》曰：人受气于谷，谷入于胃，以传于肺。五脏六腑皆以受气，清者为营，浊者为卫，营行脉中，卫行脉外。脉者，精神之妙用也，脉行而气血随行；胃气者，后天之本也，胃气旺则气强血旺，精神足也；肾水者，先天之源也，人之根本也，名为神门，是以胃气神门二脉之为要也。古人云：有此二脉则生，无此二脉则死。

谷气者，饮食之精华也。五脏者，心、肝、脾、肺、肾也，为阴；六腑者，胃、胆、三焦、大小肠、膀胱也，为阳。营者，血之营于内，为里；卫者，气之卫于外，为表。脏于腑，阴阳配合，为表里也。心于小肠、肺于大肠、肝于胆、脾于胃、肾于膀胱，皆阴阳表里也。三焦者，上中下气候也。上焦如雾，以候膻中胸膈也；中焦如沤，以候中脘腹中也；下焦如渎，以候少腹丹田也。膻中者，心包络也，为厥阴经。以五脏六腑并心包，为十二经络也。以脉之流行，人之五脏六腑、表里阴阳反复推明，以求病之根源也。

寸关尺之名义

脉之流行，于寸关尺之总会也。手大指鱼际下肘腕高骨之分也。上部为寸，在高骨上；中部为关，在高骨前；下部为尺，在高骨下。左右手同，先准关部，然后寸尺，肘长宜疏，肘短宜密。左关前为人迎，右关前为气口。脏腑之气，皆出于谷气，亦为气口也。

以关脉一部，分为三段，上段即人迎气口也。按左关肝脉，肝为风府；右关脾脉，脾为仓廪，故伤寒症中，人迎紧甚伤于风，气口紧甚伤于食。脾胃者，水谷之大源也。脏腑之气，皆出于谷气，即气口也，六部之总称，非专指右关前而言也。

脉辨至数

一呼一吸，合为一息。脉来四至，平和之则；五至无疴，闰以大息；三至为迟，迟则为冷；二至少气，寒之极矣；一至以下，是为死脉；六至为数，数即热症；七至夺精，八至脱精，热之极矣；九至离经，十至命尽。乍数乍疏，皆曰死症。

至者，脉来也，为阳；止者，脉去也，为阴。五至为闰，如年之闰月，五年二闰之意。若长以五至则是年年有闰，为太过；六至为数，为阳盛阴衰之象，故为热症。若尺脉不热，内风症明；若有滑涩，是为痹症。呼者，气之出于心肺；吸者，气之入于肝肾。呼吸之间，脾乃受之。一息四至，为之平脉，五至为闰，亦平脉也。

平　脉

先论平脉，然后论病。轻手而得，乃谓之举，脉在浮分；重手而得，乃谓之按，脉在沉分；不轻不重，乃谓之寻，脉在平分。左寸属心，包络随之，宜浮大而聚；左关属肝，胆脉随之，宜平而弦长；左尺属肾水，小肠、膀胱随之，宜沉实而濡。右寸属肺，胸膈随之，宜大而软毛涩之间；右关属脾，胃脉随之，宜缓而和匀，不迟不急，有悠悠意意扬扬，难以明状①即谷气脉；右尺属肾，命门火、大肠随之，如龙入海底，有火相随，宜沉实而濡。不论大小，总以至数分明，六脉相称，贵有神也。男子之脉，左大为顺；女子之脉，右大为顺。男尺恒虚，寸大于尺；女尺恒盛，尺大于寸。

举、寻、按三字，即浮、平、沉之意。心虽宜聚，而少散为平；肺虽宜软，而短涩为平。三部总象，上浮、中平、下沉。肝脾二脉，合在半浮半沉之间，肝以弦长而不硬，脾以和缓而活动，两手相称，四至平和，此谓平脉，反此即病。贵有神者，即胃气之象也。关前为阳，关后为阴，故男宜寸大，女宜尺大。不论大小者，依人之体象相称也，老小之相等也。

病 脉

提纲要脉，不越浮、沉、迟、数、滑、涩六字，以足以表里阴阳、冷热虚实、风寒燥湿、脏腑气血也。盖浮为阳、为表，沉为阴、为里；迟为冷、为虚、为在脏，数为热、为燥、为实、为在腑；滑为血有余，涩为血不足。能以缕悉求之而疢疾，莫能逃矣。顾浮沉以举按轻重，若洪、芤、弦、虚、濡、长、革、散，皆轻手而得之类，故统于浮；短、细、实、伏、牢、弱、代，皆重手而得之类，故统于沉。迟数以息至多少言，若微、缓、结，皆迟之类，故统于迟；紧、促、动，皆数之类，故统于数。至滑虽似数，涩虽似迟，而其理自殊，缘迟数以呼吸察

---

① 状：原作"壮"，据文义改。

其至数，滑涩则以往来察其形状，且滑涩二脉多主气血故也，故此二脉虽无统属，亦平列于后，以为六纲云。

古之论脉者，岐伯也；继后之论，则扁鹊、王叔和、张仲景；再后之论，则沈金鳌、李士材。诸名家之正论，后世宗之而为准绳也。此外，又有高阳生等诸家，定为秘诀，以七表八里九道，虽云捷便而错谬甚多，甚至于①古人相反，误世者多矣。今人不分偏正，杀人如反掌，良可叹也。

浮脉 统类洪、芤、弦、虚、濡、长、革、散八脉

浮以候表，为阳。其象轻手乃得，重手不见，动在肌肉以上，如水之漂木，举之有余，按之不足。

浮为风，虚眩掉之候。阳脉浮，表热；阴脉浮，表虚。秋为正，肺脉宜，久病则忌。

左寸。伤寒发热，头痛目眩，风痰。兼虚迟，心气不足，心神不安；兼散，心气耗散，虚烦；兼洪散，心热。

左关。腹胀。兼散，风热入肝经；兼促，怒气伤肝，心胸满逆；兼芤，失血。

左尺。膀胱风热，小便赤涩。兼涩，男子尿血，女子崩漏；兼迟，冷疝脐下痛。

右寸。肺感风寒咳嗽，鼻塞清涕，自汗体倦。兼洪，肺热而咳；兼迟，肺寒而嗽。

右关。脾虚中满不食。兼大涩，宿食；兼迟，脾胃虚；兼滑，痰饮。

右尺。风邪客下焦，大便秘。兼数，下焦风热，大便秘；兼虚，元气不足。

浮而盛大，为洪。 即大脉，又名钩脉，其象极大而有力，按之满指

---

① 于：通"与"。用于连接词或词组，表示并列关系。《史记·齐太公世家》曰："六年春，齐伐宋，以其不同盟于齐。"《尚书·康诰》曰："告汝德之说于罚之行。"

而数，如洪水之洪，有波涛汹涌之象。

洪为经络大热，气血燔灼之候，夏为正，心脉宜，泄泻失血久嗽忌，形瘦多气者死。凡脉洪则病进，为表里皆热，为大小便秘。

寸洪，心烦舌破，右胸满气逆。

关洪，左肝木太过，右脾上胀热。

尺洪，左，水枯便难；右，龙水燔灼。

浮而中空，为芤。 其象浮大而软，按之中空，如慈葱之状，举之有，寻之无，按之又见。

芤为失血之候，气有余而血不足，故虚大而芤。火犯阳经，血上溢；火浸阴络，血下流。三部脉芤，久病则然，若有胃气者生，卒病无失血，虚芤而无胃气者死。

寸芤，左心，主丧血；右脾，主阴伤。

关芤，左，肝不藏血；右，肺不摄血。

尺芤，左，精漏；右，便红。

浮而端直，为弦。 其象按之不移，举之应手，端直如琴弦而长，指下挺然。

弦为气血收敛，为阳中伏阴或经络间为寒所滞。弦紧数劲，为太过；弦紧而细，为不及。弦而软，病轻；弦而硬，病重。春为正，肝脉宜。若硬如弓弦，循刀责耳，是肝绝，为死症。若肝脾俱弦，木来克土而致，不食，难治。疟脉自弦。

儿脉弦，主肝风、主痛、主疟、主痰、主饮。

寸弦，左，心痛、头痛；右，胸痛。

关弦，左，痰疟癥瘕；右，胃寒膈痛。

尺弦，左，饮在下焦；右，足挛疝痛。

浮而迟大，为虚。 其象迟软散大，举按力少，豁豁然，空不能自固。

虚为气血俱虚之候，气血虚则脉虚，主内不足之症，久病脉虚多不治。凡脉虚，为伤暑，为虚烦，为自汗，为小儿惊风。

寸虚，左，惊悸怔忡；右，自汗气怯。

关虚，左，肝伤，血不营筋；右，脾寒，食不消化。

尺虚，左，水衰，腰膝痿痹；右，肾火衰，寒症蜂起。

浮而柔细，为濡。其象虚软无力，如棉絮之在水中，轻手相得，重手按之即随手而没。

濡为气血两虚之候，亦主脾湿，病后、产后、老人可治，平人、少年难治。

凡脉濡，为疲损，为自汗，为痹，为下冷，为无血少气。

左寸濡，健忘惊悸；右，腠虚自汗。

左关濡，血不营筋；右，脾虚湿浸。

左尺濡，精枯血损；右，火败命乖。

浮而迢亘，为长。其象不大不小，迢迢自若，指下有余，过于本部，首尾相应。

长为气血有余，长属肝，宜于春，诊无病，肝脉自见。和缓而匀者，无病。若长而疾硬，为火盛，为壮热，为癫痫，为阳毒内蕴，为三焦烦热，为阳明热甚。

左寸长，君火；右，满逆。

左关长，木实；右，土郁。

左尺长，奔豚冲克；右，相火专令。

浮而无根，为散。其象有表无里，举之大，按之散，来去不明，漫无根底，如涣漫不收。

散为气血耗散，脏腑气绝之候，为虚阳不敛，心气不足。若有胃气，心脉浮大而散，肺脉短涩而散，犹为平脉。若病脉见散乱，肝、脾、肾见代散必死。产妇脉散，临盆之兆，如未到产期，必致堕胎。

左寸散，怔忡；右，自汗。

左关散，溢饮；右，蛊疾。

左尺散，水竭；右，命绝。

浮而弦芤，为革。其象实大，按之中空，如鼓皮一般。

革为虚寒失血之候，即芤弦二脉相合之象。芤为虚，弦为寒，虚寒相搏，男子失血亡精，女子半产漏下，又为中风感湿之症。久病死，卒病生。脉来浑浊，变革即如涌泉，出而不反，病进而危去，如弦绝者死。

左寸，心血虚痛；右，金衰气壅。

左关，疝瘕为祟；右，脾血不足。

左尺，精空；右，火衰殒命。

沉脉统类短、细、实、伏、牢、弱、代七脉

沉以候里，为阴。其象轻手不见，重手乃得。按之肌肉以下，着于筋骨之间，如石投水。

沉为里，冬为正，女寸沉滑，男尺沉滑，俱宜。若如弹石，如夺索，则为肾绝。

凡脉沉，为停饮，为癥为瘕，为胁痛，为厥逆，为洞泄。兼滑，宿食停滞；兼迟，痼冷内寒；兼伏，霍乱吐泻；兼数，内热；兼弦，心腹冷痛。

左寸。心内寒，邪痛；胸中寒，饮胁痛。

左关。伏，寒在经，两胁刺痛，兼弦，痃癖内痛。

左尺。肾气寒，腰背冷痛，小便浊而频，男为精冷，女为血结。

右寸。肺冷，寒痰停滞，虚喘少气。兼紧滑，咳嗽；兼细滑，骨蒸寒热，皮毛焦干。

右关。胃中寒积，中满吐酸。兼紧，悬饮。

右尺。病水，腰腿痛。兼细，下痢，小便滑，脐下冷痛。

沉而不及，为短。其象两头无，中间有，不满三部，为不及。

短脉只见寸尺，若关脉短则上下不通，是阴阳绝脉，必死，故关不诊短。短属肺，宜于秋。凡脉短，为不及，为三焦气壅，宿食不消。兼浮，血涩；兼沉，痞块；兼滑数，酒伤肠胃。左寸

短，心神不定；右，肺虚头痛。

关不诊短。左尺短小，腹痛；右，真火虚。

沉而微小，为细。其象小于微而常有，细直而软，指下寻之，往来如蚕丝状。

细为血冷，气不足，故主诸虚劳损或湿浸腰肾，应病则顺，否则逆。吐衄得之生，春夏与少年不利，冬秋与老弱可治，忧劳过度者亦细。

左寸细，怔忡；右，气怯。

左关细，肝竭；右，胃虚。

左尺细，洞泄精遗；右，下元冷惫。

沉而长大，为实。其象举、寻、按皆有力，迢亘而长，应手幅幅。

实为血实气满之候，若缓而和匀，主气血有余，无病；若有兼见则病，兼紧为寒束，为呕、为痛、为气聚；兼数，伏阳在内，火邪，大热；大积大聚，必兼紧数。

左寸实，舌强气涌；右，呕逆咽痛。

左关实，肝火胁痛；右，中满气痛。

左尺实，便闭腹痛；右，相火亢逆。

沉而几极，为伏。其象极重，至于透筋着骨，指下始觉隐隐然。

伏为阴阳潜伏，关格闭塞之候，关前得之为阳伏，关后得之为阴伏。脉伏者，不可发汗。痛甚，脉必伏。凡脉伏，营卫气闭而厥逆，惟伤寒症六脉沉伏、四肢厥逆，须投姜附及灸气海、关元，脉乃出也。

左寸，血郁；右，气郁。

左关，肝血；右，寒凝。

左尺，疝瘕；右，火消。

沉而弦劲，为牢。其象似沉而实大少弦，按之动而不移，若牢固然。

牢为里实表虚，胸中气促，劳伤痿疾之候，大抵脉牢近乎无胃气者，故为危殆之脉。失血人宜沉细，若浮大而牢，必死，以脉症相反也。

凡脉牢，为气居于表，为骨节痛。

左寸，伏梁；右，息贲。

左关，肝积血；右，阴寒痞癖。

左尺，奔豚；右，胁痛。

沉而无力，为弱。其象细小，举之无，按之有，细小无力。

弱为阳陷，其气衰弱，恶寒发热，久病及衰年见之犹可推缓，新病及少壮必死难治。

左寸，惊悸健忘；右，自汗气短。

左关，水枯；右，土寒。

左尺，涸渴；右，阳陷。

沉而时止，为代。其象动而中止，不能自还，寻之良久，乃复而动，由是复止，止有常数。

代为脏气多衰，形容羸瘦，口不能言之候。若久病而羸瘦，脉代，是一脏无气，他脏代之，必危。若卒而气骤损，致元气不相续，或风家，或老年，只为病脉，故伤寒心悸而代者，复脉汤主之。腹心痛，亦结涩，止代不匀，久病之脉不可准也。妊娠①脉代，必怀胎三月，代脉有生有死，宜辨之。

《诊家正眼》云：代主脏衰，危恶之候，脾土败坏，吐利为眚，中寒不食，腹痛难救。两动一止，三四日死，四动一止，六七日死，次第推求，不食经旨。

古人云：五十动而一止，无疾。若四十动而一止，是肾气不至；三十动而一止，肝气不至；二十动一止，脾气不至；十动一止，心气不至；四五动一止，肺气不至。若五脏皆危，死之必矣。

---

① 妊娠：原作"娠妊"，据文义改。

此李士材之论也。

按：代脉一现，实非佳兆。如伤寒、久病、卒病、妊娠之代，皆无常数，大抵结也。若有常数而代，实非佳兆。结、促、代三脉，均有一止，宜辨之。

迟脉统类微、缓、结三脉

迟以候脏，为冷。其象脉仅三至，去来极慢。

迟司脏，病多痰，沉痼癥瘕，仔细看，有力而迟为冷病，迟而无力是虚寒。

凡脉迟，为寒为虚。兼浮，表寒；兼沉，里寒。

左寸，心上寒，精气多悾①。

左关，中寒，癥瘕，筋挛，胁下痛，手足冷。

左尺，肾虚便弱，女子不月。

右寸，肺感寒，冷痰气短。

右关，中焦寒，脾胃伤冷，食物不消。兼沉，为积。

右尺，脏寒泄泻，小腹冷痛，腰脚重。

迟而细软，为微。其象极细，若有若无，按之欲绝。

微为久虚血弱之候，又主阴寒，或伤寒蓄热在里，脉道不通，亦微细，不可为寒，当以标本别之，总之气血微，脉即微。

凡脉微，为弱，为虚汗，为泄泻少气，为崩漏不止。兼浮，阳不足，身恶寒冷；兼沉，不足，心脏寒，下痢。

左寸，惊悸；右，气促。

左关，寒挛；右，胃冷。

左尺，精冷；右，阳衰。

迟而稍急，为缓。迟脉三至，缓脉四至，来往和匀，微风轻飐②，

---

① 悾（tiǎn 舚）：弱。

② 飐（zhǎn 展）：风吹使颤动。

初春杨柳。

缓为胃气不主于病，取其兼见方可断症。浮缓，风伤；沉缓，寒湿；缓大，风虚；缓细，湿痹；缓涩，脾薄；缓弱，气虚。

左寸涩，血虚；右浮，风邪。

左关浮，肝风；右沉，土湿。

左尺涩，精少；右细，阳衰。

迟而时止，为结。其象来时迟缓，时一止又复来，非同代脉良久复来，亦不同促脉急促之状。

结为阴独盛，而阳不能相入之候，如徐行而怠，偶羁一步。阳脉得之阳结，阴脉得之阴结，阴阳相结为妊娠代脉云：妊娠脉代，胎必三月，非也，是结象为准也。

凡脉结，为亡阳汗下，为疝瘕癥结，为痰滞结，为气血凝结，为七情郁结，内为积聚，外为痈肿。兼浮，寒邪滞结；兼沉，积气在内，若结散无常，三五不调，皆不治之症。

左寸结，心痛；右，气结。

左关，疝瘕；右，痰滞。

左尺，痿躄；右，阴寒。

数脉统类紧、促、动三脉

数以候腑，为热。其象一息六至，数数然来。

数为君相二火炎热之候，阴不胜阳，故脉太过。小儿吉，肺病、秋深皆忌。有力实火，无力虚火。浮数表热，沉数里热。阳数君火，阴数相火。左数阴戕，右数火亢①。

左寸，头痛，上热，咽喉、口舌疮；右，肺血，咳嗽。

左关，呕逆，肝火，目赤；右，脾热，胃火，口臭，烦满。

左尺，肾火炽，小便黄赤；右，大便秘结。

---

① 亢：原作"尤"，据文义改。

数而弦急，为紧。其象来时劲急有力，左右弹指，举之若紧绳转索之状。

紧为风寒搏击，伏于营卫之间，凡脉紧皆主寒与痛，内而腹，外而身，有痛必见紧。亦有热痛，必兼实数，热为寒束，故急数如此。故伤寒症中，人迎浮紧，伤于寒而身痛；气口沉紧，伤于食，或为风痫；数而紧者，当主鬼祟。咳嗽虚损为大忌。

左寸，心急痛；右，伤寒咳嗽。

左关，伤寒；右，伤食。

左尺，脐痛；右，奔豚。

数而时止，为促。其象来时数时一止，又复来，徐急而无一定之状，非同代脉有常数。

促为火亢，阳独盛，阴不能相合之候，怒①气逆上，亦令脉促，为气痛，为狂闷，为毒疽，为瘀血发斑，为三焦郁火，为积咳嗽，为痰或喘逆。凡脉促，脏气乖违②者，十居六七；真气衰惫者，十居二三。若止数渐稀者，可治；止数渐增，不治。

左寸，心火；右，肺咯。

左关，血滞；右，脾滞。

左尺，精滑；右，灼热。

数如豆粒，为动。其象形圆如豆，无头无尾，厥厥摇动，即数滑二脉相兼为极甚。

动为阴阳相搏，关前属阳，后半属阴。阳虚则阳动，阴虚则阴动，妇人脉动妊子。凡脉动，为痛，为惊，为泄利，为拘挛，为脱崩，为虚劳体痛。阳动汗出，阴动发热。

左寸，惊悸；右，自汗。

左关，拘挛；右，脾痛。

---

① 怒：原作"恕"，据文义改。

② 乖违：错乱反常。

左尺，亡精；右，龙火。

滑脉主气，无统类

滑以候气。其象往来滑流，如珠走盘。

滑为血实气壅之候，气不胜于血也。滑为阳，主痰饮。浮滑，风痰；沉滑，实痰；滑数，痰火；滑短，气塞；滑而浮大，尿则阴痛；滑而浮散，中风瘫①缓；滑而冲和，妊孕可决。

凡脉滑，上为吐逆，下为气结。滑数，为热结。

寸滑，咳嗽吐逆。

关滑，胃热壅气。

尺滑，男子溺血，女子经郁。

涩脉主血，无统类

涩以候血。其象迟细蹇滞，往来若难，如轻刀刮竹，如雨沾沙。

涩为气多血少之候，盖气盛则血少。惟肺宜之。涩为血少，亦主精伤。女人有孕，为胎病；无孕，为败血。涩而虚软，虚火炎灼；涩而坚大，为实热。凡尺脉涩者，男妇必艰生育，是血少精伤之故也。

寸涩，心血虚。

关涩，肝脾血虚，胁胀。

尺涩，血少精伤。

二十七脉歌诀

浮以候表为阳，风虚眩掉，阳热阴虚。

浮而盛大为洪，经络大热，气血燔灼。

浮而中空为芤，火犯阳经，失血之候。

浮而端直为弦，气血收敛，肝病疟疾。

浮而迟大为虚，气血俱虚，伤暑自汗。

---

① 瘫：原作"摊"，据文义改。

浮而细软为濡，气血两虚，痹湿下冷。

浮而迢亘为长，气血有余，兼见热狂。

浮而无根为散，气血耗散，脏腑多衰。

浮而弦芤为革，虚寒失血，风湿相搏。

沉以候里为阴，内寒停滞，厥逆冷痛。

沉而不及为短，宿食停滞，气短血涩。

沉而细小为细，血冷气虚，劳损湿浸。

沉而长大为实，血实气满，兼见则病。

沉而几极为伏，关格闭塞，阴阳潜伏。

沉而弦劲为牢，里实表虚，气促血滞。

沉而无力为弱，真气衰弱，阳陷阴虚。

沉而时止为代，止有常数，脏气衰惫。

迟以候脏为冷，沉涸①癥瘕，寒痰冷痛。

迟而细软为微，阴阳久虚，气血微弱。

迟而稍急为缓，缓为胃气，不兼无病。

迟而时止为结，气血凝滞，寒痰郁结。

数以候腑为热，君相二火，炎热之候。

数而弦急为紧，风寒搏击，热为寒束。

数而时止为促，阴阳不合，火亢逆促。

数如豆粒为动，气血相搏，阴阳摇动。

滑以候气为阳，血实气壅，气不胜血。

涩以候血为阴，血少精伤，血不胜气。

脉症相符相反歌诀

中风之脉，却喜浮迟，坚大急极，其凶可知。

---

① 涸：疑为"痼"。

伤寒热病，脉喜浮洪，沉微涩小，症反必凶。

汗后脉静，身凉自安，汗后脉躁①，热甚必难。

阳症见阴，命必危殆，阴症见阳，虽困无害。

劳倦内伤，脾脉虚弱，汗出脉躁②，死症可察。

疟脉自弦，弦数者热，弦迟者寒，代散者绝。

泄泻下痢，沉小滑弱，实大浮数，发热则恶。

呕吐反胃，浮滑者昌，弦数紧涩，结肠者亡。

霍乱之脉，脉代勿讶，厥逆迟微，是则可嗟。

咳脉宜浮，浮濡易治，沉伏而紧，死期将至。

喘息抬肩，浮滑是顺，沉涩肢寒，均为逆症。

火热之症，洪数为宜，微弱无神，根本脱离。

骨蒸发热，脉数为虚，热而涩小，必损其躯。

劳极诸虚，浮软为弱，土败双弦，火炎则数。

失血诸症，脉必现芤，缓小可喜，数大甚忧。

蓄血在中，牢大却宜，沉涩而微，速愈者希。

三消之脉，数大者生，沉微短涩，应手堪惊。

小便淋闭，鼻色必黄，实大可疗，涩小知亡。

癫乃纯阴，狂乃纯阳，浮洪吉象，沉急凶殃。

痫宜虚缓，沉小急实，或但弦急，必死不失。

心腹之痛，其类有九，细迟速愈，浮大延久。

疝属肝病，脉必弦急，牢急者生，弱急者死。

黄疸③湿热，洪数偏宜，不妨浮大，微涩难医。

胀满之脉，浮大洪实，细而沉微，岐黄无术。

五脏为积，六腑为聚，实强可生，沉细难愈。

鬼祟之脉，左右不齐，乍大乍小，乍数乍迟。

痈疽未溃，脉宜洪大，及其以溃，洪大始戒。

肺痈已成，寸数为实，肺痿之形，数而无力。

肺痈色白，脉宜短涩，浮大相逢，气损失血。

脏痈实热，滑数可必，沉细无根，其死可测。

妇人有子，阴搏阳别，少阴动甚，其胎已结。

滑疾不散，胎必三月，但疾不散，五月可别。

左疾为男，右疾为女，女腹如箕，男腹为斧。

欲产之脉，散而离经，新产之脉，小缓为应，实大弦牢，其凶可明。

奇经八脉歌诀

奇经八脉，不可不察，直上直下，寸尺俱牢。中央坚实，冲脉昭昭，胸中有寒，逆气里急，疝气攻心，支满失溺。

冲脉起于气街，在少腹下，由阴入内，以寻脏腑，上行至胸中而会督脉，并行周身，为十二经之根本，为血海，故女子妊脉通太冲，月事以时。

直上直下，尺寸俱浮，中央浮起，督脉可求，腰背强痛，风痫为忧。

督脉起于下极，在少腹下，由前阴、后阴中行背中道，至颠顶百会穴，至面前鼻梁中上唇水沟穴，入上齿中缝，入内寻脏腑，会冲任二脉，而并行周身。

寸口丸丸，紧细实长，男疝女瘕，任脉可详。

任脉起于中极之下，在少腹下，直上至喉，由下唇入下齿中缝、舌根，入内寻脏，会冲督二脉，并行周身。

关左右弹，带脉可诀。

带脉在人腰中，缠转至肚脐，入内寻冲脉而并行，总束一身诸脉，如束带之状，故名带。如有受伤，腹满腰溶，如坐水中，女人月事不调，赤白带下。

寸左右弹，阳跷可诀；尺左右弹，阴跷可别。尺外斜上，至寸阴维；尺内斜上，至寸阳维。

阳跷、阴跷起于足跟，从内外行，上至阴会穴，入内以会诸脉而寻周身。阳维、阴维起于手指，从内外行，上由人左右胁至颈项，行腮至耳，入太阳穴，入内会经络脉，并行腹内，复寻周身。

奇经八脉之起源，如水之发源，而周流入江海之意。

反关脉

脉有反关，动在臂后，别由列缺，不干症候。

反关之脉，在手背后，不在寸口之前，主富贵脉，左反主贵，右反主富，左右皆反，富贵双全，男女相同。

绝　脉

心绝之脉，如操带钩，转豆躁急，一日可忧。

肝绝之脉，循刀责耳，新张弓弦，死在八日。

脾绝雀啄，又同屋漏，一似水流，还如杯覆。

肺绝维何，如风吹毛，毛羽中肤，三日而号。

肾绝伊何，发如夺索，辟辟弹石，四日而作。

命脉将绝，鱼翔虾游，至如涌泉，莫可挽留。

色　诊

古人察色望气，命自色诊。望而知之谓之神，居四诊之先。色以应日，脉以应月。色者，气之精华也。赤欲如白裹朱，不欲如赭；白欲如鹅羽，不欲如盐；青欲如苍璧，不欲如蓝；黄欲如罗裹雄黄，不欲如黄土；黑欲如重漆色，不欲如地苍。以上五色，贵光泽而恶晦滞也。

病人色青，如草兹蓝叶，见于太阳、太阴及鱼尾者，肝气绝，主死。若如翠羽柏皮者，只是肝邪，有惊病、风病、目病。

赤色如死血，见于口唇及三阴三阳者，心气绝，主死。若如橘红色者，只是心病，有怔忡惊悸，夜卧不宁。

白色如枯骨者，见鼻准正面及擦残汗粉者，肺气绝，主死。若如油粉梅花白绵者，只是肺邪，咳嗽之病，有孝服之忧。

黄色如土，见于鼻者，为肺绝，主死。若如桂花，杂以黑晕，只是脾病，饮食不快，四肢倦怠，有妻妾之累。

黑色如烟煤者，见于耳或轮廓内外，命门悬壁，口唇青黑者，为肾气绝，主死。若如蜘蛛网眼乌羽之泽者，只是肾虚火旺之病。

病人面黄，目青、目赤、目黑、目白，皆不死也。若面青目赤、目黑，面赤目白，面黑目白，面赤目青，皆死症也。

青色属肝，其脉弦；赤色属心，其脉钩；黄色属脾，其脉缓；白色属肺，其脉毛；黑色属肾，其脉石。见其色而不得其脉，反得相胜之脉者，则死矣；得其相生之脉，则病将愈矣。色起两眉薄泽者，在皮肤，病轻易治。

黄色起于目背，病将愈也。若青、黄、赤、白、黑色起于面者，病在脏腑。青、黑色起于目者，病在筋。若焦枯尘垢，病在骨，难治。

阴阳五等形状①论

太阴之人，贪而不仁，好内恶出，必抑②而不发，多阴而

---

① 状：原作"壮"，据文义改。
② 必抑：《灵枢·通天》作"心和"。

无阳，血浊气涩，阴阳不和，缓筋而皮厚，疾之不移，治之不应。其状黯黯然黑色，临临然长大，䐃然未偻。

少阴之人，小贪而贼心，好伤而好害，心嫉而无恩，多阴少阳，六腑不调，其血易脱，其气易败。其状清然窃然，固以阴贼，立而躁险，行而似伏。

太阳之人，好言大事，无能而虚①，事虽败而不悔，多阳而少阴，勿脱其阴，脱则暴死。其状轩轩储储，反身折腘。

少阳之人，有小贵，好为外交而不付②，好自贵自宜，实阴虚阳，气脱而疾，病不起也。其状立而好仰，行而好摇，两臂两肘③，常好抬肩。

阴阳和平之人，居处安静，婉然从物，或与不争，尊而治，阴阳气和，血脉调谨，其状委委然、愉愉然君子称之。

以上五等之人，形气相得，泽④以浮，无疾；若形弱气虚，脉不足者，死；形气不足，脉气有余者，生。

太⑤素脉论

杨⑥上善主太素脉，征休征咎⑦而有灵验，不过神其说耳。其实如脉形圆净，至数分明，谓之清；脉形气散涩，至数模糊，谓之浊。质清脉清，富贵而寿；质浊脉浊，贫贱而多忧；质清脉浊，外富贵而内贫贱，失意处少，得意处多；富贵而寿者，

---

① 虚：《灵枢·通天》"虚"后有"说"字。
② 付：《灵枢·通天》作"内附"。
③ 肘：《灵枢·通天》"肘"后有"则常出于背"五字。
④ 泽："泽"前疑脱"色"字。《素问·玉机真脏论》曰："形气相得，谓之可治。色泽以浮，谓之易已。"
⑤ 太：原作"大"，据文义改。
⑥ 杨：原作"阳"，据文义改。
⑦ 征休征咎：验证吉凶福祸。休：吉；咎：凶。

脉清而长；贫贱而夭者，脉浊而促。清而促者，富贵而夭；浊而长者，贫贱而寿。

三部脉长，甲子一周，更有余寿，尺后更长，甲子分三，若长一部，甲子分一，长过三部，又有一周，大略如此。

四时脉象论

《内经》曰：持脉有道，虚静为实，春日如鱼之在波，脉象宜弦；夏日在肤，泛泛乎万物有余，脉象宜洪；秋日下肤，蛰虫将去，脉象宜涩；冬日在骨，蛰虫周密，君子居室，脉象宜石，此为平脉，反此即病。若春而洪，至夏必死，四时推求，可以先知者，为真脏之气先泄也，其象见于非时，而当其时，不能再见矣。

汤头歌诀

十全大补汤 《局方》　　气血兼补

参茯术草四君子，陈夏①加之六君全，再加香砂胃寒使，去夏香砂异功专。

归地芎芍名四物，四君四物八珍完，加上黄芪与肉桂，十全大补此为先。

人参三钱（炙），白术二钱（土炒），茯苓二钱，甘草一钱（炙），名四君子汤，助阳补气；加陈皮、半夏各二钱，名六君子汤，调胃和脾；再加木香一钱（煨），砂仁钱半（炒），胃寒可用；减去木香、砂仁、半夏，名异功散，补气合脾；当归（酒洗）二钱，熟地三钱，芍药（酒炒）钱半，川芎钱半，名

---

① 夏：原作"皮"，据《汤头歌诀》改。

四物汤，养血通剂；四君、四物名八珍，气血兼补，再加黄芪（蜜炙）三钱，肉桂钱半，共十味，名十全大补总剂也。

人参养荣汤 薛立斋　补气养血

人参养荣即十全，除却川芎五味联，陈皮远志加姜枣，脾肺气血补方先。

即十全大补汤减去川芎，加五味子一钱，陈皮、远志各二钱。薛立斋曰：气血两虚，变生诸症，不问脉病，但服此汤，诸症悉退。

升阳益胃汤 李东垣

升阳益胃参术芪，黄连半夏草陈皮，苓泻防风羌独活，柴胡白芍枣姜随。

黄芪四钱　人参　半夏各二钱　炙草　羌活　独活　防风　白芍炒，各一钱　陈皮　白术　茯苓　泽泻　柴胡各八分　黄连姜炒，四分

加姜枣煎。

六君子助阳补脾除痰，重用黄芪补气固胃，柴、防、羌、独除湿升阳，泽泻、茯苓泻热降浊，加芍药和血敛阴，少佐黄连以退阴火。

按：东垣治疗，首重脾胃，而益胃又以升阳为先，故每用补中、上升、下渗之药。此方补中有散，发中有收，脾胃诸方，多从此仿也。

补中益气汤 李东垣　补气升阳

补中益气芪术参，陈皮当归草柴升，木香苍术易归术，调中益气畅脾神。

黄芪蜜炙，钱半　人参　甘草炙。各一钱　白术土炒　陈皮留白

归身各五分　升麻　柴胡各三分

加姜枣煎。

表虚者，升麻蜜水炒用。

东垣曰：升、柴味薄性阳，能引脾胃清气行于阳道，以资春气之和；又引参、芪、甘草行上，充实腠理，使卫外为固。凡补脾胃之药，以升阳补气名之者，此也。除当归、白术，加木香、苍术，名调中益气①汤；前方加白芍、五味子，发中有收，亦名调中益气。俱东垣方也。

地黄丸滋阴益肾

地八山山四，丹苓泽泻三，加上桂与附，八味归火源。再加车前膝，金匮肾气丸，又有丝续断，育嗣仙方全。

熟地八钱，山药、山萸各四钱，丹皮、茯苓、泽泻各三钱，名六味地黄丸。

按：地黄滋阴补肾，山药合脾，山萸敛阴，丹皮凉血，茯苓淡渗行水，泽泻能泻膀胱肾热相火，是补中有泻，散中有收，古人立法意蕴幽深。再加肉桂、附子（炙），各三钱，名八味地黄丸，引火归源，大滋肾水；再加车前、牛膝各三钱，名金匮肾气丸②，仲景立法，以车前、牛膝直达下焦，为补肾第一良方；又有菟丝子（酒蒸炒）、续断（酒炒），各四钱，名续丝肾气丸，男女尺脉虚细者，服之能益肾强精，故能育嗣也。

逍遥散《局方》　散郁调经

逍遥散用当归芍，柴苓术草加姜薄，散郁除蒸功最奇，调经八味丹栀着。

---

① 气：原脱，据《汤头歌诀》补。
② 金匮肾气丸：疑为"济生肾气丸"。

柴胡　当归酒拌炒　白芍酒炒　白术土炒　茯苓各二钱　炙草一钱

加煨姜、薄荷煎。

再加丹皮、栀子（炒），各钱半，名八味逍遥散，治肝伤血少。

按：肝虚则血病，归、芍养血平肝，木盛则土衰，术、草和中补土，柴胡升阳散热，茯苓利湿宁心，生姜暖胃祛痰，薄荷消风理血。《医贯》曰：方中柴、薄最妙，盖木喜风摇，寒即摧萎，温则发生，木郁则火郁，五行相因，自然之理，以此一方治木，诸郁皆解，逍遥散是也。

归脾汤《济生》　引血归脾

归脾汤用参术芪，归草茯神远志随，酸枣木香龙眼肉，煎加姜枣益心脾，怔忡健忘俱可却，肠风崩漏总能医。

黄芪蜜炙，三钱　人参　白术土炒　茯神　枣仁　龙眼肉各二钱　当归酒洗　远志各一钱　木香　甘草炙。各五分

血不归脾则妄行，参、芪、草、术之甘温以补脾，远志、茯神、枣仁、龙眼之甘温酸苦以补心，当归养血，木香调气，气壮则自能摄血矣。

养心汤补血宁心

养心汤用草芪参，二茯芎归柏子寻，夏曲远志兼桂味，再加酸枣总宁心。

黄芪蜜炙　茯苓　茯神　人参　远志　枣仁炒。各二钱　当归酒炒　川芎　半夏曲各钱半　柏子仁去油　肉桂去皮。各一钱　甘草炙　五味子各八分

参、芪补心气，芎、归养心血，二茯、柏仁、远志泄心热

而宁心神，五味、枣仁收心气散越，半夏祛扰心之痰涎，甘草补土以培心，赤①桂引药以达心经。

藿香正气散《局方》　辟一切不正之气

藿香正气大腹苏，甘桔陈苓术朴俱，夏曲白芷加姜枣，感伤岚瘴并能驱②。

藿香　大腹皮　紫苏　茯苓　白芷各二钱　陈皮　白术　厚朴　半夏曲　桔梗各钱半　甘草七分

加姜枣煎。

藿香理气和中，辟恶止呕；苏、芷、桔梗散寒利膈，以散表邪；腹、朴消满；陈、夏除痰以疏里滞；苓、术、甘草益脾祛湿以辅正气，正气通畅则邪逆自除。

苏子降气汤《局方》　降气行痰

苏子降气橘半归，前胡桂朴草姜依，上虚下盛痰嗽喘，亦有加参贵合机。

苏子　橘红　半夏　当归　前胡　厚朴姜汁炒。各钱半　肉桂　甘草各七分

加姜煎。一方无桂有沉香。

苏子、前胡、橘、夏降气行痰，气行则痰消也。兼能发表加当归和血，甘草缓中，下虚上盛，故又用桂引火归元，如气虚亦有加人参、五味者。

乌药顺气汤严用和　中气痰壅

乌药顺气芎芷姜，橘红枳桔及麻黄，僵蚕炙草姜煎服，中

---

① 赤：原作"子"，据《汤头歌诀》改。

② 驱：原作"躯"，据《汤头歌诀》改。

气厥逆此方详。

乌药　橘红_{各二钱}　川芎　白芷　枳壳　桔梗　麻黄_{各一钱}僵蚕_{去丝炒}　炮姜　炙草_{各五分}

麻、梗、芎、芷发汗散寒以顺表气，乌、姜、陈、枳行气祛痰以顺里气，加僵蚕清化消风，甘草协和诸药，气顺则风散，此治标也。

越鞠丸_{丹溪}　治六腑郁气

越鞠丸治六般郁，气血痰火湿食因，芎苍香附兼栀曲，气畅郁舒痞闷伸。

香附开气郁，苍术燥湿郁，抚芎调血郁，栀子清火郁，神曲消食郁，右等分，曲糊为丸。湿郁加茯苓、白芷；火郁加青黛；痰郁加星、夏、瓜蒌、海石；血郁加桃仁、红花；气郁加木香、槟榔；食郁加麦芽、山楂，挟寒加吴萸。

又　方

苍术　川芎　香附　甘草　茯苓　橘红　半夏　栀子砂仁

总治六郁，看何郁之重者为君，余药加减用之。

六和汤《局方》　调和六气

六和藿朴杏砂呈，半夏木瓜赤茯并，参术扁豆同甘草，姜枣煎之六气平。

藿香　厚朴　杏仁　砂仁　半夏　木瓜　赤茯苓_{各钱半}　白术　人参　扁豆_{各二钱}　甘草_{一钱}

加姜枣煎。

能御风、寒、暑、湿、燥、火六气，故曰六和。藿、朴、杏破里气强脾，参、术、陈、夏补正匡脾，豆、瓜祛暑，赤茯行水，大抵脾胃强则诸邪自退矣。伤寒加苏叶，伤暑加香薷。

五积散《局方》　发表温里

五积散治五般积，麻黄苍芷芍归芎，枳桔桂枝甘茯朴，陈皮半夏加姜葱。

当归　川芎　白芍　茯苓　桔梗各钱半　苍术　白芷　厚朴陈皮各一钱　枳壳钱半　麻黄　半夏各八分　桂枝　干姜　甘草各六分

桂、麻解表散寒，甘、芍和里止痛，苍、朴平胃，陈、夏行痰，芎、归养血，茯苓利水，姜、芷祛寒湿，枳、桔利膈肠。一方统治多病，唯善用者，变而通之，除桂、枳、陈三味，余微炒，名熟料①五积散。

小续命汤孙真人《千金方》　风痉通剂

小续命汤桂附芎，麻黄参芍杏防风，黄芩防己兼甘草，六经风中此方通。

防风钱半　桂枝　麻黄　人参　白芍酒炒　杏仁炒研用　芎酒洗　黄芩酒炒　防己　炙草各一钱　附子五分

姜枣煎。

麻黄、杏仁治寒，桂、芍治风，参、甘补气，川芎养血，防风治风淫，防己治湿淫，附子治寒淫，黄芩治热淫，故为治风总剂。

大秦艽汤搜风降火

大秦艽汤羌独防，芎芷辛芩二地黄，石膏归芍苓②甘术，

---

①　料：原作"科"，据《汤头歌诀》改。
②　苓：疑为"芩"。

风邪散见可通尝。

秦艽　石膏各三钱　羌活　独活　防风　川芎　白芷　黄芩酒炒　生地酒洗　熟地　当归酒洗　白芍酒炒　茯苓　甘草炙　白术土炒。各一钱　细辛五分

按：治风有三法，解表、攻里、行中道也。初中必挟外感，故用风药解表散寒，若无外感，当用血药、气药调里可也。

地黄饮子刘河间　喑厥风痱

地黄饮子山茱斛，麦味菖蒲远志茯，苁蓉桂附巴戟天，少入薄荷姜枣服，喑厥风痱能治之，火归中下能生木。

熟地　山萸　石斛　麦冬　五味　石菖蒲　远志　茯苓肉苁蓉　肉桂　附子炮　巴戟天各等分

每服五钱，加薄荷少许煎。

中风口噤身冷为喑厥，四肢不收为风痱，熟地以滋根本之阴，桂、附、苁蓉、巴戟以返真元之火，山萸、石斛平胃温肝，志、苓、菖蒲补心通肾，麦、味保肺以滋水源，水火既交，风自息矣。

独活汤朱丹溪　瘈疭昏愦

独活汤中羌独防，芎归辛桂参夏菖，茯神远志白薇草，瘈疭昏愦力能匡。

羌活　独活　防风　当归　川芎　桂心　人参　半夏　菖蒲　茯神　远志　白薇各钱半　细辛　炙草各七分

加姜枣煎。

肝属风而主筋，故瘈疭为肝邪，二活、防风治风，辛、桂温经，半夏除痰，芎、归和血，血活则风散也。肝移热于心则昏愦，人参补心气，菖蒲开心窍，茯神、远志安心神，白薇退

热止厥，风静火息，血活神宁，瘛疭自已矣。

顺风匀气散呴邪偏枯

顺风匀气术乌沉，白芷天麻苏叶参，木瓜甘草青皮合，呴辟偏枯口舌暗。

口眼㖞斜，偏枯不遂，皆由宗气不能周于一身。

白术二钱　乌药钱半　天麻　人参各五分　苏叶　白芷　木瓜　青皮　甘草炙　沉香磨。各三分

加姜煎。

天麻、苏、芷以疏风气，乌药、青、沉以行滞气，参、术、炙草以补正气，气匀则风顺矣，木瓜伸筋能于土中泻水。

独活寄生汤孙真人《千金方》　风寒湿三气为痹

独活寄生芄防辛，芎归地芍桂苓均，杜仲牛膝人参草，冷风顽痹屈能伸。

独活　桑寄生　秦芄　防风　细辛　川芎　当归　白芍炒熟地　桂心　茯苓　杜仲姜汁炒，断丝　牛膝　人参　甘草

等分，每服一两。

又方，去桑寄生，加黄芪、续断，治风寒湿三痹。喻嘉言曰：此方用参、芪、四物一派补药，加芄、防胜风湿，桂胜寒，细辛、独活通肾气。凡治三气袭①虚者，宜此准诸。

消风散风热瘾疹

消风散内羌防荆，芎朴参苓陈草并，僵蚕蝉蜕藿香入，为末调茶并酒行，头痛目昏项强急，顽麻瘾疹服之清。

人参　防风　茯苓　川芎　羌活　僵蚕炒　蝉蜕　藿香各一

----

① 袭：原作"龚"，据《汤头歌诀》改。

医法青篇

二八

两　荆芥　厚朴姜汁炒　陈皮去白　炙草各五钱

共为末，每服五钱，茶调下，疮癣酒下。

羌、防、芎、荆治头目项背之风，僵蚕、蝉蜕散咽膈皮肤之风，藿香、厚朴去恶散邪，参、苓、甘、橘辅正调中。

川芎茶调散《局方》　头目风热

川芎茶调散荆防，辛芷薄荷甘草羌，目昏鼻塞风攻上，正偏头痛悉平康。

薄荷八钱　川芎　荆芥各四钱　防风钱半　细辛一钱　羌活　白芷　甘草炙。各二钱

为末，每服五钱，茶调下。

羌活治太阳头痛，白芷治阳明头痛，川芎治少阳、厥阴头痛，细辛治少阴头痛，防风为风药，治周身尽痛，薄荷、荆芥散风热而清头目，甘草缓中，茶调清降，再加菊花清头目，僵蚕祛风痰，以风热攻上，宜于升散，巅顶之上，惟风药可到之意也。

青空膏东垣　风湿头痛

青空芎草柴芩连，羌防升之上顶颠，为末调茶如膏服，正偏头痛一时痊。

川芎　炙草各五钱　柴胡七钱　黄芩酒炒　黄连酒炒　羌活　防风各一两

为末，茶调膏，每服五钱。

风痰湿热上攻头脑则痛，偏头痛属少阳相火，芩、连苦寒，以羌、防、芎、柴升之，则能祛湿热于高颠之上矣。

人参荆芥散妇人血风劳

人参荆芥散熟地，防风柴枳芎归比，酸枣鳖羚桂术草，血

风劳作风虚已。

熟地　鳖甲　童便炙。各三钱　人参　当归　白术　枣仁各钱半　川芎　荆芥　柴胡　枳壳　防风各一钱　羚羊角　桂心　甘草炙。各七分

加姜枣煎。

妇人血脉空虚，乃感风邪寒热，盗汗久渐成劳，以荆、防、柴、羚疏风平木，熟地、鳖甲滋阴退热，芎、归养血，桂、枳止痛调经，参、术、炙甘草、枣仁补虚敛汗，除烦进食。

防风冲和汤 伤寒伤风二方

防风汤用羌防地，川芎白芷细辛芩，白术甘草并姜枣，同煎能止有汗风，无汗伤寒去术枣，苍葱发汗冲和同，若有阳虚汗不出，参芪加上效奇功。

羌活　防风　生地各钱半　川芎　白芷　黄芩　白术各一钱　细辛　甘草各七分

加姜枣煎。

名防风汤，感风有汗能止表邪能散，若感寒无汗发热头痛者，减去白术、大枣，加苍术、葱头发汗，名冲和汤，以代麻黄桂枝汤，若有阳虚汗不出者，再加人参、黄芪，功必效矣。

麻黄汤 仲景　伤寒无汗

麻黄汤中用桂枝，杏仁甘草四般施，发热恶寒头项痛，伤寒服此汗淋漓。

麻黄去节，三钱　桂枝二钱　杏仁七粒　炙草一钱

伤寒太阳无汗用此发之，麻黄善发汗，恐其力猛，故以桂枝监之，甘草和之，不令太发也，此仲景治太阳伤寒无汗之大法，冬令严寒可用，如春夏秋天气温暖则不可用，惟以冲和汤

代之可也。

桂枝汤仲景　风伤有汗

桂枝汤治太阳风，芍药甘草姜枣同，桂麻相合名各半，太阳如疟此为功。

桂枝　芍药　生姜各三钱　炙草二钱　大枣二枚

治太阳中风有汗，用此解之，以和营卫，此仲景之大法。冬令严寒可用，如春夏秋天暖，以防风汤代之。

升麻葛根汤钱乙　阳明升散

升麻葛根汤钱氏，再加芍药甘草是，阳明发热与头痛，无汗恶寒均堪倚，亦治时疫与阳斑，痘疹已出慎勿使。

升麻三钱　葛根　芍药各二钱　炙草一钱

轻可去实，辛能达表，故用升、葛发散阳明表邪，加芍药敛阴和血，升麻、甘草升阳解毒，故亦治时疫，兼发表痘疹，如痘疹已出，则不必再发表也。

九味羌活汤张元素　解表通剂

九味羌活用防风，细辛苍芷与川芎，黄芩生地同甘草，三阳解表益姜葱，阴虚气弱人禁用，加减临时在变通。

羌活　防风　苍术各钱半　白芷　川芎　黄芩　生地　甘草各一钱　细辛五分

加生姜、葱白煎。

洁古制此汤以代麻黄、桂枝、青龙、各半等汤，用羌、防、苍、细、芎、芷各走一经，祛风散寒，为诸路之应兵，加黄芩泄气热，生地泄血热，甘草以调和诸药，为感冒风寒之良法也。

十神汤《局方》　时行感冒

十神汤里葛升麻，陈草芎苏白芷加，麻黄赤芍无香附，时行感冒效堪夸。

葛根　升麻　陈皮　甘草　川芎　紫苏　白芷　麻黄　赤芍　香附等分

加姜葱煎。

治风寒两感头痛，发热，无汗，恶寒，咳嗽，鼻塞。若感风有汗则减去升、葛，易羌、防，减去麻黄易桂枝，减去葱头易大枣。

再造散陶节庵　阳虚伤寒不能作汗

再造散用参芪草，桂附羌防芎芍喬，细辛加枣煨姜煮，阳虚无汗法当先。

人参　黄芪各三钱　川芎　白芷酒炒　羌活　防风　桂枝附子炮。各钱半　甘草　细辛各一钱

煨姜、大枣煎。

以参、芪、甘、姜、桂、附大补其阳，助羌、防、芎、细辛散寒发表，加芍药敛阴，散而有收。节庵曰：发热头痛，恶寒无汗，服汗剂不出者，为阳虚不能作汗，若误以麻黄重剂，劫取其汗则阳脱，误死者多矣。

大羌活汤伤寒两感重症

大羌活汤即九味，己独知连白术暨，散热培阴和表里，伤寒两感差堪慰。

即九味羌活汤加防风、知母、独活、黄连，内以生地、川芎、知母为君，余者佐使，治伤寒两感重症。羌、独、苍、防、细辛以散寒发表，芩、连、己、知、芎、地以清里培阴，白术、甘草以固中和表里。洁古为制此方，活人多矣。

参苏饮《元戎》 感冒风寒

参苏饮[1]内用陈皮，枳壳前胡半夏宜，干葛木香甘桔茯，内伤外感此方推。

人参　紫苏　前胡　半夏姜制　干葛　茯苓各钱半　陈皮　枳壳麸炒　桔梗　木香　甘草各八分

加姜枣煎。

治感冒风寒，发热头痛，呕逆咳嗽。若无汗者，去枣加葱头，发汗即解。

小柴胡汤仲景 伤寒半表半里和解

小柴胡汤和解供，半夏人参甘草从，更用黄芩如姜枣，少阳百病此方宗。

柴胡二钱　半夏　人参钱半　甘草　黄芩一钱　生姜三分　大枣二枚

治一切往来寒热，胸满胁痛，心烦喜呕，口苦耳聋，属少阳经病皆可治。胆府清净宜和解，柴胡升阳达表，黄芩退热和阴，半夏祛痰散逆，参、草辅正补中，使邪不得复传入里也。

大柴胡汤仲景 伤寒发表攻里

大柴胡汤用大黄，枳实芩夏白芍将，煎加姜枣表兼里，妙法内攻并外攘。

柴胡二钱　大黄一钱　枳实四分　半夏　黄芩　芍药各八分　生姜钱半　大枣二枚

治阳邪入里，表症未除。柴胡解表，大黄、枳实攻里，黄芩清热，芍药敛阴，半夏和胃止呕，姜汁调和营卫。

---

① 饮：原作"内"，据文义改。

防风通圣散刘河间 表里实热

防风通圣大黄硝，荆芥麻黄栀芍翘，甘桔芎归膏滑石，薄荷芩术力偏饶，表里交攻阳热盛，外科疡毒总能消。

大黄酒蒸 芒硝 防风 荆芥 麻黄 黑栀 白芍炒 连翘 川芎 当归 薄荷 白术各二钱 桔梗 黄芩 石膏各四钱 甘草二钱 滑石一两

加姜葱煎。

荆防、麻黄、薄荷发汗而散热搜风，栀子、滑石、硝、黄利便而降火行水，芩、桔、石膏清肺泻胃，川芎、当归养血补肝，连翘散气聚血凝，甘、术能补中燥湿，故能汗下不伤表里也。

普济消毒饮东垣 大头天行，瘟疫时毒

普济消毒芩连鼠，玄参甘桔蓝根侣，升柴马勃连翘陈，僵蚕薄荷为末咀。

黄芩酒炒 黄连酒炒。各三钱 玄参 甘草 桔梗 柴胡 陈皮各二钱 鼠粘子 板蓝根 马勃 连翘 薄荷各一钱 僵蚕 升麻各七分

为末，调服。

虚加人参，便秘加大黄。东垣制此方，专治大头天行，全活甚众。以芩、连泻心肺之热为君，玄参、陈皮、甘草泻火补气为臣，连、薄、鼠、蓝、蚕、勃散肿消毒为佐，升、柴升阳，桔梗为舟楫，不令下行，泻热消肿之良法也。

导赤散钱乙 心小肠火

导赤生地与木通，草梢竹叶四般功，口糜淋痛小肠火，引热同归小便中。

生地凉心血，竹叶清心气，木通泻心火入小肠，草梢达肾茎而止痛。

清骨散 骨蒸劳热

清骨散用银柴胡，胡连秦艽鳖甲符，地骨青蒿知母草，骨蒸劳热总能除。

鳖甲 童便炙。三钱 银柴胡炒，钱半 胡连 秦艽 地骨皮 青蒿 知母各一钱 甘草炙，五分

地骨、胡连、知母以平内热，柴胡、青蒿、秦艽以散表邪，鳖甲引诸药入骨而补阴，甘草和诸药而泻火，为退热除蒸第一良方。

清震汤 河间 专治雷头风

清震汤治雷头风，升麻苍术两般充，荷叶一枚升胃气，邪从上散不传中。

头面肿痛疙瘩名雷头风，若头面肿大无疙瘩名大头瘟，宜普济消毒饮。雷头风者，邪在三阳，不可过用寒药重剂诛伐无过处，清震汤解毒，盖取震为雷之义。

桔梗汤《济生》 肺痈咳吐脓血

桔梗汤中用防己，桑皮贝母瓜蒌子，甘桔当归杏苡仁，黄芪百合姜煎已。

桔梗 防己 瓜蒌 贝母 当归 枳壳 苡仁 桑皮各钱半 黄芪二钱 杏仁 百合 甘草各一钱

姜煎。

肺痈吐脓或咽干便秘可加大黄，气虚者去枳壳加人参。

按：黄芪补肺气；杏仁、苡仁、桑皮、百合保肺清火；瓜蒌、贝母润肺除痰；甘、桔开提气血，利膈散寒；防己散肿除

风，泻湿清热；当归以和其血，枳壳以利其气。

左金丸丹溪　肝火

左金茱连六一丸，肝经火郁吐吞酸，再加芍药名戊己，热泻热痢服之安，连附六一治胃痛，寒热用之理一般。

黄连六两，姜汁炒　吴茱萸一两，盐汤泡

名茱连六一丸，每服三钱。

肝实则作痛，或呕吐酸，心为肝子，故用黄连泻心火，使火不克金，则金能制①木而肝平②矣。吴萸入肝，行气解郁，又能引热下行，故以为反佐，使之相济，以立功也。左金者，使肺右之金得行于左而平肝也。再加芍药，伐肝安脾，戊为胃土，己为脾土，故名戊己。又用连六、附子一，亦反佐而治胃痛也。

龙胆泻肝汤《局方》　肝经湿热

龙胆泻肝栀芩柴，生地车前泽泻偕，木通甘草当归合，肝经湿热力能排。

生地酒炒　当归生用。各二钱　柴胡　车前　泽泻　木通各钱半　龙胆草酒炒　栀子酒炒　黄芩酒炒　甘草各一钱

龙胆、柴胡泻肝胆之热，黄芩、栀子泻肺与三焦之热，以佐之泽泻，泻肾经之湿，木通、车前泻小肠、膀胱之湿，以佐之归、地为君养血补肝，甘草缓中益胃，不令苦寒过于泄下也。

泻青丸钱乙　泻肝火

泻青丸用龙胆栀，下行肝火大黄资，羌防升上芎归润，火郁肝经用此宜。

---

① 制：原作"别"，据《汤头歌诀》改。
② 平：原脱，据《汤头歌诀》补。

龙胆草　黑栀子　大黄酒蒸　羌活　防风　川芎　当归酒炒。等分

蜜丸，竹叶汤下。

羌、防引火上升，栀、胆、大黄抑火下降，芎、归养血而润肝燥。

泻黄散胃热口疮

泻黄甘草与防风，石膏栀子藿香尤，炒香蜜酒调和服，胃火口疮并见功。

防风二钱　甘草一钱　黑栀一钱　藿香七分　石膏三钱，煅

栀子、石膏泻肺胃之火，藿香辟恶调中，甘草补脾泻热，防风能发脾中伏火，又能于土中泻木也。

泻白散钱乙　泻肺火

泻白桑皮地骨皮，甘草粳米四般宜，参茯知芩皆可入，肺炎喘嗽此方施。

桑白皮　地骨皮各二钱　甘草一钱　粳米一撮

桑皮泻肺火，地骨退虚热，甘草补土生金，粳米和中，人参、茯苓、知母、黄芩酌量加用。

清胃散东垣　胃火牙痛

清胃散用升麻连，当归生地牡丹全，或益石膏平胃热，口疮吐衄及牙宣。

黄连泻心火胃热，丹皮、生地平血热，当归引血归经，石膏泻阳明之火，古人治血，多用升麻，然上升之药，终不可轻施。

甘露饮《局方》　胃中湿热

甘露两地与茵陈，芩枳枇杷石斛伦，甘草二冬平胃热，桂

苓犀角可加均。

生地　熟地　茵陈　黄芩　枳壳　枇杷叶　石斛　甘草
天冬　麦冬各等分

二地、二冬、甘草、石斛平脾肾之虚热而兼补，黄芩、茵陈直折湿热，枳壳、枇杷抑气而降火。再加茯苓、肉桂，名苓桂甘露饮，《本事方》加犀角，通治胃中湿热，口疮吐衄。

凉膈散《局方》　膈上实热

凉膈硝黄栀子翘，黄芩甘草薄荷饶，竹叶蜜煎疗膈上，中焦燥实服之消。

连翘四钱　大黄酒浸　芒硝　甘草各二钱　栀子炒　黄芩酒炒
薄荷各一钱

加竹叶、生蜜煎。

连翘、薄荷、竹叶以升散于上，栀、芩、硝、黄以推泻于下而膈自清矣。加甘草、生蜜者，病在膈，甘以缓之。

清心莲子饮《局方》

清心莲子石莲参，地骨柴胡赤茯苓，芪草麦冬车前子，躁烦消渴反崩淋。

石莲　人参　赤茯苓　黄芪各三钱　柴胡　黄芩酒炒　地骨
皮　麦冬　车前子各二钱　甘草炙，一钱

参、芪甘平，补虚泻火，柴胡、地骨退热平和，黄芩、麦冬清上焦热，赤茯、车前利湿行下部，以石莲交心肾也。

升阳散火汤东垣　火郁

升阳散火葛升柴，羌独防风参芍排，生炙二草加姜枣，阳经火郁发之偕。

柴胡　葛根　升麻　羌活　独活　人参　白芍各二钱　防风

一钱　炙草八分　生草五分

　　加姜枣煎。

　　火发多在肝胆二经，木盛生火，故以柴胡散肝胆，羌活、防风发太阳，升、葛发阳明，独活发少阴，加参、甘补土以泻火，白芍泻肝而益脾，且令散中有补，发中有收也。

　　半夏泻心汤仲景　伤寒误下，心满痞胀

　　半夏泻心黄连芩，干姜甘草与人参，大枣和之治虚痞，法在降阳而和阴。

　　半夏半两　人参　干姜　黄芩各三钱　黄连　炙草各一钱　大枣二枚

　　治伤寒下之早，胸满而不痛者为痞。散痞者，必以辛，故用姜、夏；泻心者，必以苦，故用芩、连；欲交阴阳通上下者，必和其中，故用参、甘、大枣，此仲景之大法也。

　　附子泻心汤仲景　伤寒痞满

　　附子泻心用三黄，寒加热药以维阳，痞乃热邪寒药治，恶寒加附始相当，大黄附子汤同意，温药下之妙异常。

　　心下痞，按之软，关脉浮者，以芩、连各一钱，大黄二钱，附子（炮）一钱半。恐三黄重损其阳，故加附子。又用大黄、细辛、附子，阳中有阴，《金匮》治法，后人罕识其旨。

　　白虎汤仲景　肺胃实热

　　白虎汤用石膏煨，知母甘草粳米陪，亦有加入人参者，躁烦热汤舌生苔。

　　石膏一两，煨　知母三钱　甘草钱半　粳米一撮

　　有加人参者，名人参白虎汤。

　　按：白虎西方金神，此方清肺金而泻胃火，故名。然必实

热，方可用之，脉洪大有力，口燥①小便赤，为内热，若误投不可救也。

竹叶石膏汤仲景　肺胃虚热

竹叶石膏汤人参，麦冬半夏与同林，甘草生姜兼粳米，暑烦热渴脉虚寻。

竹叶一把　石膏煅，一两　人参三钱　麦冬二钱　半夏钱半炙草一钱　粳米半杯

加姜煎。

治伤寒解后，呕渴少气。竹叶、石膏之辛寒，以散余热；参、甘、粳、麦之甘平，以补虚生津；姜、夏之辛温，以豁痰止呕。

黄连解毒汤三焦实热

黄连解毒汤四味，黄柏黄芩栀子并，躁狂大热呕不眠，吐衄斑黄均可备。若云三黄石膏汤，再加麻黄及豆豉，此为伤寒温毒盛，三焦表里相兼治，栀子金花加大黄，润肠泻热真堪倚。

大承气汤仲景　胃府三焦大热大实

大承气汤用芒硝，枳实大黄厚朴饶，救阴泻热功偏擅，急下阳明有数条。

大黄四钱,酒洗　芒硝三钱　厚朴五钱　枳实三钱

大黄治大实，芒硝治大燥大坚，二味治有形血药；厚朴治大满，枳实治痞，二味治无形气药。热毒传入阳明，胃府痞满，燥实坚全，三焦实热，并须以此下之。

---

① 燥：原作"躁"，据文义改。

小承气汤仲景　胃府实满

小承气汤朴实黄，谵狂痞硬上焦强，益以羌活名三化，中风闭实可消详。

大黄四钱　厚朴二钱，姜炒　枳实钱半，麸炒

热在上焦则满，在中焦则硬，胃有燥粪则谵语，不用芒硝者，恐伤下焦真阴也。再加羌活名三化汤，治中风便闭燥实。

调胃承气汤仲景　胃实缓攻

调胃承气硝黄草，甘缓微和将胃保，不用朴实伤上焦，中焦燥实服之好。

大黄酒浸　芒硝各二钱　甘草一钱

以甘草缓之，微和胃气，勿令大泄。

陷胸汤仲景　伤寒误下，致成结胸

大陷胸汤用大黄，枳实厚朴甘草襄①。小陷胸汤用黄连，半夏瓜蒌亦通方。

大黄酒炒，三钱　枳实麸炒，二钱　厚朴姜炒，二钱　炙草一钱

名大陷胸汤。又用大黄、芒硝、甘遂，亦名大陷胸汤；又用黄连（姜炒）钱半，半夏、瓜蒌各三钱，名小陷胸汤。治伤寒误下，胸满热痛，胀实口燥，心烦，腹有燥粪者，宜大陷胸下之；若胸满、心烦、痰痞者，宜小陷胸开解之。

代赭旋覆汤仲景　痞哽嗳气

代赭旋覆用人参，半夏甘姜大枣临，重以镇逆咸软痞，痞哽嗳气力能禁。

赭石一钱　参二钱　旋覆三钱　半夏钱半　甘草一钱　生姜五

---

① 襄（xiāng 香）：帮助。

钱　枣二钱

旋覆之咸以软坚，代赭之重以镇逆，姜、夏之辛以散虚痞，参、甘、大枣之甘以补胃弱。

橘皮竹茹汤《金匮》　胃虚呃逆

橘皮竹茹治呕呃，参甘半夏枇杷麦，赤茯再加姜枣煎，方由《金匮》此加辟。

橘皮　竹茹各二钱　人参三钱　甘草钱半　生姜钱半　枣三枚
再加麦冬二钱　赤茯二钱　枇杷叶钱半

由胃火上冲，肝胆火助肺金之气，不得下降，故而呃逆，以竹茹、麦冬、枇杷叶清肺和胃而降气，肺金清则肝木自平矣。二陈降痰逆，赤茯泻心火，生姜止呕，久病虚赢，故以参、甘、大枣扶其胃气。

理中汤仲景　寒克中焦

理中汤主理中乡，甘草人参术黑姜，呕利腹痛阴寒盛，或加附子总扶阳。

白术土炒，二钱　人参炙，三钱　炮姜　炙草各钱半

治太阴脾经厥逆，自利不渴，脉沉无力。人参补气益脾为君，白术健脾燥湿为臣，甘草和中补土为佐，干姜温胃散寒为使，再加附子（制）钱半，名附子理中汤。

真武汤仲景　济火利水

真武汤壮肾中阳，茯苓术芍附生姜，少阴腹痛有水气，悸眩瞤惕保安康。

炮附子二钱　白术炒，四钱　茯苓　白芍炒　生姜各三钱

中有水气，故心悸头眩，汗多亡阳，故肉瞤音纯筋惕动貌。苓、术补土利水以疗悸眩，姜、附回阳益火以逐虚寒，芍药敛

阴和营以止腹痛。真武，北方水神，肾中火足，水乃归元，此方补肾之阳，壮火而利水，故名真武。

四逆汤仲景　阴症厥逆

四逆汤中姜附草，三阴厥逆太阳沉，或益姜葱参芍桔，通阳复脉力能任。

附子生用，三钱　干姜二钱　炙草钱半

冷服。

专治三阴厥逆，太阳初症，脉沉无力。或加葱白通阳；腹痛，加芍药和阴；咽喉痛，加桔梗；脉不出，加人参，补气复脉；吐呕，加生姜以散逆气。又有加当归，名当归四逆汤。

白通汤仲景　阴盛格阳

白通加尿猪胆汁，干姜附子兼葱白，热因寒用妙义深，阴盛格阳脉无厥。

炮附子三钱　干姜二钱　葱白四茎

此白通汤也。

葱白通阳，姜、附散寒，加入人尿、猪胆，治阴寒内甚，格阳于外，故厥逆无脉。若纯用热药，则气格拒不得入，故于热剂中加尿、胆寒药，以为引用，使入阴而回阳也。

益元汤《活人》　戴阳烦躁

益元艾附与干姜，麦味知连参草将，姜枣葱煎入童便，内寒外热名戴阳。

人参　麦冬各三钱　附子炮　干姜各二钱　知母　黄连各钱半　五味　艾叶　甘草各一钱

此症阴盛格阳，面赤，身热，烦躁，饮水，不入口，为外热内寒，此汤冷服。姜、附加知、连，与白通加尿、胆同意，乃热因寒药为引用也。

回阳救急汤_{陶节庵} _{三阴寒厥}

回阳救急用六君，桂附干姜五味群，加麝三厘或猪胆，三阴寒厥见奇功。

附子 干姜 肉桂各钱半 人参 白术 茯苓各二钱 半夏 陈皮各一钱 甘草炙 五味各七分

加胆、麝煎。

姜、桂、附祛其阴寒，六君温补助其阳气，五味、人参生脉，加麝以通其窍，加胆热因寒用也。

四神丸_{肾虚脾泻}

四神故纸吴茱萸，肉蔻五味四般须，大枣几枚加姜丸，五更肾泻火衰扶。

破故纸一两，酒浸，炒 吴茱萸二钱五，盐水炒 肉蔻五钱，麸裹煨 五味子七钱半，炒 枣四两，煮烂去核 生姜二两

同捣为丸，临卧盐汤下，每服一两。

五更虚泄，由肾命火衰，不能生脾之故。故纸辛温能补相火以通君火，火盛乃能生土；肉蔻暖胃固肠；吴萸燥脾祛湿；五味补肾涩精；生姜温中，大枣补土，以防水也。

厚朴温中汤_{虚寒胀满}

厚朴温中陈草苓，干姜草蔻木香停，煎服加姜治腹痛，虚寒胀满用皆灵。

厚朴 陈皮各二钱 甘草 茯苓 草蔻 木香各一钱 干姜六分

姜、蔻辛热，以散其寒；陈皮、木香辛温，以调其气；厚朴辛温散满，茯苓甘淡以利湿，甘草和中，寒散气行，通胀自

已矣。

黄芪鳖甲散罗谦甫　虚劳骨蒸

黄芪鳖甲地骨皮，艽菀参苓柴半知，地黄芍药天冬桂，甘桔桑皮劳热宜。

治虚劳骨蒸，晡①热咳嗽，食少盗汗。

黄芪炙　鳖甲醋炙　天冬各五钱　地骨　秦艽　茯苓　柴胡醋炒。各三钱　紫菀　半夏　知母　生地　白芍炒　桑皮炙。各二钱　人参　肉桂　桔梗各钱半

加姜煎。

鳖甲、天冬、白芍补水养阴，参、芪、桂、苓、甘草固卫助阳，桑、桔泻热清肺，半夏理痰嗽，艽、柴、地骨退热升阳，为表里气血交补之剂。

秦艽鳖甲散罗谦甫　风劳

秦艽鳖甲治风劳，地骨柴胡及青蒿，当归知母乌梅合，止嗽除蒸敛汗高。

鳖甲　地骨皮各五钱　柴胡　青蒿各三钱　秦艽　当归　知母各二钱　乌梅二个

治略同前。汗多加黄芪，此方加青蒿、乌梅，皆退蒸之意。

秦艽扶羸汤《直指》　　肺劳

秦艽扶羸鳖甲柴，地骨当归紫菀偕，半夏人参兼炙草，肺劳蒸嗽服之谐。

治肺痿骨蒸，劳嗽声嗄②，自汗体倦。

---

① 晡：原作"脯"，据《汤头歌诀》改。
② 嗄（shà 煞）：嗓音嘶哑。

柴胡二钱　秦艽　鳖甲　地骨　当归　人参各钱半　紫菀　半夏　甘草炙。各一钱

加姜枣煎。

透肌解热，柴胡、秦艽为要剂，故各方多用之。此方以柴胡为君，亦退热疏肝胆之意。

紫菀汤 海藏　肺劳

紫菀汤中知贝母，参茯五味阿胶偶，再加甘桔治肺伤，咳血吐痰劳热久。

治肺伤气极，劳热久嗽，吐痰吐血，肺痿肺痈。

紫菀　知母　贝母　阿胶各钱半　人参　茯苓　甘草　桔梗各一钱　五味子五分

一方加莲肉。

阿胶、五味保肺止嗽，知母、贝母清火化痰，参、苓、甘草扶土生金，桔梗上浮而利膈。

百合固金汤 赵蕺庵　肺伤咳血

百合固金二地黄，玄参贝母桔甘藏，麦冬芍药当归配，喘咳痰血肺家伤。

生地二钱　熟地三钱　麦冬钱半　贝母　百合　当归　白芍　甘草各一钱　玄参　桔梗各八分

火旺则金伤，故以玄参、二地助肾滋水，麦冬、百合保肺安神，芍药、当归平肝养血，甘、桔、贝母清金化痰，皆以甘寒培本，不欲以苦寒伤肺也。

补肺阿胶散 钱乙　止嗽生津

补肺阿胶马兜铃，鼠粘甘草杏糯停，肺虚火盛人当服，顺气生津嗽哽宁。

阿胶五钱　马兜铃　鼠粘子炒。各二钱　炙草　杏仁各钱半
糯米五钱

牛蒡利膈消痰，杏仁降气润嗽，马兜铃清热降肺，阿胶、糯米补肺之正药。

小建中汤仲景　温中散寒

小建中汤芍药多，桂姜甘草大枣和，更加饴糖补中脏，虚劳腹痛服之瘥。增入黄芪名亦尔，表虚身痛效无过，又有建中十四味，阴斑初损起沉疴，十全大补加附子，麦夏苁蓉仔细哦。

芍药六钱　桂枝　生姜各三钱　甘草一钱　枣二枚　饴糖五钱

再加黄芪五钱，名黄芪建中汤；若用十全大补汤加附子、麦冬、半夏、苁蓉，名十四味建中汤；除去茯苓、白术、麦冬、川芎、熟地、苁蓉，名八味大建中汤，治略皆同。

益气聪明汤东垣　聪耳明目

益气聪明汤蔓荆，升葛参芪黄柏并，再加芍药炙甘草，耳聋目胀服之清。

参芪各五钱　蔓荆子　葛根各三钱　黄柏　白芍各二钱　升麻钱半　炙草一钱

按：人中气不足，清阳不升则耳目不聪明，蔓荆、升、葛升其清气，参、芪、甘草补其中气，而以芍药平肝木，黄柏滋肾水也。

大青龙汤仲景　风寒两解

大青龙汤桂麻黄，杏草石膏姜枣藏，太阳无汗兼烦躁，风寒两解此为良。

麻黄钱半　桂枝三钱　杏仁一钱　石膏五钱，煅　生姜钱半
大枣二枚

麻黄汤治寒，桂枝汤治风，此方风寒兼治。

小青龙汤仲景　太阳伤寒，行水发汗

小青龙汤治水气，喘咳呕哕渴利慰，姜桂麻黄芍药甘，细辛半夏兼五味。

干姜　桂枝　麻黄　芍药酒炒。各二钱　炙草　细辛各一钱　半夏　五味子各钱半

按：麻、桂解表，使水从汗泄；芍、味敛肺，以收喘咳；姜、夏、细辛润肾行水，以止渴呕，亦表里分消之意。

柴胡四逆汤仲景　阳症热厥

四逆汤里用柴胡，芍药枳实甘草须，此是阳邪成厥逆，饮阴泄热平剂扶。

柴胡　芍药　枳实麸炒　炙草等分

阳邪入里，四肢逆而不温，芍药敛阴，枳实泄热，甘草和逆，柴胡散邪，用平剂以和解之。

黄连汤仲景　升降阴阳

黄连汤内用干姜，半夏人参甘草藏，更入桂枝兼大枣，寒热平调呕痛忘。

黄连炒　炮姜　甘草　桂枝各钱半　人参　半夏各一钱　大枣二枚

治寒中有热而欲呕，胃中有痰而作痛，或丹田有热胸中有寒者，仲景用此汤与小柴胡意同，和解之剂。小柴胡和解少阳，此汤和解太阳阳明也。

黄芩汤仲景　太阳少阳合病下利

黄芩汤用甘芍并，二阳合利枣加烹，此方遂为治痢祖，后人加味或更名，再加生姜与半夏，前症兼呕此能平，单用芍药

与甘草，散逆止痛能和营。

治太阳少阳合病下痢。

黄芩三钱　芍药　甘草各二钱　枣二枚

阳邪入里，故以黄芩彻其热，芍、甘、大枣和其阴，故治之也。

平胃散《局方》　利湿散满

平胃散是苍术朴，陈皮甘草四般药，除湿散满驱风胀，调胃诸方从此扩。或合二陈或五苓，硝黄麦曲均堪着。若合小柴名柴平，煎加姜、枣能除疟。

又：金不换正气散即是此方加夏、藿。

苍术泔浸，二钱　厚朴姜汁炒　陈皮去白　甘草炙。各一钱

姜枣煎。

苍术燥湿强脾，厚朴散满平胃，陈皮利气行痰，甘草和中补土，泄中有补也。再加茯苓、半夏，名半陈汤，治胃有湿痰；再加五苓散，名胃苓汤，治脾湿下泻；再加大黄、芒硝、麦芽、神曲，能消食荡积；若将平胃散合小柴胡，名柴平汤，治胃湿成疟；又加藿香、半夏，名金不换正气散，治脾湿时气。

保和丸饮食轻伤

保和神曲与山楂，苓夏陈翘菔子加，曲糊为丸麦汤下，亦可方中用麦芽，大安丸内加白术，消中兼补效堪夸。

山楂去核，三两　神曲　茯苓　半夏各一两　陈皮　菔子微炒连翘各五钱

为丸，每服五钱。

山楂消肉食，麦芽消谷食，神曲消食解酒，菔子下气，制曲、茯苓渗湿，连翘散结，陈、夏健脾化痰。此内伤之病，但

以和平之品，消而化之，不必攻补也。再加白术二两，名大安丸，消中兼补。

健脾丸补脾消食

健脾参术与陈皮，枳实山楂麦柏随，曲糊作丸米饮下，消补兼行胃弱宜，枳术丸亦消兼补，荷叶烧饭上升奇。

人参　白术土炒。各二两　陈皮　麦芽炒。各一两　山楂两半
枳实麸炒，三两

神曲糊为丸，每服五钱。

陈皮、枳实理气化积，山楂消肉食，曲、麦消谷食，人参、白术益气强脾。再加白术二两名枳术丸，荷叶包陈米饭煨干为丸，引胃气及少阳甲胆之气上升。

参苓白术散东垣　补脾

参苓白术扁豆陈，山药甘莲砂苡仁，桔梗上浮兼保肺，枣汤调服益脾神。

人参　茯苓　白术　陈皮　山药　炙草各四两　扁豆炒，三两　莲肉炒　砂仁　苡仁炒　桔梗各二两

为末，每服五钱，米饮调下。

枳实消痞丸东垣

枳实消痞四君全，麦芽夏曲朴姜连，蒸饼糊丸消积滞，清热破结补虚痊。

枳实麸炒　黄连姜炒。各五两　人参　白术土炒　麦芽炒　半夏曲　厚朴姜炒　茯苓各三两　炙草　干姜各二两

为末，蜜丸，每服五钱。

黄连、枳实治痞君药，麦、夏、姜、朴温胃散满，参、术、苓、草燥湿补脾，使气足脾运，痞乃化也。

四七汤开郁化痰

四七汤理七情气，半夏厚朴茯苓苏，姜枣煎之舒郁结，痰涎呕痛尽能纾。又有《局方》名四七，参桂夏草炒更殊。

半夏姜汁炒，五钱　厚朴姜炒，三钱　茯苓四钱　紫苏二钱

郁由乎气，亦多挟湿挟痰，故以厚朴、半夏除痰散满，茯苓、苏叶利湿宽中，湿去痰行，郁自解矣。又有人参、肉桂、半夏各一钱，甘草五分，名《局方》四七汤，治略同。

四磨汤严氏　七情气逆

四磨亦治七情浸，人参乌药及槟沉，浓磨煎服调逆气，实者枳壳易人参，去参加入木香枳，五磨饮子白酒斟。

人参　乌药　槟榔　沉香

等分，磨汁，调服。

气逆，故以乌药、槟榔降而顺之。加参者，恐伤其气也。如气实者，去人参加枳壳，再加木香，名五磨饮，白酒磨服，治暴怒卒死，名气厥。

定喘汤《千金》　　治哮喘

定喘白果与麻黄，款冬半夏白皮桑，苏杏黄芩兼甘草，肺寒膈热喘哮尝。

白果十枚，姜制　半夏　款冬各三钱　桑皮蜜炙　苏子各二钱
杏仁　黄芩　麻黄各钱半　甘草一钱

加姜煎。

麻黄、杏仁、桑皮、甘草，散表寒而清肺气；款冬温润，白果收涩，定喘而清金；黄芩清热，苏子降气，半夏燥痰，共成散寒疏壅之功。

生脉散保肺复脉

生脉麦味与人参，保肺清心治暑淫，气少汗多兼口渴，病危脉绝急煎斟。

麦冬三钱　人参二钱　五味子一钱

人参大补肺气，麦冬甘寒润肺，五味酸收敛肺，并能泻火生津。盖①心主脉，肺朝百脉，补②肺清心则气充而脉复。

五苓散仲景　行水总剂

五苓散治太阳府，白术泽泻猪茯苓，膀胱化气添官桂，利便消暑烦渴清。

茯苓　猪苓　白术炒。各三钱　泽泻二钱　肉桂钱半

二苓甘淡利水，泽泻甘咸泻水，能入肺肾而通膀胱导水泄火，白术补土燥湿，官桂引气而化。

肾着汤《金匮》　湿伤腰肾

肾着汤内用干姜，茯苓甘草白术襄，伤湿身痛与腰冷，亦名甘姜苓术汤。黄芪防己除姜茯，术甘姜枣共煎尝，此治风水与诸湿，身重汗出服之良。

炮姜　茯苓各四钱　炙草　白术炒。各二钱

黄芪　防己各五钱　白术三钱　炙草二钱

加姜枣煎，名黄芪防己汤。

防己大辛苦寒，通行十二经，开窍行水；黄芪达表，白术燥湿强脾并能止汗，加甘草益土所以制水，又能缓防己之峻急也。

---

① 盖：原作"益"，据《汤头歌诀》改。
② 补：原脱，据《汤头歌诀》补。

实脾饮严氏　虚寒阴水

实脾苓术与木瓜，甘草木香大腹加，草蔻附姜兼厚朴，虚寒阴水效堪夸。

便利不渴而肿胀者，阴水。

茯苓　白术土炒。各三钱　木瓜　甘草　厚朴　大腹皮各二钱　木香　草蔻　附子　炮黑姜各一钱

脾虚补以滞导，平肝泻木而和脾，则土能制水而脾实矣。

五皮饮脾虚肤胀

五皮饮用五般皮，陈茯姜桑大腹奇，或用五加易桑白，脾虚肤胀此方司。

陈皮　茯苓皮　姜皮　桑皮　大腹皮

或去桑皮加五加皮。

水肿肤胀，此方于泻水之中仍寓调补之意。皆用皮者，水溢皮肤以皮行皮也。

羌活胜湿汤《局方》　湿气在表

羌活胜湿羌独芎，甘蔓藁本与防风，湿气在表头腰重，发汗升阳有异功，风能胜湿升能降，不与行水渗湿同，若除独活芎蔓草，除湿升麻苍术充。

羌活　独活各二钱　川芎　蔓荆　藁本　防风各一钱　炙草六分

如有寒湿，附子、防己一钱，除去独活、芎、蔓、草，加升麻、苍术，名羌活除湿汤，治风湿一身尽痛。

茵陈汤仲景　治黄疸

茵陈蒿汤治疸黄，阴阳寒热细推详，阳黄大黄栀子入，阴黄附子与干姜。

瘀血在里，口渴便闭，身如橘色为阳黄，茵陈六钱、大黄二钱（酒炒）、栀子四枚。若寒湿阴黄，色暗便溏者，除栀子、大黄，加干姜、附子以燥湿散寒。

八正散《局方》 淋痛尿血

八正木通与车前，萹蓄大黄滑石研，草梢瞿麦兼栀子，煎加灯草淋痛痊。

木通、灯草、瞿麦降心火入小肠，车前清肝火入膀胱，栀子泻三焦郁火，大黄、滑石泻火利水之捷药，萹蓄利便，通于治下，必三焦通利，水乃下行也。

萆薢分清饮肾①淋白浊

萆薢分清石菖蒲，草梢乌药益智俱，或易茯苓盐煎服，通心固肾浊精驱。

遗精白浊。

萆薢　石菖蒲　乌药　益智仁各二钱　甘草梢一钱

萆薢能泄厥阴阳明湿热，去浊分清；乌药疏气；益智固脾；菖蒲开窍通心；草梢达茎而止痛，淋浊止矣。

当归拈痛汤东垣　脚气疮疡

当归拈痛羌防升，猪泽茵陈芩葛明，二术苦参知母草，疮疡湿热服皆应。

当归酒洗　白术　苍术土炒。各三钱　羌活　防风　猪苓　泽泻　茵陈各二钱　黄芩酒炒　知母　升麻　葛根各钱半　苦参炒　甘草炙。各一钱

羌活通关节，防风散痛除风，苦参、黄芩、知母、茵陈以

---

① 肾：原作"当"，据《汤头歌诀》改。

泄湿热，当归和血，升、葛助阳升清，苓、泻泻热而降浊，甘、术补正燥湿。东垣本治湿热脚气，后人用治疮疡甚效。

金锁固精丸_{梦遗滑精}

金锁固精芡莲须，龙骨蒺藜牡蛎需，莲粉糊丸盐酒下，涩精秘气滑精无。

芡实_蒸　莲芷须　沙苑蒺藜_{炒。各二两}　龙骨_{酥炙}　牡蛎_{盐水煮，煅粉。各一两}

莲子粉糊丸，盐汤或酒下，每服五钱。

芡实固精补肾脾，牡蛎涩精清热，莲子交通心肾，蒺藜补肾益精，龙骨、莲须皆固精收脱之品。

桑螵蛸散_{寇宗奭}　_{便数健忘}

桑螵蛸散治便数，参苓龙骨同龟壳，菖蒲远志及当归，补肾宁心健忘觉。

桑螵蛸_{盐水炒}　人参　茯苓　龙骨_煅　龟板_{酥炙}　菖蒲_{盐炒}　远志　当归

等分为末，临卧服三钱，人参汤下。

治小便数而欠，以人参、桑螵蛸补之，龟板滋之，当归润之，菖蒲、茯苓、远志并能清心热而通心肾，则小肠之府自宁矣。

卷之二

伤寒症

伤寒症者，内经受伤，外感风寒，乘时而发也，其症有头痛恶寒、往来寒热、呕吐身痛等症。仲景立三百九十七法，一百一十三方，分别阴阳表里各经症候，无非示人以规矩准绳。若能精通各经脉法，分别表里阴阳、虚实寒热、脏腑气血，自有变通，则不必拘定成方而用也。盖伤寒之症，有冬伤于寒，邪气由肺俞穴而入，伏于华盖之下，至春又感时气而发者，乃为春温；至夏又染夏热而发，则为夏热；至秋又染时气而发，则为秋温；至冬风寒重感，相际一年而发者，乃真伤寒也，为内经之症，或从太阳而发，相循传经，或直中三阴，或为两感之重症，当依伤寒本条治之。至于春温、夏热、秋温，以及冬令随感而发者，皆温疫时气，另列专条，分别治之，不可虽入伤寒而致淆混。以上数条，既形势相同而气情各别，惟当分辨明白，然后用药，庶不致有误矣。

伤寒症状，伏寒在内，故有传经，却无传染。

时气症有传染而无传经，若有伏寒，亦有传经，略似伤寒，治法亦同。

感冒症，随感而发，并无传染，亦不传经。

脉诀符反歌诀

伤寒热病，脉喜浮洪；沉微涩小，症反必凶。

汗后脉静，身凉自安；汗后脉躁，热甚必难。

阳症见阴，命必危殆；阴症见阳，虽困无害。

伤寒脉论

凡脉浮大滑数，皆阳脉也；沉细微弱涩迟，皆阴脉也。寸口脉浮为在表，沉为在里，数为在腑，迟为在脏。

按：浮为表，沉为里，古今相传之法，然沉亦表病，此阴实阳虚，寒胜者然也；脉浮亦有里症，此阳实阴虚，水亏之故也。凡欲察表邪者，只当以紧数与否为辨。盖寒邪在表，脉紧数浮洪，有力即为阳症；若浮洪无力，邪在阴分，即阴症。大凡伤寒之脉，不论浮沉迟数，总以有力无力为辨，故曰有力为阳，无力为阴。

脉有十种，阴阳两分，即具五法：浮沉是脉体，大弱是脉势，滑涩是脉气，动弦是脉行，迟数是脉息，大小浮沉迟数相等，虽有寒热不解而阴阳和平，虽剧当愈。

伤寒死脉

寸不至关为阳绝，尺不至关为阴绝。阴症见阳者生，阳症见阴者死。六脉纯弦者死；六脉俱虚，热不止者死；六脉俱盛，大汗出，热不解者死。脉沉细，手足逆冷，谵语妄言者死；脉症相反，谵妄者死。伤寒六七日，脉微，手足厥冷，烦躁，灸厥阴不还者死。伤寒下利，日十余行，脉反实者死。

太阳经_{手太阳小肠　足太阳膀胱}

太阳之为病，脉浮紧，伤寒无汗，脉浮缓，伤风有汗，头痛项强脊强，或身痛，或腰痛，或呕逆，发热恶寒，发麻痛，皆太阳经症。头为诸阳之会，气病则麻，血病则痛，身热者，寒克皮毛，郁闭其阳而后发热。盖伤寒始伤于寒而终成于热，惟不发热而但寒者，邪发于阴也。或寒多热少，不大便而清泉频数；或热结膀胱而尿涩；或汗多便难；或汗后不解；或汗溺不止；或过经不解；或喘或吐，皆太阳所主，当分别治之。

太阳禁忌：小便不利，不可更利；大便不利，不可易动；表不解，不可下；不可温脾胃。

太阳伤寒，伤营，脉浮紧，人迎脉紧无汗，宜冲和汤解表。

冲和汤

羌活　防风　川芎　白芷　细辛　生地　苍术　黄芩　甘草

加葱姜，发汗。

太阳风伤卫，脉浮缓，人迎微紧，有汗，宜防风汤解表。

防风汤

羌活　防风　川芎　细辛　生地　白术　黄芩　甘草

加姜枣。

太阳伤寒，有夹虚不能造汗者，仍用冲和汤加生参、生芪；又有年老阳气更衰者，用再造散以回阳气。

再造散

人参炙　黄芪炙　桂枝　附片　羌活　防风　川芎　白芍炒　细辛　甘草

加煨姜、大枣煎。

太阳经，寒多热少，不大便，清泉频数者，以冲和汤去黄芩、生地，加桂枝、芍药、干姜。

太阳经，汗多便难，宜麻仁汤润燥。

当归麻仁汤

当归　麻仁　柏子仁　杏仁　桂枝　人参炙　黄芪炙　芍药炒　炙草

加白蜜一杯引。

太阳经，热结膀胱，溺涩，以冲和汤去苍术，加茯苓、猪苓、泽泻。

太阳经，汗后不解，宜桂枝黄芪芍药杏仁甘草汤解之。

太阳经，汗后汗溺不止者，亡阳之症，宜加减四逆汤以救其阳。

加减四逆汤

人参炙　黄芪炙　桂枝　芍药　五味子　麦冬　干姜　甘草

太阳经，发喘呕吐，此肺胃受邪，上焦壅遏阻气，为危笃之症，宜苏子降气汤。

苏子降气汤①

苏子　前胡　枳壳　杏仁　桔梗　橘红　半夏　沉香甘草

加竹茹、姜汁引。

以上太阳经症，如夏秋温热感而发者，只以苍葱解表，不可用麻黄，辛热恐变症多端；若系冬寒太甚，苍葱不能发汗表不解者，当遵仲景麻黄汤大法，发汗解之，即麻黄桂枝杏仁甘草也。

阳明症手阳明大肠　足阳明胃经

阳明之为症，胃家实，舌苔黄黑也。阳明主里，内候胃中，外候肌肉，故有经病腑病之分。如身热烦渴，目痛鼻干，不得卧，不恶寒反恶寒者，此经病也，宜白虎汤；若潮热谵语，手足腋下，漐漐然汗出，腹满痛，大便硬者，此腑病也，宜承气汤下之。或胁满而呕者，宜橘皮半夏汤；或瘀血发黄者，宜桃仁承气汤下之；或头痛恶寒，是太阳未解，仍按太阳方药，掺用升葛汤解表；或下血谵妄，亦宜桃仁承气；或胸烦懊忱，宜栀豉汤。以上皆阳明主症，当分别治之。

---

①　苏子降气汤：底本原无，据上下文体例补。

阳明禁忌：不当发汗，不当利小便。

阳明脉，尺寸俱长而微洪，经病；长而沉数，腑病。

以胃家实，舌苔黄黑，为阳明[①]之纲领。

加味白虎汤 经病

知母　石膏　花粉　芍药　桔梗　甘草

加糯米引。

加味小承气汤 腑病

枳实　厚朴　生军　生地　赤芍　当归

加芒硝，名大承气；加甘草，去枳、朴，名调胃承气。

橘皮半夏汤 胁满而呕

橘皮　半夏　干姜　姜连　枳实　厚朴　甘草

桃仁承气汤 瘀血发黄，下血谵狂

桃仁炒　枳实大，炒　厚朴姜炒　生军

下血，加芍药、槐实。

升葛汤 太阳未解

升麻　葛根　白芍　知母　石膏　甘草

糯米引。

栀豉汤 胸烦懊𢙩

山栀　豆豉　石膏　甘草

少阳症 手少阳三焦　足少阳胆经

少阳之为病，脉弦长，口苦咽干，目眩，黄白舌苔，胸胁痛，往来寒热而呕，或咳而耳聋，皆少阳经症，当三四日发，以其脉循胁络于耳，故风热上壅则耳聋。若不呕吐而能食者，为三阴不受邪也；口苦身无大热，躁闷者，阳去并于阴也；或

---

① 明：原脱，据文义补。

小便不利，皆少阳所主。少阳居半表半里之位，有三禁。

忌利小便，忌发汗，忌利大便。

少阳脉尺寸俱弦而滑数者，阳极发厥，弦而和者，病欲散，宜小柴胡汤，各随仲景本条加减用之。

小柴胡汤

柴胡　半夏　人参　黄芩　干姜　甘草　大枣

胸中烦而不呕，去半夏加瓜蒌实；腹中痛，去黄芩加芍药；心下悸，小便不利，去黄芩加茯苓；渴者，去半夏加花粉；胁下痞硬，去大枣加牡蛎；不渴有微热，去人参加桂枝；咳者，去人参、大枣，加干姜、五味。

太阴症 手太阴肺经　足太阴脾经

太阴之为病，脉沉细，腹满咽干，手足自温，自利不渴，有时腹痛身痛而无头痛，指甲青，胸膈不快，皆太阴所主。胸满多痰者，宜吐；传经腑热者，宜下；有直中阴经，腹痛指甲青者，宜温；阳经未尽者，有表邪，宜汗。腹满脉虚忌下，当分别治之。

太阴脉寸尺俱沉，沉实有力宜下，沉细无力当温。

太阴症，由阳经传入，腑热，手足温，指甲红，脉沉有力，口渴便实者，宜下之。

加味承气汤

芒硝　生军　枳实　厚朴　甘草　生地　赤芍　当归
干姜引。

太阴症，直中阴经，手足冷，指甲青，脉细无力，宜温。

桂附理中汤 脉细无力

人参　白术　炮姜　甘草　肉桂　附片

四逆汤 手足冷，指甲青

肉桂　附片　炮姜　甘草

瓜蒂散_{胸满多痰，宜吐}

甜瓜蒂　赤小豆　藜芦　防风　郁金

麻黄附子汤_{阳经未尽，发热恶寒，宜汗}

麻黄　附片　细辛　桂枝　芍药　甘草

姜枣引。

少阴症_{手少阴心经　足少阴肾经}

少阴之为病，口燥舌干，自利清水，心痛腹胀，但欲寐。厥逆畏寒，欲吐未吐，小便清白，干呕咽痛，乃阴毒入脏之深也，宜温；下利体痛，咳呕者，水气也，饮食入口则吐，厥逆心下实者，宜吐；脉沉发热者，宜汗；脉沉实有力当下，沉微无力当温。

四逆汤_{阴毒入脏}

肉桂　附子　炮姜　甘草

如下利体痛，咳呕者，水气也，宜吐，用瓜蒂散；脉沉发热者，阳经未尽，宜汗，用麻黄附子汤，方俱见前。

厥阴症_{手厥阴心包　足厥阴肝经}

厥阴之为病，消渴，气上冲心，心中痛热，饥不欲食，食则吐蛔，腹痛，四肢沉重。厥阴与督脉上行与太阳接，名曰循经得度，阴尽则变，而厥逆生，盖传经至此已尽，无复可传，再传则逆于首经，以其脉循阴器，络于肝①，故唇青舌卷而烦满，胸中气满急而囊缩，急痛引小腹，风热毒深于内也。肝木②移热克脾，脾受贼邪，五脏六腑荣卫不通，故耳聋而厥，水浆不入，不知人，法当速下，以救五死一生，宜承气汤下之。

---

① 肝：原作"奸"，据文义改。

② 肝木：原作"奸不"，据文义改。

或下利谵语者，内有燥屎也，仍当下之；或呕而发热者，和之；或发热恶寒如疟，囊不缩，脉微浮缓者，是胃之脉，不受邪，荣卫将复，水升火降，寒热作而汗解矣；或下利腹胀身痛者，当先救表而后温里；或下利清谷，大汗出而厥，四肢疼，小腹急，或干呕吐沫，或气冲心痛，吐蛔，发热消渴，皆厥阴寒症也，宜温之。厥阴以里症为提纲，厥阴主热，为阴中之阳也。

厥阴脉，尺寸俱沉，沉实有力当下，沉迟无力当温。

厥阴为病，消渴，气上冲心，心中痛热，饥不欲食，食则吐蛔，腹满，四肢沉重，脉沉实有力当下，宜加味承气汤。

枳实　厚朴　芒硝　生军　乌梅　木通　川椒

厥阴为病，阴器络于肝，唇青舌卷，烦满气急而囊缩，急痛引小腹，风热毒深于内，亦宜承气汤下之。

厥阴为病，下利谵语者，腹有燥屎，仍当下之，宜麻仁承气汤。

火麻仁　柏子仁　杏仁　当归　枳实　厚朴　生军

加蜜一杯煎。

厥阴为病，下利清谷，大汗出而厥，四肢疼，小腹急，干呕吐沫，气冲心痛，吐蛔，发热，消渴，脉沉细无力当温。

加味四逆汤

附片　黄芪　桂枝　芍药　干姜　甘草　乌梅　川椒

厥阴为病，下利腹胀，身痛者，先解表而后温里，宜四逆汤温之，麻黄附子汤解表，或呕而发热者，宜黄连汤。

黄连　干姜　人参　半夏　桂枝　甘草　大枣

两　感

一日，太阳、少阴病，头痛，口干渴而烦；二日，阳明、太阴病，满不欲食，身热，谵；三日，少阳、厥阴病，耳聋囊缩，厥逆寒，水浆不入，神昏愦；六日，气尽命难痊。

两感之症，脉乱神昏，则为不治。若稍轻，脉尚清者，宜大羌活汤勉而治之。

大羌活汤

羌活　独活　苍术　防风　细辛　黄芩　黄连　防己　知母　川芎　生地

干姜引。

阳　症

阳症身轻气高热，目睛了了面唇红，烦热口渴舌干燥，指甲红兮小便红。

热甚宜白虎汤，里实宜承气汤，方俱见前，表实宜三黄石膏汤。

黄芩　黄柏　黄连　石膏　栀子　麻黄　淡豆豉

姜枣茶引。

阴　症

阴症身重息短冷，目不了了色不红，无热欲卧厥吐逆，小便白兮指甲青。

阴症，寒极，用附子四逆汤，方见前。若寒稍缓，宜理中吴萸汤。

人参　白术　炮姜　甘草　吴萸炒

阳盛格阴

阳盛格阴身肢厥，恶寒烦渴大便难，沉滑指甲小便赤，汗自清宜阴自完。

阳盛格阴，方同阳症，用白虎、承气、三黄石膏等汤。

阴盛格阳

阴盛格阳色浅赤，发热不渴厥而烦，下利尿清指甲白，浮微通脉复阳还。

阴盛格阳，方同阴症，用理中吴萸汤。若脉沉伏，宜复脉汤。

人参　天冬　麦冬　五味子　桂枝　茯苓

阳　毒

阳毒热极失汗下，舌卷焦黑鼻烟煤，昏噤发狂如见鬼，咽痛唾血赤云斑。

阳毒，里实用承气汤，表实用三黄石膏汤，燥渴白虎汤，热甚宜黄连解毒汤。

黄连　黄芩　栀子　麻黄　淡豆豉

金汁引。

阴　毒

阴毒寒极色青黑，咽痛通身厥逆寒，重强身痛如被杖①，腹中绞痛若石坚。

阴毒宜灸气海、关元，并用四逆汤加人参。若阴甚，宜回阳急救汤。

人参　白术　茯苓　甘草　陈皮　半夏　附片　干姜　肉桂　五味子　猪胆　麝香三厘

阳伏阴伏

阳伏者，头痛发热，恶寒无汗，两手无脉，此为阳伏也，宜麻黄汤发表；阴伏者，发热面赤，烦躁而无头痛，两手无脉，

---

① 杖：原作"伏"，据文义改。

此为阴伏，宜五积散解表。

加味麻黄汤

麻黄　白芍　桂枝　炙草　川芎　白芒①　羌活　防风
豆豉

葱姜引。

五积散

当归　芍药　苍术　白芷　麻黄　桂枝　干姜　甘草

葱引。

伤寒结胸

结胸者，风伤卫气，有汗当实表，而误下之，则成结胸，
脉浮大而实者用大陷胸汤；若太阳无汗，此寒伤营血，当发表，
而误下之，则成痞满，脉浮紧，宜小陷胸汤；若表邪传至胸中，
满闷，未经下者，非结胸也，正属少阳部分，懊恼之象，只用
小柴胡加枳、桔，如未效，则以本方加小陷胸，一服豁然。

大陷胸汤

大黄　芒硝　甘遂另研，冲

小陷胸汤

黄连　半夏　瓜蒌实

狐　惑

狐惑、牙疳、下疳等，疮之古名也。伤寒病后，余毒为患，
虫蚀咽腐，龈脱牙穿，腮破唇毒者，为惑也；下蚀肛门，阴疮
为狐。其症有面色、目眦皆赤，或白或黑，喜睡，潮热，声哑
腐烂，秽气等症，宜芦荟消疳散。

芦荟　银胡　胡连　黄连　牛蒡子　元参　桔梗　山栀

① 芒：疑为"芷"。

石膏　薄荷　羚羊角水磨　甘草　升麻

浸汁①引。

百合病

百合病者，为伤寒过期，留连不解，不分经络，百脉悉合为一病也。其病沉沉默默，精神恍惚，莫知所适。如脉数溺尿头痛者，六十日愈；溺尿不头痛，恶风寒者，四十日愈；若溺时快然，但头弦者，二十日愈。宜百合汤调治，即小柴胡汤加百合、生地也。

热入血室

热入血室者，伤寒发热未解，妇人经水适来，邪热乘虚而入血室也，其症昼明夜谵，见神见鬼，不可误认为阳明热病下之，宜玉女煎、人中白散择用。

玉女煎

熟地　生石膏　麦冬　知母　牛膝

人中白散

生地　丹皮　熟军　桃仁　泽兰　人中白

阴阳易病

阴阳易者，男女伤寒病新愈，接交而后病，男病传女，女病传男也。其病少腹急痛，牵引阴中，身少气，头目眩晕，四肢拘挛，热气冲胸，是其症也。宜裤裆烧灰，酒调服，男用女裆，女用男裆，易而服之。又男用鼠屎，女用两头尖（即雄鼠屎）研细，热酒冲服，亦效。

伤寒变症

伤寒之症，有由太阳而传入各经者，有直中三阴，又有两

---

① 浸汁：金汁之别名。

感等症。若初起之时，辨明六经形症，用药轻重得宜，则速痊而不变症；若分辨不清，用药失宜，轻则延缠变为坏症，重则难挽而亡身，皆庸医误人之所致，兹特指出变症各条，以备择用。

阳明热邪传里，误投热药而为斑也，宜消斑青黛饮。

柴胡　元参　黄连　知母　生地　煅石膏　犀角　青黛　人参　山栀　甘草

姜枣煎。便秘，去人参，加大黄、人中黄。

伤寒渐变，神昏不语，目赤唇焦，与水则饮，不与则不思，形如醉人，此邪传入心经，火上逼肺，名曰越经症，宜泻心导赤饮。

黄连　黄芩　犀角　甘草　滑石　麦冬　山栀　茯苓　知母　人参

姜、枣、灯心煎，加生地汁、浸汁三匙。

伤寒初病，无热而有狂言烦躁，不可下，药下则立死，此因邪热结于膀胱，名曰假狂症，宜桂苓饮。

猪苓　泽泻　桂枝　甘草　黄柏　知母　白术　山栀　滑石　人中黄

生姜、灯心煎。

伤寒热症，叉手摸心，循衣摸床，谵语昏沉，庸医误用风药则热移于肺，气虚不能主持，名曰撮空症，小便利者可治，宜升阳散火汤。

人参　当归　黄芩　柴胡　麦冬　白芍炒　白术炒　陈皮　茯神　甘草

姜枣煎。

有痰加半夏，便实谵渴加大黄，泄泻加升麻。

伤寒已久，其热不退，梦寐不宁，心惊恍惚，烦躁多痰，宜竹茹温胆汤。

柴胡　竹茹　桔梗　人参　枳实　川连　麦冬　陈皮　半夏　茯苓　香附　甘草

姜枣煎。

伤寒汗下后，热不退，头痛脉数实，燥渴，宜解毒散。

黄连　栀子　黄芩　柴胡　知母　干葛　羌活　防风　连翘　人参　当归　生地　甘草

金汁引。

伤寒汗下太过，下元虚弱，脉数无力，无头痛恶寒，身微热，面赤微渴，目无精光，语言无伦，名曰戴①阳症，宜复元汤。

熟附　人参　干姜　麦冬　五味　黄连　知母　白芍　甘草

姜葱煎，入童便三匙，温服。

伤寒大汗后，头眩欲倒，筋惕，脉来无力，是汗多亡阳，宜温经益②元汤。

黄芪　人参　白术　附子　炙草　白芍　当归　生地　肉桂　干姜

大枣、糯米煎。

头痛身热，恶寒微渴，汗出身痛，脚腿酸痛无力，脉空浮无力，名曰劳力。

炒黄芪　人参　白术　陈皮　当归　柴胡　川芎　炙草　羌活　防风

---

① 戴：原作"载"，据文义改。

② 益：原作"盖"，据文义改。

姜枣煎。

伤寒下后，表里俱虚，津液枯竭①，心烦发热，气逆欲吐，宜竹叶石膏汤。

石膏煅　人参　半夏　麦冬　甘草　竹叶

生姜、糯米煎。

伤寒瘥后，昏沉发热，渴而谵语，失神，此劳复百合症，宜柴胡百合汤。

柴胡　百合　人参　黄芩　知母　茯苓　白芍　鳖甲
甘草

伤寒攻击过多，表虚气喘，口干不食，肢体沉昏，汗出以致亡阳，宜加②味补中益气汤。

黄芪加倍　人参　白术　陈皮　当归　炙草　柴胡　升麻
白芍蜜炒　桂枝酒炒　枣仁炒　熟附　浮小麦

姜枣煎。

伤寒头痛发热，口干，日轻夜重，此属阴火动，宜加味地黄汤。

熟地　山药　山萸　茯苓　丹皮　泽泻　黄柏酒炒　知母炒

伤寒愈后，劳动应事，而后热者，名曰劳复，宜益气养神汤。

人参　白茯苓　当归　白芍炒　麦冬　知母　栀仁　前胡
陈皮　升麻

枣煎。

伤寒有憎寒壮热，头痛昏沉，迷闷，上气喘急，口出涎沫，

---

① 竭：原作"谒"，据文义改。
② 加：原脱，据文义补。

神舍空则痰生，名曰挟痰症。

陈皮　半夏　南星　茯苓　枳实　黄芩　白术　黄连　瓜蒌　人参　甘草

竹沥、姜汁煎。

伤寒热极，鼻衄不止或吐血不止，宜生地黄芩汤。

生地　黄芩　山栀　桔梗　黄连　柴胡　川芎　芍药　犀角　甘草

茅根或藕汁，或京黑，兑服。

伤寒验舌金镜敖氏法

舌见骨白苔薄者，邪在表，太阳症也，宜冲和汤表之。

舌见黄白苔不甚厚者，半表半里，少阳症也，宜小柴胡汤主之。

舌见黄黑色苔厚者，邪在里，阳明症也，脉实宜承气汤下之，脉不实宜白虎汤解之。

舌见纯红有黑点，热毒入胃，蓄热则发斑，宜升葛化斑汤解之。

舌见灰色中有黑纹，邪入少阴，宜黄连解毒汤。

舌见黄苔中黑至尖者，热气已深，两感症见之，难治；若苔厚大便溏泻口渴，十死一生，勉力以大羌活汤治之。

舌见灰黑色，苔厚而有黑纹者，热毒入深，脉实以承气汤下之，脉不实渴饮水，宜凉膈散，若粪青黑者不治。

三阴之症，舌苔白者，宜温；黄者，宜解；黑黄苔厚，仍应下之。总以苔薄滑白者，邪在表，病轻；黄黑苔厚，邪入里，病深；黄白苔不甚厚者，半表半里，宜对六经之症，详参治之。

温疫时气感冒

温疫时气者，四时不正之气。凡人正气虚，邪气乘虚而入，如有冬伤于寒，至春又感时气而发者为春温，至夏又感时气而发为夏热，至秋又感时气而发为秋温。如有六经形症，是伏寒在内，当依伤寒门分治，惟不可过汗；如无六经形症，只是发热、头痛身痛、呕逆闷乱者，为时气症，又无伏寒在内，故不可过汗；夏热更无三阴寒症，尤不可汗，只须清热解肌而已，故《内经》云，从寒化热，寒久伏于阳经而化为热也。至于冬温者，冬令严寒之际而有温暖，亦不正之气，如有感受，亦从时气而治，亦不可过汗；若无温暖之气而感寒发病者，则是真伤寒也，必有六经形状，是伏寒在内，当依伤寒门治。又有遇病传染者，亦疫气也，如有六经形症，则是伏寒在内，乘时而发，当从伤寒门治；如无六经形症者，只是正气虚而疫气触犯，当清解败毒，亦不过汗。又有感冒一症，并无时气传染，更无伏寒在内，只是正气虚偶遇风寒而感，故无六经形症，惟当分别感寒、感风之别。感寒者，发热恶寒、无汗、头痛身痛、呕逆烦渴，宜九味羌活汤解之。感风者[1]，发热头痛、有汗、鼻塞声重、嚏涕咳嗽，宜杏苏饮解之。以上各症，叶案分别风温、风热、风湿等法，以补前人之未备，用法灵活，当为后世之准绳。

冬温，头痛，脘闷，寒热，身痛，以冲和汤解表，见伤寒门。

若系感风，鼻塞，身痛，头痛，声重，有微汗，以杏苏散

---

① 者：原作"寒"，据文义改。

解之。

杏仁　苏梗　橘红　连翘　桔梗　桑皮

冬温，寒热头痛脘闷。

淡豆豉　苏梗　厚朴　枳壳　杏仁　桔梗

冬温，身热，头痛，形寒，脘闷，身痛。

杏仁　桂枝　广皮　茯苓皮　厚朴　生姜

春温之症，如在春分以前者，天气尚寒，当从冬温用药；春分以后，天气热，应从夏热用药。

秋温之病，秋分以前，天气炎热，当从夏热用药；秋分之后，天气渐寒，应①冬温用药。

夏热，温邪化热伤肺，多汗，不恶寒而恶热，当用清肌解热。

荆芥　赤芍　生地　牛蒡　元参　桔梗　前胡　羚羊　蝉蜕　黄芩　葛根

芦根煎水入药。

脉②数暮热，头痛腰疼，口燥，此属温邪。

连翘　淡豆豉　黄芩　黑栀　杏仁　桔梗

芦根引。

温邪化热，肺痹喘急，消渴胸满，便溺不爽，肺与大肠见症。

黄芩　生地　阿胶　天冬　花粉

芦根引。

温邪热入营中，心热闷，胁肋痛，痰火与邪胶结，米饮下

---

① 应：按上文例，"应"字下脱"从"字。
② 脉：原作"肺"，据《临证指南医案》卷五改。

咽皆胀。

生地　麦冬　杏仁　郁金　川贝　橘红　人中黄

少阴伏邪，津液不胜，喉燥舌黑，不喜饮水，法当清解，血中伏热，莫使液涸。

犀角　生地　丹皮　竹叶　元参　连翘

芭蕉根引。

热入膻中，夜烦无寐，心悸怔忡，舌绛而干，不嗜汤饮，当营中之热，治在手经。

犀角　生地　黑参　连翘　石菖蒲　远志

芭蕉根引。

温邪自里而发，口渴，舌心灰滞，上焦热蒙，恐防窍闭，昏痉，苦寒直降，攻其肠胃，与温邪上郁无涉，宜清虚清上。

连翘　黑栀皮　牛蒡子　花粉　马勃　瓜蒌皮　夏枯草　银花　浸汁

感冒寒邪，发热头痛，项强脊强，恶寒身痛，无汗，呕逆烦渴，宜九味羌活汤。

苍术　白芷　川芎　羌活　防风　生地　黄芩　细辛　甘草

姜葱煎。

感冒风邪，发热头痛，有汗，嚏涕鼻塞声重，咳嗽，口苦咽干，宜杏苏饮。

杏仁　紫苏　半夏　葛根　前胡　桔梗　枳壳　桑皮　黄芩　茯苓　橘皮　甘草

姜枣引。

感冒风邪，伤卫，寒热头痛脘闷。

苏梗　淡豆豉　杏仁　桔梗　厚朴　连翘　通草　滑石

感冒风邪，外袭肺卫，畏风发热，咳嗽脘闷，当用两和表里。

淡豆豉　杏仁　桔梗　苏梗　连翘　通草

时气者，遇病传染；疫气，自口鼻吸入。温乃化热，先伤上焦，肺阴受病，头胀汗出，身热咳嗽，寸口脉大，肺受热灼，声出不扬，先与辛凉清上焦，当薄味调养。

牛蒡子　薄荷　象贝　杏仁　冬桑叶　沙参　花粉　黑栀皮　金汁

时气症，左脉实大，头目如蒙，清窍不爽，风温在上，宜升降法。

干荷叶　薄荷　象贝　连翘　钩藤　生石膏

时气症，风火上郁，耳后结核，目眶痛。

薄荷　牛蒡子　前胡　象贝　连翘　黑栀皮　赤芍　生草

时气症，温邪化热，肺痹喘急，消渴胸满，便溺不爽，肺与大肠见症。

黄芩　知母　生地　阿胶　天冬　花粉　浸汁

时气症，脉数舌紫，渴饮，气分热邪未去，渐次转入血分，斯甘寒清气热，必佐存阴，为法中之法。

生地　石膏　生草　知母　白芍　竹叶　粳米

时气，少阴伏邪，津液不胜，喉燥舌黑，不喜饮水，法当清解血中伏气，莫使液涸。

生地　犀角　丹皮　竹叶　元参　连翘　芦根

时气症，热入膻中，夜烦无寐，心悸怔忡，舌绛而干，不嗜汤饮，乃营中之热，治在手经。

犀角　生地　元参　连翘　石菖蒲　炒远志　芭蕉根

时气症，脉左弦且坚，面色光亮而赤，舌苔灰黄，是夹伏温邪所迫，内闭神昏，治当清络宣窍。

犀角　生地　元参　连翘　郁金　小青叶　石菖蒲　竹叶

时气，温邪自里而发，喉肿，舌心灰滞，上焦热蒙，最怕窍闭。

连翘　黑栀皮　牛蒡子　杏仁　花粉　马勃　瓜蒌皮　夏枯草　浸汁　金银花

时气，面颊肿胀，牙关紧闭，先有寒，脉右抟数左小，乃温邪触犯，自口鼻上焦先受，气血与热胶固，致清窍不利，咽喉结痛，必辛凉轻剂以宣通，用普济消毒法。

牛蒡子　连翘　马勃　射干　滑石　夏枯草　金银花浸汁

以上温热时气等症，如有癍痧疹瘰者，另有专条，当细察分别治之。如有头面肿大者，则是大头瘟疫，外科另有专条，宜分别治之。

温疫癍痧疹瘰

温疫之为病，由四时不正之气秽浊流行。凡人正气虚者，从口鼻而入，直行中道，流布三焦，非此伤寒，有表有里之分，邪在上焦者，喉哑口糜也，传于膻中者，神昏舌绛，喉痛发热，癍疹发现，是其症也。丹疹者，头粒如粟，鲜红，现而复隐；痧者，疹之细小也。邪入营中，三焦相溷，仍恐性速，直走下焦，热愈结深，即宜芳香宣窍、逐秽咸苦大制之法；仍恐走下，以轻扬之品以浮之，是其治也。癍者，有触目之色而无碍手之质，稠如锦纹，稀如蚊迹。或布于胸腹，或见于四肢，总以鲜红发现者为吉，色紫成片者为重，黑者为凶，青者不治。总由瘟疫之邪，蕴于胃腑而走入营中。有失表者，当求微汗。失下者，清火①化毒。营气不足，助其虚，和以托之。至于阴瘰一说，其象甚微，若必指定些些之瘰点为阴，尤恐不能无误，必参脉象，兼治可也。瘾者，即疹之属，肿而易痒。瘰者，肿起疙瘩，风湿流注也，皆不外乎太阴、阳明之患，故专以肺胃论治为精也。

癍痧疹瘰，肺胃之脉，浮而洪数为正，若沉微细小为凶候。

瘟疫之气，流布三焦，邪在上者，喉哑口糜，宜犀角地黄汤。

犀角　生地　元参　连翘　石菖蒲　银花　浸汁

兼服至宝丹一钱。

瘟疫传于膻中则神昏，当以芳香宣窍逐秽，宜至宝丹。

犀角　朱砂水飞　雄黄水飞　琥珀　玳瑁　龙脑各一两　水安息香一两，无灰酒熬成膏，如无以旱安息代之　金银箔各五十片

共为细末，以安息香膏和匀作百丸，蜡护，临用以参汤下之。

瘟疫邪入营中，三焦相溷，热愈结深，宜咸苦之制，恐直走下，当以轻扬之品以浮之。

元参　西瓜翠衣　金银花露　莹白浸汁

瘟疫入于心包络，初病喉痛舌燥，最怕窍闭神昏。

元参　连翘　郁金　银花　石菖蒲　靛叶　射干　牛蒡子浸汁

瘟疫邪布三焦，弥漫神识，咽痛，丹疹，舌红，神躁，暮昏，上受秽邪，逆走膻中，当清血络以防结闭。

犀角　连翘　生地　元参　菖蒲　郁金　银花　浸汁

---

① 火：原作"水"，据《临证指南医案》卷五改。

癍症稠如锦纹，或布于胸，或见于四肢，是瘟疫之邪，蕴于胃腑，走入营中。

羚羊　犀角　连翘　元参　生地　银花　花粉　石菖蒲浸汁

癍症失表，发寒热，口渴饮热，癍已发现，当以微汗。

桂枝　川连　黄芩　花粉　牡蛎　枳壳

芦根引。

癍症失下，饮水口渴不解，夜烦不寐，用清火化毒解之。

连翘　薄荷　杏仁　郁金　枳实　牛蒡　山栀　石膏

芭蕉根引。

癍疹，营气不足者，色不鲜明，或隐或现者，助其虚而和以托之。

生地　丹参　白芍　当归　犀角　连翘　元参

痧疹肿而易痒，乃肺胃之风温也。

薄荷　连翘　杏仁　牛蒡子　桔梗　桑皮　山栀　赤芍　甘草

芦根引。

痧疹湿热内蕴，便闭不通，先开上焦。

杏仁　苏子　瓜蒌皮　紫菀　山栀　浸汁

痧疹暴寒，骤加伏热更炽，邪郁则气血壅遏，痧疹不肯外达，痰气交阻，神迷喘促，渐入心包络，有内闭外脱之忧，热注下迫，自利黏腻，法当开其结闭，消毒解其膻中之壅，必得神清，方保无变。

连翘　飞滑石　石菖蒲　银花　射干　木通

煎化牛黄丸一丸。

痧疹凉风外袭，伏热内蒸于肺，喘咳身热，如先而昼热，继而暮热，自气分渐及血分，龈肉紫而肌①垒发疹，宜辛寒清散。

薄荷　连翘　石膏　淡竹叶　杏仁　浸汁②　桑皮　苡仁

痧疹之后，痰多咳嗽喘急。

芦根　桔梗　飞滑石　桑皮　通草

痧疹后，伏火未清，内热身痛。

玉竹　沙参　地骨皮　川斛　麦冬　甘草

痧疹后，热不止，阴伤。

生白芍　炙草　生扁豆　炒麦冬　川斛　谷芽　生地

痧疹发表，头面不透，是外蕴为寒，内伏为热，肺病主卫，气分两解。

麻黄　石膏　牛蒡子　枳壳　杏仁　射干　桔梗　橘红
通草

痧疹，环口燥裂，面、头、身半以上瘾疹赤纹，乃阳明血热，久蕴成毒，瘦人偏热。

犀角　生地　芍药　丹皮　浸汁

痧疹温邪，自利瘾疹。

黄芩　连翘　牛蒡子　桔梗　香豉　薄荷　杏仁　橘红
通草

瘰症热肿，独现于秋冬，春夏渐消者，固夏令阳气宣越，营卫行，故愈，秋冬气凛外薄，气血凝滞，漫无发泄，乃阳明木火之郁，法以辛凉，佐以苦寒。

夏枯草　鲜竹叶　苦丁茶　鲜荷叶边　羚羊角　苡仁　黑山栀　郁金

---

① 肌：原作"饥"，据《临证指南医案》卷五改。
② 浸汁：《临证指南医案》卷五无此二字，疑衍。

瘰症，麻木，忽而高肿，必有风湿袭入皮膜，乃躯壳病，以宣行通剂。

片姜黄　羚羊角　桂枝　抚芎　半夏　白芥子

瘰症，风块瘙痒，咳嗽，腹痛，邪着表里。

牛蒡子　杏仁　连翘　桔梗　桑皮　象贝

煎汤，服通圣丸。

中　风

风之谓言中也，肥人气居于表，中气必虚，土①不生金，金气渐薄，肝无所畏，风木乃淫，乘其中虚，外邪袭之，脉来浮缓，四肢不收，言语謇涩，黄汗发出，为真中风也，先宜解表，然后分六经形症治之。若只是中虚，肝风内乘，并无外邪袭入者，为类②中风，不必解表。轻则顽麻不仁，重则瘫痪不用。心病痰火，轻则舌强难言，重则痰壅神昏。此症，或内外单病者轻，若二症相兼者重。当细辨其中络、中经、中腑、中脏及中经络兼中腑脏，并细审其兼虚、兼实、兼痰、闭症、脱症之分。初中卒倒，先宜通关散取嚏，有嚏可治，无嚏不可治。口噤者，用开关散擦牙软之。痰涎壅盛者，用吐法吐之。外有六经形症者，分别表里治之。

闭症者，牙关③紧闭，手足踞紧，痰涎壅塞者，先宜通关散擦牙，醒后按症施治。

脱症，开口为心绝，闭目为肝绝，撒手为脾绝，鼻鼾为肺绝，遗尿为肾绝，犯此五绝者，不治。或有二三者，当大进参

---

① 土：原作"上"，据文义改。

② 类：原作"数"，据文义改。

③ 关：此后原衍"关"字，据文义删。

附，并灸气海、关元以还阳气。

中风脉，浮、缓、迟为顺为吉，坚、大、紧、急者，为逆为凶，故曰：中风之脉，却喜浮迟，坚大坚急，其凶可知。

中风死候

六脉皆平，卒中而厥者，是中邪太甚，闭塞九窍。如脉来一息七八至者，不大不小，维困可治。若大而无伦①，小而如织，浮或沉俱死，五脏脱症。若见三四脏绝，摇头上窜，气长虚喘，汗出如油，痰拽如锯，肉脱筋痛，发直者，皆死候。

通关散

南星　皂角　细辛　生半夏　薄荷

共为细末，吹鼻。

开关散

乌梅肉　冰片　生南星

共为细末，擦牙，其噤可开。

又用巴豆油、皂角末卷纸烧烟熏鼻，自省。取龟尿点在舌上，言语自易。

痰涎壅盛涌②吐

瓜蒂　藜芦　防风

若有里症，用瓜蒂、赤小豆、全蝎，甚则用五元散。

藜芦　赤小豆　白矾　皂角　郁金

中风在经络，口眼歪斜，偏枯偏废者，宜大秦艽汤。

秦艽　白术　茯苓　熟地　白芍　川芎　当归　生地　石膏　羌活　独活　白芷　细辛　黄芩　防风　甘草

---

① 伦：原作"论"，据文义改。
② 涌：原作"通"，据文义改。

中风在经络，八风五痹，风湿热淫，营卫不通，宜小续命汤。

麻黄　桂枝　杏仁　芍药　人参　当归　川芎　防风　防己　黄芩　附片　石膏　知母　甘草

中风经络空虚，偏废瘫软，语謇舌软，神浊舌强，此卫虚，宜黄芪五物汤。

黄芪　芍药　桂枝　当归　牛膝　虎骨　附子　木瓜
姜枣引。

中风在腑，昏冒闭满气实，二便阻隔，腹胀①者，用三化汤。

枳实　厚朴　生军　羌活

中风在脏，唇缓涎出，不语，不知人，偏废，重用参附汤以救其阳，十全四五，恐防五脱。

中风血脉，四肢不收，无痛痹偏枯，其言不变，志不乱者，宜地黄饮子以活血脉。

地黄饮子

熟地　黄芪　桂枝　附子　苁蓉　巴戟　远志　山萸　石斛　麦冬　五味　薄荷　石菖蒲　茯苓

中风之症，若无六经形症，或肢体麻木，或偏枯不仁，乃血气有亏，内风发现，当培元气，所谓急则治其标，缓则培其本也。

偏枯在左，脉缓大，是血不荣筋，内风袭络，宜归身首乌丸。

归身　何首乌　枸杞　怀牛膝　明天麻　三角胡麻　黄菊　川石斛　黑豆皮

用梨、藕、莱菔三汁熬膏加蜜为丸，早服两钱。

右肢偏痿，舌本络强，言语謇涩，神惯如寐，脉细，为脏

---

① 胀：原作"肠"，据文义改。

阴亏，营液耗，先用复脉汤以复脉气，后症再以参芪汤治之。

复脉汤

人参　麦冬　天冬　五味　茯苓　生地

参芪汤

人参　黄芪　白术　广皮　归身　天麻　南枣　煨姜
炙草

冬加附子。

年老神呆，遗尿，乃下虚不纳，议与潜阳，宜龟地汤。

龟板　熟地皮　淡苁蓉　虎胫骨　怀牛膝　炒枸杞　黄柏

中络舌暗不言，痛自足起，渐上麻木，腹胀，已属痼疾，
宜益气养血络。

养荣汤

人参　白术　茯苓　枸杞　当归　白芍　天麻　桑叶

男子偏右，麻木日久，口眼歪斜，乃虚风内动，宜以固卫
气，用参芪汤。方见前。

痹中经年，眩晕汗出。阳气有升无降，内风发动。夜不寐，
是卫阳不交营阴，为沉痼①之症，宜芪桂汤。

生芪　桂枝　熟附　远志炒　龙骨煅　牡蛎粉
姜枣引。

水亏风动，舌强肢麻，中络之象，当补下复上。

地黄苁蓉丸

熟地　淡苁蓉　杞子　牛膝　远志　五味　羚羊角　茯苓
麦冬　石菖蒲

炼蜜为丸。

---

① 痼：原作"涸"，据《临证指南医案》卷一改。

肝风内动，眩晕跌仆，左肢偏痿，舌络未和，呼吸不爽，痰火上壅，根本下衰，先宜清上痰火。

加味二陈汤

橘红　半夏　茯苓　桂枝　羚羊角　郁金　竹沥　姜汁

痰火，脉左数，右弦缓，形盛气衰，内风目炽，左肢麻木不仁，舌歪言謇，宜清痰火。

星橘二陈汤

陈胆星　陈橘红　羚羊角　丹皮　连翘　石菖蒲　川斛　钩藤

四肢不举，其脉缓大而有力者，土太过，宜平胃五苓散主之；脉细无力者，土不及，补中益气主之；若身体痛者，为挟湿热，宜当归拈痛汤。

当归　人参　白术　苍术　茯苓　猪苓　羌活　防风　升麻　葛根　知母　茵陈　苦参　甘草

善饥多食，风木太过，凌虚中州，法当泻肝安脾，则复其常，宜加味四君汤。

人参　白术　茯苓　甘草　青皮　芍药　柴胡　山栀

凡人大指、次指麻木不仁，三年之内必患中风，须预防之，以十全大补常服，至指无麻木为止。

中风针灸穴

风池　百会　曲池　合谷　肩髃　风市　绝骨　足三里　环跳　气海　关元

虚　劳

虚劳者，气血皆虚，五劳七伤之为病，五心烦热，遗精漏下，形容削瘦，膝酸骨痿，疾行则喘，手足逆冷，腹满溏泄，咳嗽吐血，虫瘵传尸，皆劳症也。

五劳者，五脏受伤。心劳而为虚汗，怔忡；肝劳而为痛痹拘挛，形冷悲哀；肺劳而为气急喘嗽，动作伤形，思虑伤意，脾劳而为食少多痰，形羸神倦；肾劳纵情房事①而为骨蒸遗泄，故劳者必因虚也，重在脾肾二经为根本之源。若脾肾能复，则生生之益，各经皆复矣，故当先治脾肾，方可收效。

七伤者，七情所伤，食伤、忧伤、欲伤、房伤、饥伤、劳伤、气伤也。蓄血在内，结气在中，阴虚发热，阳虚汗出，虚劳既甚，百病丛生，故有形瘦骨蒸、咳嗽吐血、遗精经闭等症，当从气血先治，方可收效。

《脉诀》云：劳倦内伤，脾脉虚弱，汗出脉躁，死症可查。

骨蒸者，发热也，心热在肌肉之上，重按之则不热，日中尤甚，其症心烦热痛，掌中热，舌破消渴，心胸间汗，此因肾水有亏，不能制火，虚火上炎而为心热。法当壮水以退骨蒸，宜清骨饮去胡连，加苁蓉、牡蛎、阿胶。

肝热者，按至肌肉以下，着于筋骨之间，寅卯时尤甚，多怒多惊，头晕耳聋，烦肿面青，目痛胁痛，筋痿不起，小腹痛，呕逆作酸，睾疝，目眩，善痿，此因木郁以致肝阴有亏，宜开郁振肝和血，宜逍遥散加鳖甲、牡蛎、地骨、青蒿。

肺热者，轻手即得，略重则无，日西尤甚，其症喘咳善嚏，善悲，缺盆、胸中、肩背痛，脐右胀痛，小便频数，皮肤痛及麻木，此因肺气不能宣达，宜复脉汤加桂枝、广皮、黄芪、百合、紫菀。

脾热者，不轻不重，肌肉之间，遇夜尤甚，其症怠惰嗜卧，四肢不收，泄泻便涩，面黄舌强，口甘吐逆，不食，善寐善饥，

---

① 事：原作"室"，据文义改。

腹胀脐痛，肠鸣肉痛足肿，此因脾土衰败，宜用助火生土，用四君加益智仁、覆盆子、巴戟天、破故纸、胡桃肉。

肾热者，按至骨乃热，亥子时尤甚，其症腰膝脊痛，耳鸣，泄泻遗精，二便不调，骨痿不起，目昏面黑，口干咳嗽，饥不欲食，腹、大胫肿，臀痛，阴下湿痒，手指青黑，嗜卧，四肢不收，此阴因虚命门火衰，宜虎潜丸加鹿茸、紫石英以理奇经。

以上五脏发热，若久不愈，女子不月，传为风消，下为痿厥，男子传为睾索颓疝，在上咳嗽隔塞，下为脱泄，皆死症。

咳嗽，五脏受病；久嗽不止，则传于六腑；若咽痛失音，此乃下传上也；不嗽不痛，溺浊脱精，乃上传下也，皆为不治之症。虚劳咳嗽者，有肺劳虚损而为虚嗽，有命门火衰肾水泛痰咳嗽，有脾土衰败不能盛湿而为咳嗽，皆因虚劳而致有诸嗽，其余心肝二经，虽有咳嗽而不因虚劳，故不多赘，当于咳嗽专门推求。

至于吐血，形症繁多，另有专门。

女子不月，传为风消，应于妇科经闭门推求；男子传为睾索、颓疝、遗精等症，亦有专门，均应兼参，分别治之可也。

肺劳虚损而嗽者，面多色白，喘急，右胁胀闷，是火克于金，宜补肺散加沙参、枇杷叶。甚者宜复脉汤去桂枝，加杏仁、白及。

命门火衰，肾水泛痰咳嗽，其声空，痰少色黑，腰背痛，形瘦面黑，是督任损伤，宜补命门兼理奇经，以斑龙丸、龟板、鳖甲。

脾土衰败不能盛湿而为咳嗽者，形瘦神倦不食，咳不已，宜加减归脾汤。

虚劳，女子经闭，先宜疏通血脉，以逍遥散加减用；男子遗精，先宜清心止遗，以莲子清心饮加减用。

清骨饮 心热骨蒸

银胡　鳖甲　青蒿　地骨皮　知母　秦艽　胡连　甘草

藕节引。

加味逍遥散_{肝热}

当归　白芍　银胡　茯苓　白术　甘草　鳖甲　牡蛎　地骨皮　青蒿

加味复脉汤_{肺热}

人参　天冬　麦冬　茯苓　五味　广皮　桂枝　黄芪　百合　紫菀　甘草

加味四君汤_{脾伤，温补}

人参　白术　茯苓　炙草　益智仁　覆盆子　巴戟　破故纸　胡桃肉　元眼肉

加味虎潜汤_{肾伤}

熟地　虎胫骨　龟板　黄柏　知母　锁阳　当归　牛膝白芍　陈皮　鹿茸　紫石英　羊胶

加味补肺散

人参　麦冬　阿胶　马兜铃　牛蒡子　杏仁　沙参　甘草枇杷叶

糯米引。

加味斑龙丸_{肾咳}

鹿角霜　鹿角胶　鹿茸　柏子仁　菟丝子　补骨脂　核桃仁　车前子　枸杞子　泽泻

加味归脾汤_{脾咳}

人参　焦白术　黄芪　归身　茯苓　建莲肉　芡实　苡仁五味　木香_煨

加味清心饮_{遗精}

石莲子　生地　人参　麦冬　茯神　石菖蒲　知母　泽泻龙骨　牡蛎　木通

虚劳者，病之深重也。若形体衰甚，气脉难复，则为不治；若形体未衰，气脉可复，当按前法，分别脏腑，详细推求，更须分别次第，先宜退热，次以止嗽，再调气血。女子经闭，先宜疏通；男子遗精，清心止遗，然后分脏腑，理脾滋肾，调肝补气，一有不应或愈后复反，则不治。今观叶氏医案，虚劳用法最详，如烦劳伤气者，用治上治中；如纵欲伤精者，当治下而兼八脉，又须知填补精血精气之分，益火滋阴之异①，或静摄任阴，温理奇阳，或因他症失调②，蔓延而致者，当认明原委，随其机势而调之。以体质阴阳为要领，以先天后天为生死断决③。

虚劳诸症

阴虚；阴虚阳浮；阳虚；阳虚奇脉兼病；阴阳并虚；上损及胃；下损及中；脾肾兼虚；胃虚呕泄；阴虚阳浮；兼胃阴虚；营虚；劳伤心脾；中虚；肾虚不纳；气血滞，升降阻；肝肾冲任皆虚；劳力伤脾胃；劳力伤经脉。

阴虚④

少年精气未旺，致奇经网维失护，当以血肉充养。

牛、羊、猪骨髓　枸杞　茯苓　当归　湖莲子　芡实

督脉损伤，宜六味加麋角胶、秋石、川石斛膏摄阴，佐以益气，合补三阴之脏。

人参　熟地　炒枸杞　五味　牛膝炭　建莲　山药　芡实

交夏潮热口渴，肌肤甲错，此属阴虚骨蒸。

生鳖甲　银胡　青蒿　黄芩　知母　丹皮

---

① 异：原作"益"，据《临证指南医案》卷一改。
② 调：原作"词"，据《临证指南医案》卷一改。
③ 决：原作"诀"，据文义改。
④ 虚：原作"症"，据文义改。

女子天癸未至，入暮寒热，此先天真阴不足，为损怯延挨之病，腹胀减食，治在太阴厥阴。

熟白术　生厚朴　当归　丹皮　黄芩　生鳖甲

此一通一补之法，白术补太阴，厚朴通阳明，当归补厥阴，丹皮泄少阳，黄芩清气分热，鳖甲滋血分之热也。

脉尺垂少藏，唾痰灰黑，阴水内亏，阳火内乘，皆损怯之萌①，可冀胃旺加餐，病可却矣。

熟地　天冬　茯神　远志　山药　建莲　芡实　秋石　猪脊髓丸

阴虚阳浮

遗浊已久，肾阴为亏，消烁，龙雷不肯潜伏，于冬令收藏之候，反升清空之所，肺伤为痹，凡嗔怒诵读，皆是动阳助热，宜益水源之弱，制火炎之炽，早用六味减丹、泽，加阿胶、秋石、龟胶、牡蛎、湖莲肉，入下潜阳，滋补涩固，卧时服补心丹，宣神解热，俾上下得交，经年可成。

又脉数入尺，寒中，此阴精未充，阳失潜藏，汗出吸短，龙相内灼，肺受熏蒸，嚏涕交作，兼之胃弱少谷，精浊下注，溺管痛，肝阳吸其肾阴，善怒多郁，宜有情之属以填精。

牛骨髓　羊骨髓　猪脊髓　麋角胶　熟地　人参　萸肉　五味　芡实　湖莲　山药　茯神　金樱粉

胶髓为丸。

脉细右空，色夺神夭声嘶，乃精伤于下，气不摄固，咳汗营怯，宜大造丸。

紫河车　龟板　人参　熟地　天冬　麦冬　黄柏　牛膝

---

① 萌：原作"盟"，据《临证指南医案》卷一改。

杜仲

厥阴上冲，心痛振摇，消渴齿血，都是下焦精损，质重味厚，填补空隙，可冀其效。

熟地　五味　茯神　建莲　芡实　山药　人乳粉　秋石

精羊①肉胶为丸。

肝厥，用咸味入阴，水生木体，是虚治法，夏令大气主泄，因劳病发，必以静养，阴阳自交，宜介类潜阳，佐酸味以敛之。

熟地　山萸　柏子霜　五味　锁阳　淡菜胶　海参胶　阿胶　龟板胶　茯苓　湖莲　芡实　青盐

阴精下损，虚火上炎，脊腰髀酸②痛，髓空，督带诸脉不用，法当填髓充液。

熟地　枸杞　鱼胶　五味　茯神　山药　湖莲　芡实

金樱膏丸。

喉痹目珠痛，吸气短促，曾咯血遗精，皆阴不内守，孤阳上越诸窍，当填下和阳。

熟地　枸杞炭　旱莲草　菊花炭　女贞子　茯苓

有形血液从破伤而损，神气无以拥护，阳微畏寒，奇脉少精乏气，行步欹斜，健忘，精气内夺，宜补阳法。

人参　鹿茸　归身　炒杞子　茯苓　沙苑

阳　虚

少年形神憔③悴，身体前后牵掣不舒，此奇经脉海乏气，少阴肾病，宜补。

淡苁蓉　甘枸子　当归　牛膝　沙苑　茯苓

---

① 羊：原作"半"，据《临证指南医案》卷一改。
② 髀酸：原作"脾痠"，据《临证指南医案》卷一改。
③ 憔：原作"樵"，据文义改。

阴阳二气不振，夏令里虚，藏聚未固，必加烦倦，热则伤气，当以益气为主，通摄下焦，用青囊斑龙丸。

鹿茸　鹿角胶　鹿角霜　赤茯苓　熟地　补骨脂　苁蓉
五味子

晚服归脾汤，去木香加枸杞。

女科必论调经，妇人必究孕育，若久不得胎，病在至阴之脏，延及奇经八脉，肛疡久漏，都是下损。

人参　鹿茸　紫石英　当归　茯苓　补骨脂
枣艾汤为丸。

阳虚奇脉兼病

辛温咸润乃柔剂，虚劳伤肾，八脉废弛，宜升阳法。

鹿茸　苁蓉　归身　枸杞　柏子仁　菟丝子　杜仲　沙苑

先天禀弱，幼年损怯，遇劳而发寒热，即内阳维脉衰，不司护卫，下部无力，宜调八脉。

鹿茸　枸杞　归身　巴戟　沙苑　茯苓　茴香
羊肉胶丸。

阴阳并虚①

冲②气贯胁上咽，形体日渐枯槁，此劳伤肝肾③而成损怯。由乎精气不生，厥气上逆，宜通阳④摄阴。

苁蓉　熟地　五味　杞子　柏子霜　茯苓　桑椹子　砂仁
青盐

羊肉胶丸。

---

① 阴阳并虚：原作"阴症病虚"，据《临证指南医案》卷一改。
② 冲：原作"卫"，据《临证指南医案》卷一改。
③ 肝肾：原作"脾"，据《临证指南医案》卷一改。
④ 阳：原脱，据《临证指南医案》卷一补。

肝肾损伤，八脉无气，未老衰惫，宜通阳守阴之法。

淡苁蓉　熟地炭　鹿角霜　五味子　柏子仁　茯苓

摇精惊恐，肝①肾藏阴大泄，阳不附和，百脉之气损伤，非血肉有情难以归复。

熟地　枸杞　当归　五味　远志　龟板　鹿鞭　羊肉胶

脉虚细，夜热晨寒，烦倦口渴，汗出，脏液已亏，用仲景甘药之法滋阴复脉。

炙草　人参　阿胶　火麻仁　生地　麦冬　桂枝　白芍
五味子　饴糖

脏阴已亏，八脉无力，脘中微痛，脐中动气，决非滋腻凉药可服，宜大建中温养真元，壮其奇脉，为通纳②方法。

人参　生於术　茯苓　炙草　熟地　归身　白芍　淡苁蓉
枸杞　肉桂　五味

炼蜜为丸。

上损及胃

妇人背寒心热，胃弱少餐，经期仍至，此属上损。

生地　茯神　炒麦冬　生扁豆　甘草

下损及中

脉细属脏阴之损，畏寒怯冷，少年阳气未充，夏令暴泻，是时令湿热，未必遽然虚损，若令谷减形瘦，步履喘息，劳怯显然，当理脾肾。早服八味丸，晚服异功散。

入夏发泄，主令下损，以及中焦，减谷形衰，阴伤及阳，畏冷，恐防泄泻，必需胃药，晚服参术膏，早服封固佐升阳。

---

① 肝：原作"奸"，据文义改。
② 纳：原作"细"，据《临证指南医案》卷一改。

医法青篇

鹿茸　鹿角霜　熟地　生菟丝　人参　茯苓　韭子　补骨脂　枸杞子　柏子霜

炼蜜为丸。

脾肾兼虚

劳怯形色夺，消减少食，便滑兼痰，喉痛，病人述心事操持，病加显然，宜补脾肾。

人参　坎炁　茯苓　黑建莲　五味　芡实

山药汁丸。

胃虚呕泄

劳损加以烦劳，肉消形脱，潮热不息，胃倒泄泻，卫气上攻则呕。

人参　诃子　赤石脂　蒸乌梅　广皮　炒粳米

阴虚阳浮兼胃阴虚

冲年①久坐诵读，五志之阳多升。咽干内热，真阴未能自旺于本宫。诊脉寸口动数，怕有见红之虑，以甘寒缓热为稳②，不致胃枯耳。

生地　天冬　女贞　茯神　炙草　糯稻根须

营　虚

诵读身静心动，最易耗气损营，心脾偏多，不时神烦心悸，头眩脘闷，故有调养灌溉营阴，俾阳不升越，恐扰动络血耳。

淮小麦　南枣　炒白芍　柏子仁　茯神　炙草

脉③弦，胁痛引及背部，食减，此属营损传劳。

① 冲年：童年。
② 稳：原作"隐"，据《临证指南医案》卷一改。
③ 脉：原作"肺"，据《临证指南医案》卷一改。

桂枝　白芍生　炙草①　归身　茯神　生牡蛎　南枣　煨姜

劳伤心脾

脉左甚倍右，君相上亢莫制，因操持劳思所伤，宜静养。

生地　元参　天冬　丹参　茯神　鲜莲肉

中　虚

神伤精败，心肾不交，损当治中，用参术膏米饮。

肾虚不纳

中年衰颓，身动喘，脉细无神，食减过半，乃下元不主纳气，五液蒸变，枯涩，未老先衰，即是劳症。

人参　坎炁　胡桃　炒菟丝　茯苓　五味　砂仁

山药汁丸。

气血滞，升降阻

劳伤，气分痹阻，则上焦清空诸窍不利，初病在气，久病入血，身痛、目黄、食减，当两和气血。

旋覆花　细辛　前胡　荆芥　紫苏　杏仁　赤芍　炙草

桃仁　归须　菱皮

肝肾冲任皆虚

妇人失血，咳嗽，暮热不止，经水仍来下孕，乃肝②肾任冲皆损，二气不交，为劳，治以摄固。

河车胶　黄柏　熟地　淡苁蓉　五味　茯神

蜜丸。

劳力伤脾胃

劳力阳伤，延久及中，状如反胃，交会失序，遂有寒热，

---

① 草：原脱，据《临证指南医案》卷一补。
② 肝：原作"奸"，据文义改。

脱力损伤脾胃，牛①属坤土，宜霞天膏。即牛肉熬膏。

劳动伤经脉

奔走之劳，最伤阳气，能食，不充肌肤，四肢寒冷，乃经脉之气不能贯串于四末，宜通经络。

苁蓉　当归　杞子　茯苓　川芎　沙苑　黄鳝一条

为丸。

久虚不复，谓之损，损极不复谓之劳，此虚、劳、损三者相继而成也。参其致病之由，原非一种。考仲景之法，以建中为要，东垣、丹溪每以参、术重用；景岳以命门阴分不足，是为阴中之阴虚，以左归丸为主；命门阳分不足者为阴中之阳虚，以右归丸为主。叶案用三才、固本、天真、大造、桂枝龙骨牡蛎、复脉等汤，以及固摄诸方，平补三阴兼治五脏一切之虚，而大开后人聋愦，可为损症之一助也。

虫瘵传尸劳

传尸者，鬼作祟而为虫也。凡人元气虚衰，或因吊丧问病登塚入庙，邪祟乘虚凭依为患，渐至生虫，食人脏腑，神气昏闷，无处不痛，脉则左右不齐，乍大乍小，乍疏乍数，五日一退，如蚕之眠，病则乍静，治之候其退时。上旬虫头向上，治之有功。虫在人身，先食人脂膏，虫色白，肺受侵伤，皮聚发落；七十日后，食人血肉，虫色黄赤；一百二十日后，食人精髓，虫身生毛五彩，传之三人，即能自飞，出入自如，隐现莫测，虽有良法，莫能治矣。经云：六十日治，得十之七八；九十日治，得十之三四；百日后，不可治也，惟当搜逐为后除害

---

① 牛：原作"半"，据《临证指南医案》卷一改。

耳。传尸之症，沉沉默默，无一而可，渐就羸困，至于死亡，又传旁人，乃至灭门，又传他姓，惨毒之祸，闻者骇心。辨验之法，用乳香焚熏病人之手，令其仰掌，以帛覆之，熏至良久，手皆生毛，长至寸许，白黄可治，红难治，青黑者死，若熏之无毛者，非传尸也。又法用烧安息香，令烟出，与病人吸之，嗽不止者，乃传尸，若不嗽非传尸，嗽不甚亦非也。

驱虫方

用室女顶门活发，洗去油垢，一两，纸燃烧存性，川芎、当归各五钱，木香、桃仁各三钱，安息香、雄黄各一钱，全蝎二枚，大黑鱼头一枚（醋炙），共为末，分作四服。每服以井水一大碗，于净室中煎至七分，入降香末五分，烧北斗符入药，月初旬五更空服，向北仰天咒曰：瘵神瘵神，害我生人，吾奉帝敕，服药保身，急急如律令。咒五遍，面北服药毕，东面吸生气入口腹中，烧降香置床下，午时又如前服药念咒。

用黄纸一方，新笔净水研朱砂，书符式，此符书时亦须念前咒，候焚烧入药中，面北念咒，服之。

上依法服之，盖取汗，汗中有细虫以软帛拭之，即用火焚其绢。如大便，用净桶盛之，急取出虫，烈火煅成灰，收入碓①内，以雄黄末盖上，再用瓦灯盏合口，铁线扎定，泥封固，埋于远避，绝无人行之处，深三尺为度。

瘵虫为患，最易传染，须谨七情、六气、酒食，虫不得而染。若纵欲恣情，精血内耗，虫即外入。勿进瘵疾之家，及衣服、器物、饮食皆能染触，或有妇病思男，男病思妇，一见其

---

① 碓（duì 对）：舂米用具。用柱子架起一根木杠，杠的一端装一块圆形的石头，用脚连续踩踏另一端，石头就连续起落，以去掉下面石臼中糙米的皮。简单的碓只有一个石臼，用杵捣米。

面，随即染伤，不可不知也。

祛邪伐恶

安息　阿魏　苏合　沉香　冰片　麝香　朱砂　犀角　雄黄　苍术　大黄

以上各药皆能祛邪伐恶，或遇瘵疾之家系属至亲，或系医人，不得已而往者，须将前药佩于身中，或为丸药，朱砂为衣，龙元①大，衔入口中，勿饮瘵家茶酒，即出远，取出丸药，用清水漱口吐之。或仓卒之间不及配造丸药，即用大黄、苍术切片入口，亦可阿魏更佳②。或遇瘟疫时毒，均当依此法避之，或将大黄为末，拌入烟内，不住熏之，亦可避恶。

吐　血

失血一症，名目不一。兹就上行而吐者言之，三因之来路宜详也。若夫外因起见，阳邪为多，盖犯是症者，阴分先虚，易受天之风热，燥火至阴邪为患，不过二十中之一二耳，其治法总以手三阴（心、肺、心包）为要领，究其病在心营肺卫如何。

若夫内因起见，不出乎嗔怒郁勃之激伤肝脏营形，若志而耗损心脾，及纵欲以贼肾脏之真阴真阳也。又当以足三阴（肝、脾、肾）为要领，再审其乘侮制化如何。

若夫不内不外因者，为饮食之偏好、努力及坠堕之伤，治分脏腑经络之异。要知外因而起者，必有感候；先里因而起者，必有内症可据，此三因根蒂，用药切勿混乱。大凡理肺卫者，

---

① 龙元：亦称龙圆、龙洋，指清末开始所铸银元，因中央有蟠龙纹，故称。

② 佳：原作"住"，据文义改。

用甘凉肃降，如沙参、麦冬、桑叶、花粉、玉竹、川斛等类；治心营者，以轻清滋养，如生地、元参、丹参、连翘、竹叶、骨皮等类。此法为宗，随其时令而加减。若风淫津涸，加以甘寒，如芦根、蔗汁、薄荷、羚羊之品。若温淫火壮，参入苦寒，如山栀、黄芩、杏仁、石膏之品。若暑①逼气分，佐滑②石、鲜荷叶之开解；在营，与银花、犀角之清芳。秋令选纯甘以清燥，冬令益清补以助藏。凡此为外因之大略。

所云阴邪为患，难以并言也，旧有麻黄人参芍药汤，又有桂枝加减法。至于内阴伤损，其法更紧。若嗔怒而动及肝血，随气逆者，用缪氏气为血帅法，如郁金、桑叶、丹皮、降香、川贝之类也。

若郁勃日久而伤及肝阴，木火内燃阳络者，用柔肝育阴法，如阿胶、鸡黄、生地、麦冬、白芍、甘草之类。

若劳烦不息而偏损心脾，气不摄血者，用温培固法，如保元汤、归脾汤之类。

若纵欲而竭其肾真，或阳亢阴胜，或阴伤阳越者，有从阴从阳法，如青铅六味、肉桂七味，并加童便。

若精竭海空，气泛血涌者，用急固真元、大补精血法，如人参、枸杞、五味、熟地、河车、紫石英之类。

凡此为内因之略，至于不内不外之因，亦非不种如叶案中云：烟辛泄肺，酒热伤胃，皆能助火动血，有治上中之法，如苇茎汤、甘露饮、茅根、藕汁等剂，在人认定而用之可也。

坠堕之伤，由血瘀而泛，大抵先宜导③下，后宜通补。若

---

① 暑：原脱，据《临证指南医案》卷二补。
② 滑：原作"骨"，据《临证指南医案》卷二改。
③ 导：原作"道"，据《临证指南医案》卷二改。

努力为患，属劳伤之根，阳动则络松血溢，法与虚损有间，滋阴补气，最忌凝涩，如当归建中汤、旋覆花汤、虎潜丸、金刚四斤丸，取其有循经入络之能也。

凡此为不内外因之大略，但血之主司者，如心、肝、脾三脏；血之所生化者，莫如阳明胃腑，可见胃为血症之要道。若胃有不和，当先治胃也。《仁斋直指》云：一切血症，经久不愈，每以胃药收功，想大黄黄连泻心汤、犀角地黄汤、理中汤、异功散，虽补泻寒温不同，确不离此者。

叶案发明，胃方独多。有薄味调养胃阴者，如《金匮》麦冬汤及沙参①、扁豆、茯神、石斛之类。有甘温，建中汤及四君子加减之类。有滋阴而不碍胃，甘②守津还者，如复脉汤加减。其余如补土生金法、镇肝益胃法、宁神理胃法③、肾胃相关法，无分症之前后，一遇胃不加餐、不饥难运诸候，每从此义见长，源源生化不息，何患乎病之不易医也。

《脉诀》云：失血诸症脉必现芤，缓小可喜数大甚忧；蓄血在中牢大却宜，沉涩而微速愈者希。

分治方法

寒邪；风温；冬温；湿热；寒热郁伤肺；上焦气分蓄热；木火升逆，扰动阳络；暑热郁肺阻窍；暑热；阴虚；阴虚阳升；阴虚肝风动；阴阳并虚；阴中阳虚；脾④胃兼虚；肾胃兼虚；劳伤，中气虚；胃阳虚，卫疏；劳心过度，阳升；心营热；胃

---

① 沙参：原作"参沙"，据《临证指南医案》卷二乙正。

② 甘：原作"十"，据《临证指南医案》卷二改。

③ 宁神理胃法：此后原衍"肾胃法"三字，据《临证指南医案》卷二删。

④ 脾：原作"肾"，据文义改。

虚气逆；血络痹阻；劳力伤络。

寒　邪

形寒暮热，咳嗽震动，头、脘中、胁骨皆痛。先经嗽红，体气先虚，此时序冷热不匀，夹带寒邪致病，得寸口独大。宜清解上焦，大忌温散之剂。

桑叶　苏梗　杏仁　象贝　玉竹　大沙①参

风　温

风温上受吐血。

桑叶　薄荷　杏仁　连翘　石膏　甘草

冬　温

右脉大，咽喉痒呛，头中微胀，此冬温内侵，阳气不伏，络热血得外溢，当调其复邪。

桑叶　山栀皮　连翘　沙参　象贝　牛蒡子

温　热

温邪上郁清空，目赤头胀，咳呛见红，此属客病，不必为内损法。

连翘　黑山栀　草决明　桑叶　薄荷梗　荷叶边　苦丁茶花粉

用急火煎。

寒热郁伤肺

脉涩，咳嗽，痰血，不时寒热，此邪阻肺卫所致，宜苇茎汤加杏仁、通草。

苇茎　苡仁　桃仁　瓜瓣

---

① 沙：原作"炒"，据《临证指南医案》卷二改。

上焦气分蓄热

肛疡溃脓难愈，阴气已经走泄，时值阳气弛张发泄。今加咳嗽，吐血，痰多，胃纳减食，脉数促，喘逆，脘闷，姑清肃上焦气分①。

苏子　杏仁　香豉　黑山栀　郁金　蒌皮　降香　桔梗　川贝　兜铃

木火升逆，扰动阳络

咳逆自左而上，血亦随之，先以少阳胆络法治。

生地　丹皮　泽兰　茯苓　降香炭　荷叶汁

耳昏蒙甚于午前，此属少阳郁勃之升，呕恶痰血，多是络热，治以开泄，莫投滋腻。

桑叶　丹皮　黑山栀　连翘　菊叶　蒌皮　川贝　橘红　郁金

暑热郁肺阻窍

积瘀在络，动络血，逆热犯肺，血涌清空之所，诸窍痹塞，肺气郁蒸，脂液自下，仍以气分轻扬内通法。

连翘　牛蒡子　通草　桑叶　荷叶边　青菊叶

临服入生石膏末，煎一沸。

暑热夏热失血

扁豆　茯苓　参三七　茜草

阴虚血止，脉左大

天冬　生地　人参　茯神　炙草　生白芍　女贞　旱莲草

劳力血复来，卫气咳逆，当用摄纳为要。

熟地　参三七　淡菜　牛膝炭　川斛　茯神

---

① 分：原脱，据《临证指南医案》卷二补。

沉着浓厚，肝肾之血。

熟地炭　炒枸杞　炒归身　牛膝炭　茯神　青铅　砂仁末

阴虚阳升

日来寒暄不匀，烦劳阳升，咳呛震动，络血上沸，诊脉左数，五心热，知饥纳谷，宜育阴和阳法。

生地　阿胶　天冬　麦冬　茯神　川斛　炒牛膝　青铅童便

心肾精血不安，风火阳气炽，失血眩晕，心悸溺精，若过用心劳，恐难复元。

熟地　萸肉　山药　茯苓　芡实　远志　建莲　五味　海参胶

形色充伟，脉长关抟，冬季衄血痰血，交夏不病，盖夏日藏阴，冬日藏阳，阳不潜伏，升则血溢，降则遗精，乃禀阳体而性情喜动之累耳。

生地　熟地　天冬　麦冬　龟甲心　秋石　龙骨　远志

脉数咳血，曾咯腥①痰，若作肺痈。体质木火，因劳阳升逼肺，肺热②不能生水，阴愈亏而阳愈炽，故由阳而出也，当金水同治为主。

熟地　生地　天冬　麦冬　茯神　龟板　海参胶　淡菜胶川斛胶　女贞子　北沙参　旱莲草

向有失血，是真阴不旺，夏至阴生，伏天阳越于表，阴伏于里，冲突逆气，血如涌泉，任脉失职，肾精肝血不守，腰痛足胫畏冷，精夺下损现症。

---

① 腥：原作"湿"，据《临证指南医案》卷二改。
② 热：原作"熟"，据《临证指南医案》卷二改。

人参　熟地　河车膏　茯苓　炒黑栀　北五味　沙苑　紫石英

阴虚肝风动

先有胁痹，已属络伤，今夏四月，阳气升发，络中血沸，上溢阴分，热蒸下午乃甚，喉痹而呛，心中糟杂，是肝风内震。

生地　阿胶　丹参　盐炒牛膝　女贞　川斛　郁金　童便

阴阳并虚

早咳逆，自下焦上冲，欲呕之象，左胁呼吸牵引震动，四肢寒冷，入暮心腹热灼，舌上干辣，阳虚外寒，阴虚内热，阳属肺气，主乎外卫，阴属脏真，主乎内营，由络血大去，新血未充，谷卫精萃，上得四布，宜固中焦营卫，用养营汤。

人参　茯苓　白术　炙草　白芍　熟地　肉桂　五味　陈皮

加姜枣煎，早服。

人参　麦冬　茯苓　五味　炙草

午后服。

阴中阳虚

下虚，当春升之令，形软无力，嗽血后来，以甘温厚味养其阴中之阳。

枸杞　沙苑　归身　牛膝　巴戟　精牛肉

一阳初萌，血症即发，下焦真气久已失固，亡血后饮食渐减，咳嗽则脘中引痛，冲气上逆，乃下损及中，最难痊愈，宜进摄纳法。

人参　熟地　五味　茯神　川斛　紫衣胡桃　河车胶

脾肾①兼虚

向衰，夏令发泄，遇劳身中气泄，络血外溢，脏液少涵，遂痰咳不已，早进都气丸即六②味加五味子，晚服归脾汤。

人参　黄芪　远志　白术　归身　茯苓　菖蒲　枣仁　木香　龙眼肉　炙草

肾胃兼虚

上年冬失血，渐形减气弱，精血内损，不肯再复，延成劳怯，填养精血，务在有情，庶几不夺胃气。

人参　河车胶　熟地　五味　茯神　山药　芡实　黑壳莲肉

劳伤中气虚

冲年形瘦腹胀，食减便溏，自上秋失血，日加劳弱，脉左坚右涩，虽阴虚起见而中焦为急，此非小恙。

人参　茯苓　白术　炙草　白芍　广皮　厚朴

胃阳虚卫疏

频频伤风，卫阳已疏，而劳怒亦令阳伤失血，当理阳明，胃壮则肝不能犯。

人参　黄芪　炙草　煨姜　南枣

脉细促右空，大指甲灰枯，久嗽，入长夏见红，食减身痛，形容日瘁，是内损难复，宜养营法。

人参　炒白芍　归身　炙草　桂枝　广皮　煨姜　南枣

脉芤，汗出，失血，背痛，此属络虚。

枸杞　柏子仁　人参　炒归身　炒白芍　炙草　枣仁

---

① 肾：原作"胃"，据《临证指南医案》卷二改。
② 六：原作"五"，据文义改。

茯苓

失血半年，心悸忡，胁下痛，络脉空隙，营液损伤。

枸杞　柏子仁　枣仁　茯神　炙草　桂圆

先患失血，复遭惊骇，平素有遗泄，无形神气交伤，宜补精安神，静养心脾。

人参　当归　茯神　枣仁　远志　炙草　桂圆　龙齿　金箔

劳伤过度阳升

诊脉左平，尺中微动，右关前动数，夜不寐，尺带数，咳嗽有血，行动微喘促，缘烦心劳神，五志皆动，阳不潜伏，冲脉升动，络中之血未得宁静，随咳呛溢于上窍，用制水生金以制相火。

生扁豆　麦冬　川斛　阿胶　生地　白沙参

诊脉同前，心中怯冷，交四更咽喉中干，咳呛连声，血必盈口，论心营肺卫，皆在上焦，更宜敛心液，滋肺津。

炒枣仁　生地　天冬　炒麦冬　茯神　炒牛膝　茜草　参三七

临卧，服天王补心丹。

心营热

舌辣，失血，易饥。

生地　元参　连翘　竹叶心　丹参　郁金

胃虚气逆

胃虚，客气上逆为呃噫，痰带血星，咽中微痛，姑宜镇摄。

人参　熟地　五味　茯神　青铅　麦冬　川斛　远志炭

血络痹阻

水寒，外加惊恐内迫，阴疟三年，咳血未愈，血来紫块，其疟伤惊伤，必是肝络凝瘀，怒劳必发，勿与酒色伤损。

桃仁　鳖甲　桂枝　归须　大黄　茺蔚子

劳伤身动失血，胁有瘕聚，因咳甚血来，先宜降气。

苏子　苡仁　茯苓　黑栀　丹皮　降香　荆芥穗　牛膝炭

藕汁

怒力咳血，胸背悉痛，当用缪仲淳法。

苏子　降香汁　炒丹皮　苡仁　冬瓜心　炒桃仁　牛膝

川贝

肝逆失血

苏子　郁金　降香汁　炒丹皮　钩藤　赤芍　丹参　茯苓

糯米汤煎。

劳力伤

脉数上出，右胁上瘀痛，则痰血上溢，必因嗔怒、努力、劳烦，致络中气阻所致。

降香末　丹皮　茯苓　丹参　炒桃仁　野郁金　黑栀

橘红

妇人情志久郁，气逆痰喘咳血，都是五志阳升，况脘中有聚气，二年寡居，隐曲不伸，治在肝脾。

降香末　枇杷叶　瓜蒌　黑栀皮　苏子　郁金　片姜黄

茯苓　苡仁

咳　嗽

咳嗽一症，因五脏之气、六淫之邪相感而致也。有声无痰曰咳，有痰无声曰嗽，有痰有声曰咳嗽，虽形状不一，而总由胃浊脾湿归于肺之津液，肺不清而四布生痰，此咳嗽之大略也。此外又有内因外因，各经传受，或风寒湿热所触，形状纷纭，必须分辨明确，始能收效。

《脉诀》云：咳脉多浮，浮濡易治；沉伏而紧，死期将至。

《治法》云：初则宜清宜散，久则宜补宜敛。

寒伤卫阳，咳痰，宜加减桂枝汤以实其表。

桂枝　杏仁　苡仁　炙草　生姜　大枣

风邪阻于肺卫，咳嗽面浮①，宜辛散之。

杏仁　苏梗　桑皮　象贝　桔梗　苡仁

风郁，咳不止，宜消风热。

薄荷　前胡　杏仁　桔梗　橘红　桑皮　连翘　枳壳

风邪阻窍，烦劳卫疏，痰气交阻清窍，鼻塞音低，咳嗽，宜辛以散邪，微苦以降气。

杏仁　苏梗　辛夷　牛蒡　苡仁　橘红　桔梗　枳壳

风温发热，咳嗽，宜清温解热。

薄荷　连翘　杏仁　桑皮　地骨皮　木通　黄芩　炒楂肉

风温上受，咳嗽，失音，咽痛。

杏仁　薄荷　连翘　桔梗　甘草　射干

风温客胃，化热劫烁胃津，喉间燥痒，呛咳，用清养胃阴，是土旺生金意，宜《金匮》麦门冬汤。

门冬　人参　半夏　甘草　大枣　粳米

温邪外袭，咳嗽头胀，当清上焦。

杏仁　桑皮　桔梗　象贝　通草　芦根

咳嗽痰黄，咽喉不利，此温邪上侵，肺气不清故耳。

桑白皮　川贝　白沙参　杏仁　兜铃　枇杷叶

气分热炽，头胀，痰嗽，宜清气分之热。

① 面浮：《临证指南医案》卷二作"鼻塞"，义胜。

连翘　石膏　杏仁　郁金　薄荷　山栀

湿热温邪，阻遏肺气，呕咳，脘痞喘满，皆属于肺不明，口鼻受侵阻气，宜清中疏导。

鲜杷叶　杏仁　象贝　黑山栀　兜铃　马勃

秋暑燥气上受，先于肺，令人咳热，当清邪中上，宜以辛凉清润。

青竹叶　连翘　花粉　杏仁　象贝　六一散

暑风咳嗽，头胀口渴，此暑风袭于肺卫，宜清暑气。

杏仁　香薷　桔梗　桑皮　飞滑石　丝瓜叶

湿①必化热，熏蒸为嗽。气隧未清，纳谷不旺，宜清热渗湿，不致延损。

飞滑石　南花粉　象贝　苡仁　绿豆皮　通草

温痰阻气，寒热汗出，痰多咳嗽，二便不爽，胸脘不饥，脐左窒塞，宜导湿行痰理气。

杏仁　莱菔②子　白芥子　苏子　郁金　蒌皮　通草橘红

湿热痰火③，脉右弦大而缓，形瘦目黄，久嗽声嘶而浊。水谷气蕴之湿，再加时序之湿热，壅阻气分，咳不能已，有终身之累，宜清热渗湿。

芦根　马勃　苡仁　茯苓　川斛　通草

以上皆外因咳嗽，以下皆五脏内因，当分别之。

胆火犯肺，两寸脉大，咳甚，脘闷头胀，耳鼻窍闭，少阳郁热犯肺，肺燥喉痒，宜先解木火之郁。

---

① 湿：原作"温"，据《临证指南医案》卷二改。
② 菔：原作"栀"，据《临证指南医案》卷二改。
③ 火：原脱，据《临证指南医案》卷二补。

羚羊　连翘　栀皮　薄荷梗　苦丁茶　杏仁　蒌皮　菊花叶

肝犯肺胃，气左升，腹郁，呕吐涎沫黄水，吞酸，暴咳不已，是肝逆乘胃射肺，致坐不能卧，宜泻肝安胃丸。

乌梅　川椒　附子　桂枝　干姜　黄柏　黄连　川楝　广皮　青皮　白芍

大肠传肺咳嗽，脉弦右甚，午后潮热，便溏，畏风，以肠嗽治之。

生於术　茯苓　赤石脂　禹粮石　姜汁　大枣

肝风咳嗽已久，巅胀，喉痹，脘痞，显是厥阳肝风，宜镇补和阳熄风。

生牡蛎　阿胶　青黛　淡菜

心经咳者，心脉浮洪，心痛，喉中介介如梗，甚则咽肿喉痹，久则小肠屎气，宜黄连麦冬汤。

黄连　麦冬　连翘　栀仁　丹参　茯神　犀角磨汁　郁金

竹叶引。

肝经咳者，无痰空咳，肝脉浮弦，两胁痛，甚则不可转侧，转则两胁下满，久则传于胆则呕苦汁，宜加减逍遥散。

归身　白芍　白术　柴胡　茯苓　炙草　青皮　牡蛎　阿胶　山栀子

薄荷引。

脾经咳者，有黄痰，脾脉浮弦，右胁下痛，阴痛，引肩背痛，甚则不能转动，动则咳剧，久则胃则呕虫，宜加减平胃散。

苍术　厚朴　陈皮　半夏　枳壳　砂仁　片姜黄　莱菔子　白芥子　茯苓　楂肉　姜皮　炙草

肺咳者，咳而喘息有音，甚则唾血，久传大肠则遗屎，脉芤涩，宜补肺散。

阿胶　人参　麦冬　五味　兜铃　贝母　百合　紫菀
桑皮

芦根引。

肾经咳者，肾水泛痰，色黑，肾脉传指，短涩，腰背相引
而痛，甚则咳涎，久则传于膀胱而遗尿，传之三焦而面浮，宜
用柔阳①。

肉苁蓉　鹿角胶　归身　阿胶　龟板　鳖甲　补骨脂　核
桃肉　车前　泽泻

病后咳嗽，宜应梦饮。

人参蜜炙，一钱　核桃连衣，三分　干姜三分　大枣二分

---

① 传之三焦而面浮，宜用柔阳：原作"传之三焦而面用柔阳"，据文
义改。

卷之三

痰

痰之为症，情状变幻不一。古人不究其本，每以消痰之方论之，后人遵其法而治之，有不验者，称为怪病。不知痰乃病之标，非病之本也，善治者究其生痰之源，则不治痰而自无矣。细加详考，痰乃饮食所化，有因外感六气之邪，则脾肺升降之机失度，致饮食输化不清而生痰者；有因郁火，则气不舒，而蒸变者；有因多食甘腻、肥腥、茶酒而生痰者；有因本质脾虚，湿①浊凝滞而生痰者；又有肾水虚而泛痰者，此亦因土不制水，则肾中浊阴上逆，非肾中真有痰水上泛也；更有阴虚劳症、龙火上炎烁肺以致痰咳者，此痰乃津液所化，必不浓厚，若欲消之，不惟无益而反伤津液，愈治愈甚。其余一切痰症，初起皆浊湿而生，虽有风、火、燥痰之名，亦皆因气而化，非风、火、燥自能生痰也。其主治之法，惟痰与气一时壅闭咽喉者，不得不用豁痰降气之剂以开之，余皆当治其本，故古人有见痰休②治痰之论，此诚千古之明训。盖痰本饮食湿浊所化，人岂能禁绝饮食而欲消之？至于外邪者，邪散则痰清，如寒则温之，热痰则清之，湿痰则燥之，燥痰则润之，风痰则散之是也。若不相宜，必旋消旋生，有至死而痰仍未能清者，乃不知治本之故也。观叶案治法，有因郁因火者，必要开郁清火为君，以消痰佐之；有因湿因热者，则用燥湿清热佐以化痰之品；若因肝肾

---

① 湿：原作"温"，据文义改。
② 休：原作"体而"，据文义改。

虚而生痰者，则纯乎镇摄固补，此真知治痰之本者；若因寒因湿者，更当于痰饮门兼参而治之可也。

宿哮久矣不发，心悸震动，似乎懊侬之象心烦脘闷，此属痰火，宜通郁遏。

半夏　川连　石菖蒲　蛤粉　枳实　茯苓　郁金　橘红　竹沥

姜汁法丸。

痰火郁遏，气滞吸烟，上热助壅，是气滞热郁因痰，当清热理气。

川连　白术　枳实　厚朴　半夏　茯苓

姜汤为丸。

痰火风虚，眩晕，防仆跌。

天麻　半夏　橘红　茯苓　羚羊　钩藤　竹沥

老年痰火咳逆，痰有秽气。

芦根　苡仁　桃仁　丝瓜子　葶苈　大枣

下虚不纳，浊泛呕逆，痰秽气。

熟地炭　胡桃　炒杞子　炒牛藤　川斛　茯神

痰火上逆蒙窍，耳鸣头晕。

半夏　橘红　茯苓　甘草　天麻　钩藤　甘菊　羚羊　瓜蒌皮

脉弦长，五火燔燎而肝阳胃阳为痰，动怒抽掣，此为肝病，宜静养勿忿，薄味清里，药乃近理。

羚羊角　犀角　川连　郁金　山栀　北秦皮　牛黄　胆星　橘红　生石膏　金薄①

---

① 薄：通"箔"。

水法丸，竹叶灯心汤下。

右关脉弦滑，痰多，舌干微强，语言似謇①，盖因痰火上蒙，津液不得上承，高年颇虑风痱，宜上宣通，勿进刚燥腻滞之药。

半夏　金石斛　橘红　黑栀　茯苓　郁金　生草　石菖蒲　竹沥　姜汁

昏昏如寐，神愦如迷，痰热内闭，宜清痰利窍。

半夏　石菖蒲　桔梗　枳实　郁金　橘红　竹沥　姜汁

郁痰，肝木内风。

半夏　郁金　石菖蒲　明天麻　白蒺藜　橘红　茯苓　钩藤

湿热聚痰，脉沉弦，目黄，肢末易有疮疥，皆湿热痰盛，气隧不得流畅，法当苦辛清里通机，痰因火起，清热为最。

生茅术　黄柏　瓜蒌皮　山栀　莱菔子　川连　半夏　厚朴　橘红　竹沥

姜汁法丸。

病后厚味蒸痰。

风化硝　瓜蒌仁霜　枳实　生茯苓　山栀　郁金　姜炒竹沥

脉胀湿阻热痰。

半夏　茯苓　黑栀　橘红　制蒺藜　远志　降香

木火犯中，胃虚生痰，阳动内风，肝胆风火贯隔，痰多，经脉不利，宜清少阳郁热，使中宫自安。

半夏　陈皮　茯苓　金斛　桑叶　丹皮

左脉浮弦数，痰多，脘中不爽，烦则火升眩晕，静坐神安，且少阳阳明同治。

羚羊　连翘　广皮　炒夏曲　黑栀　香豉

痰火上盛，胃气少摄，朝用通下，暮服清肃上焦。

羚羊　半夏　茯苓　橘红　黑栀皮　郁金　苦丁茶

水丸，晚服。

熟地　淡苁蓉　杞子　五味　牛膝　茯苓　龟胶

蜜丸，早服。

色鲜明，属上有痰饮，盖上实则下虚，脉小不静弦滑，当清肺胃之热痰，益肾肝之精血。

燕窝胶　甜梨膏　人参　黄芪　麦冬　山药　茯苓　於术　黄节　鹿尾胶　羊内肾　苁蓉　故纸　青盐

肾虚痰多，食少体中微倦，由乎藏聚未固，当摄肾固真，乃治痰之本，方为有益。

熟地　茯苓　补骨脂　胡桃肉　杞子　五味　牛膝　远志　车前

炼蜜为丸。

痰　饮

《内经》只有积饮之说，并无痰饮之名。仲景始分痰饮，因有痰饮，而又分悬饮、溢饮、支饮之义，则立大小青龙、半夏、苓桂术甘、肾气等汤，以及内饮、外饮诸法，可谓阐发前贤，独超千古，与后人所立风痰、湿痰、热痰、酒痰、食痰之法迥异。总之，痰之发①作，必由元气亏乏及阴盛阳衰而起，以致

---

① 发：原作"之"，据文义改。

津液凝滞，不能输布，留于胸中，水之清者，悉变浊水，积阴则为饮，饮凝阳则为痰。若果真元充足，胃强脾健，则饮食不失其度，运行不停其机，何痰饮之有？故仲景云：痰饮者，当与温药和之。乃后人不知痰饮之义，妄用滚痰丸、茯苓丸消痰破气或填腻补等法，大伤脾胃，堆砌助浊，其于仲景治痰之法大相乖谬。然痰与饮，虽为同类，而实有阴阳之别。阳盛阴虚则水气凝而为痰，阴盛阳虚则水气溢而为饮，故王晋三依仲景之小半夏、茯苓及外台饮三汤，从脾胃二经分痰饮立法。今叶氏又取仲景之苓桂术甘、外台茯苓饮、肾气丸、真武汤，分内饮、外饮治法，而于痰饮之症无遗蕴矣。

高年卫阳式微，寒邪外侵，引动饮邪上逆，呕，咳嗽，形寒。仲景云：饮积不治咳，当以温药通和之。

杏仁　桂枝　淡姜　茯苓　苡仁　炙草

向有耳聋鸣响，是水亏木火蒙窍，咳声有痰，胁痛，卧着气冲，乃卫阳升而为痰饮，宜开太阳以肃上。

茯苓　桂枝　干姜　五味　白芍　炙草

当午时服。

背寒咳逆，此属饮象，先当辛通饮邪，以降肺气。

鲜枇杷叶　杏仁　茯苓　橘红　生姜　半夏

酒客谷少中虚，痰饮时发，胸中痞塞，自迷或饥，遇冷即病，是为阳气受病，不必见痰搜逐，但护中焦脾胃，使阳气健运不息，阴浊痰涎自消。

生於术　桂枝　淡姜　苡仁　泽泻

姜枣汤丸。

舌白，咳逆，不渴，非饮象而何，宜温药和之。

杏仁　苡仁　半夏　干姜　桂枝　茯苓　厚朴　炙草

形体似壮，阳气外泄，畏风怯冷，脾阳消泛，水谷蒸变痰饮，遵仲景法温药和之。

人参　淡附子　生於术　枳实　茯苓　泽泻

荆沥、姜汁法丸。

阳虚则形寒汗出，痰饮痞聚，是阴浊成形，乘阳气衰微，上干窍踞，必通其阳，以扫阴气。

人参　熟附子　淡姜　炒川椒　桂枝　生白芍　乌梅

又方：真武丸三两　茯苓　白芍　白术　附子　生姜

右脉沉静，左脉微弦，清阳日薄，脾脏鼓运渐迟而为痰饮，依仲景外台饮以治脾阳，非龙相之动搏而难旋转，运脾宜合还少、七宝参用之法。

熟地　苁蓉　枸杞　五味　黄肉　山药　茯神　菟丝　覆盆　菖蒲　远志　鱼胶　龙骨　青盐

熟蜜，同枣肉捣丸，早服五钱。

茅术　於术　半夏　茯苓　广皮　生益智　白蒺藜　钩藤

姜枣汤泛丸，晚服三钱，开水下。

肌肉丰溢，脉来沉缓，季胁痛，饮下咽汩汩有声，吐痰头痛，皆脾胃阳微，寒湿滞聚，宜温中，佐以条达运通。

苍术　厚朴　半夏　茯苓　陈皮　淡姜　胡芦巴　炙草

姜汁泛丸。

肠红酒病，气冲喘嗽，脘胁痞阻，饮邪浊上，宜仲景温通法。

桂枝　茯苓　干姜　五味子　杏仁　白芍　炙草　生左牡蛎

肺胃湿痰，咳缓，脘中不爽，肌腠瘙痒，皆湿邪未尽，痰饮窍踞，当用六安法。

杏仁　白芥子　炒半夏　茯苓　淡姜　橘红

中焦痰热，面色鲜明，脘中漾漾欲呕，因郁勃热气，蒸为痰饮，宜清中焦热痰。

杏仁　枳实　橘红　瓜蒌皮　郁金　半夏曲　桔梗　黑栀

痰饮挟气火上窃踞，脘痞不爽，宜理气热。

半夏　茯苓　瓜蒌　黑栀皮　橘红　郁金

饮伏经络，背寒气短，背痛映心，贯胁入腰，食粥，噫气脘痞，泻出黄沫，饮邪伏热，乃阳伤，宜温经通络。

桂枝　生白术　炒黑蜀漆　厚朴　茯苓　炮黑川乌

悬饮流入胃中，令人酸痛，涌噫酸水，当辛通其阳以驱饮。

桂枝　半夏　茯苓　炒黑川椒　姜汁　淡附子

肝风肝火

肝者，将军之官，相火内寄，得真水以涵濡真气，以伏木火，遂生生之机，本无是症之名也，盖因情志不舒则生郁，言语不投则生嗔，谋虑过度则自竭，从中变攻冲激烈，升之不熄，为风阳抑而不透，为郁气、脘胁胀闷、眩晕、猝厥、呕逆、淋闭、见红等病。古人虽分肝风、肝气、肝火之殊，其实是一源。若过郁者，宜辛宜凉，乘势达之为要；过升者，宜柔宜降，缓其旋扰为先；自竭者，全属乎虚，当培其子母之脏。至于犯上、侮中、乘下，患者甚多，因古人未以此为病名，叶氏立法分治，有补前人之未备也，当为后世准绳。

因劳怒触动情志，至于呕逆，微冷发热，交丑寅渐作，耳鸣咽痹，食纳久留脘中，是少阳木火盛于寅胆，火脉贯耳犯逆之威，必向阳明，而后上凭诸窍，脉右涩大，胃逆不降，食味不甘而脘中逆乱，熏蒸日炽，营血内耗，无以养心，寤不肯寐，心摇荡漾，有难鸣状。今头重脘痞，全是上焦为木火升腾，宜以苦降其逆，辛通其痹，用当归龙荟丸。

当归　龙胆草　川楝子　芦荟　川连　吴萸　大茴

早晨服。

又：连翘　黑栀　羚羊角　鲜菊叶　紫菀　郁金　杏仁　瓜蒌皮　鲜菖蒲根

午后服。

腹痛少减，呕逆已止，上焦热，下焦冷，肝阳尚未和平，仍宜当归龙荟法，肝胆风火上郁头面，清空之筋掣不和，治以清散。

羚羊角　犀角　山栀　连翘　瓜蒌皮　荷梗　薄荷梗　青菊叶

劳心阳动，木火上蒙，心神常动，阳冒无制，清灵上蒙，头中欲摇，脘欲抚摩，二便不利，此腑气之窒，由乎肝胆，厥怫逆，宜从上焦治。

羚羊　连翘　元参　郁金　麦冬　石菖蒲根　竹叶

脉左涩右弦，气火不降，胸胁隐痛，脘不爽，是肝胆有火，最虑失血。

川贝　山栀　丹皮　郁金　钩藤　瓜蒌皮　茯苓　橘红

因萦思扰动五志之阳，阳化内风，变幻不已。夫阳莫制水，脏阴少藏，自觉上热下冷，上实下虚，法当以介潜之，酸以收之，厚味以填之，偏寒偏热乌能治情志中病。

熟地　萸肉　五味　磁石　茯神　青盐　鳖甲胶　龟板胶

即溶胶为丸。

下元水亏，风木内震，肝肾虚，多惊恐，非实热痰火可攻劫。

生地　阿胶　天冬　杞子　菊花炭　女贞实

阳升血热，脉小数，形体日瘦，口舌糜碎，肩背掣痛，肢节麻木，肤腠搔①痒，目眩晕耳鸣日久，此属操持积劳，阳升内风旋动，烁筋㨞液，先宜清血分中热，继当养血熄其内风，勿劳可愈。

生地　玄参　天冬　丹皮　犀角　羚羊　连翘　竹叶心

丸方：何首乌　生白芍　黑芝麻　冬桑叶　天冬　女贞子　茯神　青盐

肝胆阳气挟内风上腾不熄，心中热，惊怖多恐，进阳镇摄方法。

龟甲　龙骨　牡蛎　茯神　远志　石菖蒲

又神识略安，夜不得寐，胸脐间时时闪烁欲动，乃内风不熄，宜补心法。

生地　丹参　玄参　茯神　枣仁　远志　菖蒲　天冬　麦冬　桔梗　朱砂

风阳阻窍，虚风麻痹，清窍阻塞。

天麻　钩藤　白蒺藜　甘菊花　连翘　桑皮

络热窍痹，夏季阳气暴升，烦劳扰动，致内风上阻清窍，口㖞舌强，呵欠，机窍阻痹不灵，脉数，舌苔，忌投温散，乃司气所致，非表邪为病也。

犀角　羚角　郁金　菖蒲　胆星　钩藤　连翘　橘红　竹沥　姜汁

又清络得效，火风无疑，忌投刚燥。

犀角　羚角　郁金　菖蒲　连翘　生地　元参　广皮　竹

---

① 搔：疑为"瘙"。

沥　姜汁

气火上郁，脘中窒痛，呕涎，先以开通壅遏。

香豉　瓜蒌皮　山栀　郁金　竹茹　半夏　杏仁

嗔怒宣囔，怒动阻火，气逆血痹，咽痛，食物厌恶，耳前后绕肩闪刺，宜解少阳。

夏枯草　丹皮　桑叶　钩藤　山栀　地骨皮

头痛躁烦，忽然而至，迅速莫如风火，向有肝病，目疾丧明，阴气久伤，育阴可使风清，大忌发散。盖阴根久伤，烦躁头痛，当大补，滋肾母以苏肝子，补胃阴以杜木火来乘，可望全可。

人参　熟地　天冬　麦冬　龟胶　北五味　茯神

络热，鼻左窍有血，左肩胛①臂痛，皆君相多动，营热气偏，脉得右虚左数，先以清肝通络。

丹皮　山栀　羚羊　夏枯草　蚕砂　钩藤　连翘　青菊叶

肝阴虚内风，乃身中阳气之变动，宜甘酸之属治之。

生地　阿胶　牡蛎　炙草　萸肉炭

挟阳内风上扰，目昏耳鸣不寐，是肝虚火动，宜滋宜清。

熟地炭　炙龟甲　萸肉　五味　磁石　茯苓　旱莲草　女贞子

操持烦劳，阳气挟内风上扰清空，头眩耳鸣，目珠痛，宜辛甘化风，仍是补肝用意。

枸杞子　桂圆肉　归身　炙草　甘菊花　女贞子　夏枯草

交节病变，总是虚症。目泛舌强，脊背不舒，溲淋便涩，

---

① 胛：原作"脾"，据《临证指南医案》卷六改。

皆肾液不①营，肝风乃张，当宗河间饮子，以浊药轻服。

熟地　苁蓉　炒杞子　麦冬　茯苓　川斛　生沙苑　石菖
蒲　远志

饮子煎服。

又缓肝，润血，熄风。

制首乌　杞子　归身　冬桑叶　胡麻　柏子仁　茯神　天
冬　黑芝麻　黑豆皮

蜜为丸。

高年水亏，肝阳升逆无制，两胁染染如热，则火升面赤，
遇烦劳为甚，宜养肝阴和阳为法。

九蒸首乌　天冬　黑芝麻　黑豆皮　胡麻　九蒸冬桑叶
北沙参　柏子仁　茯神　女贞子

青果汁法丸，早服。

脉数面赤，是肝风扰动，宜和阳熄风。

生地　元参　羚角　连翘　菖蒲根　鲜银花　麦冬

左胁中动跳，犹是肝风未熄，胃津内乏，无以拥护，此清
养阳明为要，胃强不受木乘，病当自减。

枣仁　远志　黄芪　莲肉　人参　当归　茯苓　茯神　陈
皮　炙草

胃虚，肝风内震，呕痰咳逆，头痛眩晕，肢麻汗出，寒热。

半夏　陈皮　茯苓　甘草　天麻　钩藤

色苍形瘦，木火体质，身心过动，皆主火化。夫吐痰冲气，
乃肝胆相火犯胃，纳食自少，宜解郁和中，两调肝胃，节劳戒
怒，使内风勿动。

---

①　不：原脱，据《临证指南医案》卷一补。

杞子　枣仁　炒柏子仁　金石斛　半夏曲　橘红　茯苓
黄菊花膏丸。

木火体质，复加郁勃，肝阴愈耗，厥阳升腾，头晕目眩，心悸，宜养肝熄风，泄木安胃。

桑叶　钩藤　远志　石菖蒲　半夏曲　广白皮　金斛　茯苓

左脉弦，气撑至咽，心中愦愦，不知何由，乃耗阴阳亢，宜养肝之体，清肝之用。

九孔石决明　钩藤　橘红　茯神木　鲜地黄　羚羊角　桑叶　黄菊花

昼夜不寐焦烦，乃肝风内扰，鼻准光亮，肌①肉浮肿，宜实肠胃，庶几内风可熄。

生牡蛎　炒生地　生白芍　南枣肉　菊花炭　炙草

木乘土，肝犯胃

肝为风木之脏，又为将军之官，其性急而动，为病居多，妇女尤甚。肝木旺则乘脾土，致有呕吐、胁痛、耳聋、寒热、吐酸、涎沫、腹胀、便溏不爽、肢冷肌麻、胸胁痞闷等症，有阴阳虚实之殊。若肝阴、胃阴未亏，肝阳亢逆而犯胃者，用药则用刚远柔，泄肝如吴萸、椒、桂，通胃则半夏、姜汁、姜、附、益智、枳、朴等剂以运脾阳。若中虚，必用人参大半夏汤、附子、粳米进退，黄连、泻心等法治中，温胆汤是也。若肝阴、胃汁已虚，木火炽盛，风阳扰胃，用药忌刚用柔，则阿胶、生地、白芍、麻仁、木瓜养胃，则人参、麦冬、白术、粳米等药。至于平治之法，则刚柔寒热兼用，如乌梅丸、逍遥散、六君子、

---

① 肌：原作"饥"，据文义改。

异功、戊己，则必加泻肝之品，用桑叶、丹皮，取桑叶轻清少阳之气热，丹皮辛苦清泻肝胆之血热。用金铃子散者，金铃苦寒，直泄肝阳，延胡专理气滞血涩之痛，此治肝木乘土之刚①领也。若不知土败木贼，肝气日横，脾胃日败，延之不救者多矣。故立专门，聊为一助尔。

人参大半夏汤运脾阳中虚

人参　半夏　白蜜　附子　粳米

进退黄连泻心汤运脾阳，泻心

川连　干姜　人参　桂枝　半夏　大枣

乌梅丸呕吐，寒热兼进

人参　当归　乌梅　黄连　黄柏　桂枝　干姜　川椒　附子　细辛

逍遥散泻肝

归身　白芍　柴胡　茯苓　白术　甘草　干姜　薄荷

六君子汤补脾

人参　白术　茯苓　陈皮　半夏　甘草

异功散补脾

人参　白术　茯苓　陈皮　甘草

戊己汤补脾

人参　白术　茯苓　陈皮　白芍　甘草

肝厥犯胃入膈②。

半夏　姜汁　杏仁　瓜蒌皮　金铃子　延胡　白蔻　香豉

情怀不适，阳气郁勃化内风，掀旋转动，心悸，流涎，麻

---

① 刚：疑为"纲"。

② 膈：原作"隔"，据文义改。

木，悉归左肢，盖肝因起病之源，胃为传病之所，饮酒中虚便溏，宜和解肝胃。

桑叶　丹皮炒　天麻　金斛　川贝　地骨皮

情志不遂，肝木之气逆行犯胃，呕吐膈胀，宜理气清肝和血。

延胡　川楝子　苏梗　乌药　香附　红豆蔻

胃脘痛，高突而坚，呕清涎，滴水不能下喉，四肢冷，肌肤麻木，捶背略缓，此属肝厥犯胃。

开口吴萸　川楝子　炒延胡　生香附　良姜　山楂

脉左弦，少寐，气从左升，宜泄肝和胃。

生牡蛎　川楝子　橘红　茯苓　泽泻

肝逆犯胃，脘痛腹鸣，气撑至咽。

川楝子　桂枝　淡姜　川椒　生白芍　吴萸　乌梅　茯苓

目微黄，舌黄烦渴，胁肋梗实，呼吸周身牵掣，起于频吐食物痰饮，即胸脘痛胀，此肝木犯胃，诸气痹阻，宜通气分为宜。

半夏　广皮　杏仁　白蔻仁　川楝子　延胡　瓜蒌皮生姜

木火之形，气阻脘中，食少碍痛，胃口为逆气，忌用燥热劫津，以平肝和胃。

降香　郁金　山栀　橘红　枇杷叶　苏子　川贝　姜皮

脉小弦，纳谷脘中嘎噎，因悒郁强饮，火犯土，胃气不得下行，宜苦辛泄降法。

黄连　郁金　淡豉　竹茹　半夏　丹皮　山栀　生姜

嗔怒动肝，气逆恶心，胸胁闷，动气下坠欲便，是中下二焦损伤，不复约束，宜培土泄木法。

乌梅　干姜　川连　川椒　人参　茯苓　川楝子　生白芍

拒按为实，目病属肝，痛必多呕，大便秘涩，肝病及胃，当苦辛泄降，少佐酸味。

川连　生姜　淡豉　枳实　黄芩　白芍

气滞脾弱，宜逍遥散加郁金、砂仁。

大便未结，腹中犹痛，食入有欲便之意，胃阳未复，肝木因时令尚横，用泄木安土法。

人参　木瓜　厚朴　茯苓　益智仁　青皮

动怒，脘下痛，不欲食，是肝厥犯胃，宜泄肝木益脾。

人参　焦白术　焦白芍　伽南香　炒焦乌梅　茯苓　橘红

又：人参　嫩钩藤　明天麻　炒乌梅　茯苓　伽南香　橘红

胃弱痰多，补虚宜通，肝阳易升，左颊赤，佐泄少阳。

人参　炒半夏　茯苓　钩藤　霜桑叶　煨姜　南枣

脾窍开，舌出涎，是少阳胆火克土，以养脾泄胆。

人参　於术　天麻　姜黄　桑叶　丹皮

能食运迟，舌纹裂，左颐内肿，不喜饮水，太阴脾阳郁，法当补土泄木。

於术　茯苓　陈皮　煨益智　柴胡　丹皮　白芍　炙草

脉小弱是阳虚，由郁勃内动，少阳木火犯土，遂致寝食不适，法当补土泄木。

人参　半夏　广皮　桑叶　白术　丹皮　茯苓　甘草　姜　枣

肝疾胁痛

肝气宜顺而不宜逆，逆则胁痛，故治胁痛必须平肝，平肝必须补肾，肾水足而肝有养，其气自平而胁痛止矣。《内经》

云，肝无补法，补肾即补肝也。肝为血府，又为风脏，左胁阴血，右胁阳气，故以肝血为左。然血凝必有气滞，气滞生痰，而痰气与血相搏，而为两胁皆痛，总由肝疾而成。肝风、肝火、木乘土，皆另立专门。至于胁痛一症，系由痰聚致成痃气，亦当较论分治，庶于肝疾无遗情矣。痃气者，有虚实之分。若左关脉弦而乳，左胁下成块，上至气冲胃口，下气冲至丹田，由积怒伤肝，不能藏血，或失血劫血等症，是痃气之虚也，宜开郁、润肝、养血，兼补肾水。若左关脉弦急，如新张弓弦，左胁下痛，或有形迹，是痃气之实也，多因郁怒伤肝，肝气结聚而成。然肝为刚脏，不受直折，宜理气柔肝之剂，但血凝必有气滞，气滞则必生痰，而痰血相搏，两胁皆痛，宜活血消痰。又有肝经郁结，脉沉滞者，气逆干呕，左胁隐痛，此木郁则有悔①土之意，宜疏肝缓胃之剂治之。临症权变，智者自达矣。

加减润肝汤 痃气血亏，失血衄血，肝经燥气结成块。

山萸　桃仁　桂心　茯苓　柏子霜　细辛　阿胶　郁金　制香附

姜引。

理气柔肝汤 痃气实，左胁下痛，成块。

制香附　陈皮　枳壳　柴胡　白芍　桃仁　川楝子　延胡　归尾　生牡蛎　桂枝

痰血凝滞，两胁皆痛，宜清痰消瘀。

瓜蒌仁　半夏　陈皮　茯苓　延胡　桃仁　枳壳　郁金　归尾　白芍　秋石

加竹沥、姜汁、童便。

---

① 悔：疑为"侮"。

气逆干呕，宜疏肝缓胃。

归身　白芍　柴胡　茯苓　白术　橘皮　半夏　枳实　干姜　竹茹　川楝子　炙草

左乳傍痛绕腰腹，重按得热少缓，此属阴络虚寒。

当归　肉桂　小茴　丁香皮　茯苓　淡姜

痛从中起，绕及右胁，得食自缓，每痛必由下午黄昏，是脉络受伤，宜辛温通络。

当归　茯苓　炮姜　肉桂　炙草　大枣

痛必右胁中有形，攻心，呕吐清涎，周身寒凛，痛止无迹，此乃寒入脉络，服辛香温通。

荜茇　半夏　川楝子　延胡　吴萸　良姜　茯苓　蒲黄

肝着，胁中痛，劳怒致伤气血。

川楝皮　炒延胡　归须　桃仁　生牡蛎　桂枝木

左胁前后板着，食后痛胀，病在络，气血皆窒，当辛香缓通。

桃仁　归须　小茴　川楝子　半夏　生牡蛎　橘红　紫降香　白芥子

水泛为丸。

痛在胁肋，游走不一，渐至痰多，手足力少，是经络受伤，宜通少阳阳明之络，通则不痛矣。

归须　炒桃仁　泽兰　柏子仁　香附　丹皮　穿山甲　乳香　没药

水泛为丸。

左胁痞积攻痛。

生牡蛎　南山楂　炒延胡　川楝子　炒桃仁　归须　丹皮　桂枝木

左胁宿伤，腹背痛。

炒桃仁　归须　炒延胡　片姜黄　五加皮　桂枝木　炒小茴　橘红

左胁痛，暮夜五心热，噫①，肝肾阴亏。

人参　生地　天冬　麦冬　柏子霜　生白芍

左胁骨痛，易饥，呕涎，肝风内震入络。

生地　阿胶　生白芍　丹皮　柏子仁　泽兰　桃仁　桑枝

胁下痛犯中焦，初起上吐下泻，寒热不止，病在少阳之络。

青蒿梗　归须　泽兰　丹皮　红花　郁金

脉右弦，左小弱涩，胁痛，本气不足，日饵辛燥，气泄血耗，伤及肝胃，卧则梦寐纷纭，是肝不藏魂，伤及无形，宜用甘药，少佐摄镇。

人参　枣仁　茯神　炙草　柏子仁　金箔　当归　龙骨　桂圆

头　痛

　　头为诸阳之会，与厥阴肝脉会于巅顶。诸阴寒邪不能上逆，惟阳气窒塞，浊阴浊邪得以上据，厥阴风火乃能逆上作痛，故头痛一症，皆由清阳不升、风火乘虚上入所致。若系脑顶至泥丸者，此真头痛，必死不治。东垣云，高巅之上，惟风药可到，总其大体而言。然风药最能燥血，故李士材纯用血药，每见其长。叶天士又云，虫蚁搜逐血络，宣通阳气为主，用法奇巧。如风火变动与暑气、风邪上郁而为头痛者，用鲜荷叶、苦丁茶、蔓荆、山栀等辛散清轻为主。如阴虚阳越而为头痛者，用仲景

---

① 噫（ài 爱）：咽喉阻塞。

复脉汤、甘麦大枣法，加胶、芍、牡蛎镇摄益虚、和阳熄风为主。如厥阳风木上触兼内风而为头痛者，用首乌、柏仁、稆豆、甘菊、生芍、杞子，熄肝风、滋肾液为主。叶案于此一症，而条分缕析，可谓手法兼到也。

脉左弦数，右偏头痛，左齿痛。

连翘　薄荷　羚角　夏枯草　黑栀皮　鲜菊叶　苦丁茶干荷叶

内风，头痛，泪冷。

炒杞子　制首乌　柏子仁　茯神　菊花炭　稆豆皮

风郁头痛。

鲜荷叶　苦丁茶　黄芩　黑栀　连翘　蔓荆子　川芎　白芷　白芍　木通

妇人头痛，在左脑后，厥阳风木上触。

生地　生白芍　柏子仁　炒杞子　菊花　茯神　当归川芎

暑风温热，混于上窍，津液无以运行，头痛舌强，宜清散。

连翘　石膏　生草　滑石　蔓荆子　羚角　荷梗　桑叶

去血过多，脉数而动，为阴虚阳实，头痛，气浮，筋惕。

生地　阿胶　牡蛎　人参　白芍　天冬　炙草

妇人临晚头痛，火升，心嘈，风阳上冒，防厥。

生地　阿胶　牡蛎　茯神　麦冬　白芍　当归　川芎

头痛滋脑后，心下呕逆，厥阴见症，用虫蚁血中搜逐，以攻通邪结兼养正。

当归　川芎　半夏　姜汁　炙全蝎　蜂房　山甲

太阳痛，连颧骨、耳后、牙龈，宜治太阳少阳。

连翘　羚角　牛蒡　赤芍　川芎　白芷　鲜菊叶

头额中痛，连及眉间，是阳明风火，宜清阳明少阳。

连翘　羚角　川芎　白芷　葛根　黄芩　菊叶　蔓荆子
钩藤

头　风

头风一症，有偏正之分。偏者主乎少阳，正者主乎阳明为多。若少阳风淫火郁，前人立法，以柴胡为要药，其补泻之间，不离于此。无如阴虚火浮、气升吸短者，则厥脱之萌，由是而来。叶氏则另出心裁，以桑叶、丹皮、山栀、荷叶轻清凉泄少阳郁遏之邪，条然而解。倘久则伤及肝阴，参入咸凉柔镇，亦可收效。至于正者，虽主阳明，而病情不一，有气虚、血虚、火亢、邪风、阴伤、阳浮、痰厥、肾厥之不同。如肝阴久耗，内风日旋，厥阳无一息之宁，痛掣已极，岂区区之汤散可计。惟与复脉之纯甘壮水，阿、黄之柔婉以熄风和阳，俾刚亢之威一时顿减，用之屡效，岂虚讠申①哉。并当于头痛、眩晕兼参而用。

暑热上蒙清窍，右偏头痛，鼻窍流涕，咽喉甘腐，肢冷汗出，是外邪头风混处，精华气血蒙闭，宜刺风池、风府，清扬通窍。

西瓜衣　鲜芦根　苡仁　通草

煎送蜡矾丸。黄蜡、白矾为丸。

右偏头风，痛从牙龈起，是少阳风火。

炒生地　蔓荆子　黄菊花　茯苓　炒杞子　冬桑子　阿胶
炒丹皮　川斛

---

① 讠申（shēn 申）：申说。

中年阴中阳虚，内风，偏头痛，冷泪，宜用还少丹。

熟地　山药　山萸　茯苓　牛膝　枸杞　杜仲　远志　五味　楮实　小茴　巴戟　苁蓉　石菖蒲

胃虚，风阳上逆，头痛呕吐，是阳明胃虚，肝阳化风，恐有失明之忧。

炒半夏　茯苓　苦丁茶　菊花炭　炒杞子　柏子霜

头风，目痛昏赤，火风上郁，非徒清散可愈，从治风先治血意。

归身　炒白芍　杞子　沙苑　菊花　钩藤

眩　晕

经云，诸眩掉，皆属于肝。头为诸阳之会，耳、目、口、鼻皆清空之窍。所患眩晕者，非外来之邪，肝胆之风阳上冒尔，甚则昏厥跌仆，其症有挟痰、挟火、中虚、下虚、治胆、治胃、治肝之分。火盛者，用羚羊、山栀、连翘、茯苓、元参、生地、丹皮、桑叶以清泄上焦窍络之热，此先从①胆治也。痰多者，必从阳明消痰，如竹沥、姜汁、菖蒲及二陈汤之类。中虚，则兼用人参、外台茯苓饮是也。下虚者，必从治肾滋肝、育阴潜阳、镇摄之治是也。至于天麻、钩藤、菊花之属，皆系熄风之品，可随症加入。此症之源，本乎肝风，当于肝风、中风、头风各门合而参之。

痰火，脉左浮弦数，痰多，脘中不爽，烦则火升，眩晕，静坐稍安，宜少阳阳明同治。

羚角　连翘　香豉　广皮白　半夏曲　黑栀

---

① 从：原脱，据《临证指南医案》卷一补。

痰火风在上，舌干头眩。

天麻　钩藤　菊花　橘红　半夏曲　茯苓　山栀　花粉

酒客中虚，眩晕。

半夏　陈皮　茯苓　甘草　白术　白蒺藜　钩藤　天麻

内风挟痰，脉弦，眩晕痰多，胸痹窒塞，此清阳少旋，内风日拂，最虑风痱。

明天麻　白蒺藜　桂枝木　半夏　橘红　茯苓　苡仁　炙草

内风挟痰，眩晕，吐出清水。

半夏　茯苓　天麻　广皮　钩藤　菊花

肝风内沸，劫烁津液，头晕，喉舌干涸。

生地　天冬　麦冬　黄肉　阿胶　生白芍

肝风动逆不熄，头晕。

制首乌　杞子　黑芝麻　牛膝　菊花炭　桑椹子　胡麻　茯苓
青果汁法丸。

两寸脉浮大，气上升，头眩，甚则呕吐，厥阴上干肝阳，宜镇肝阳。

制首乌　稽豆皮　炒杞子　柏子仁　紫石英　茯苓　天冬
南枣

操持惊恐，相火肝风上窜，目跳头晕，阴弱欲遗，左脉弦劲，右小平。

生地　白芍　丹皮　钩藤　天麻　白蒺藜　黄菊花　橘红

络热眩晕，此内风上冒，上实下虚，先清标养血。

羚角　玄参　郁金　石菖蒲　生地　连翘　川贝　花粉

阴虚阳升，晕厥，烦劳即发，此水亏不能治木，厥阳化风。

熟地　牡蛎　五味　牛膝　龟板　天冬　茯神　远志　黄
肉　灵磁石

烦劳，阳气大动，变化内风，眩晕，能食，病不在中上，以介类沉潜为宜。

淡菜胶　阿胶　萸肉　茯苓　建莲　龟胶　熟地　川斛

山药汁丸。

营虚，内风逆，心悸头晕。

炒杞子　柏子仁　胡麻　川斛　生左牡蛎　冬桑叶

下虚头晕，跗肿不能健步，此上实下虚，宜温肾凉肝。

肉苁蓉　杞子　熟地　牡蛎　龟胶　连翘　山栀　桑叶

甘菊　石菖蒲

便　血

便血一症，古有肠风、脏毒、脉痔之分，不外乎风淫肠湿、热伤脾胃二义。《内经》谓络受伤及结阴之旨，为精切。仲景论先便后血，先血后便，远近、上下、虚实之分。先便后血者，为远血，是脾虚而不能摄血，宜温补脾阳；先血后便者，为近血，是肠脏湿瘀或下虚，八脉交损，宜理下焦，此远近上下可决。其脏腑之性情，有失统摄，血无所归，如漏卮①不已尔。肺病燥涩，宜清宜降，如桑麻丸及天冬、地黄、银花、柿饼之类是也。心病则燃血沸宜清宜化，如竹叶地黄汤及补心丹之类是也。脾病必湿滑，宜燥宜升，如茅术理中汤及东垣益气汤之类是也。肝病有风阳迫痛，宜柔宜泄，如驻车丸及甘酸和缓之剂是也。肾病见形消腰折，宜补宜填，如虎潜丸及理阴煎之类是也。叶案祖古方而运以匠心，为学者之津梁也。

竹叶地黄汤心热血沸

竹叶　生地　丹皮　泽泻　茯苓　麦冬

---

① 卮（zhī支）：古时盛酒的器皿。

虎潜丸肾虚腰折

熟地　虎胫骨　龟板　黄柏　知母　锁阳　当归　牛膝
白芍　陈皮

羖羊肉胶丸。

理阴煎肾虚

熟地　当归　干姜　肉桂　炙草

黑地黄丸肾虚

苍术　熟地炭　五味　干姜

天真丸脾湿肾燥

精羊肉　肉苁蓉　山药　当归　黄芪　天冬　人参　白术

斑龙丸温煦奇督

鹿角胶　鹿角霜　熟地　菟丝子　柏子仁

归芍汤肠脏湿瘀

当归　炒白芍　焦术　炒枳壳　地榆　炒槐实　柏叶炭

五仁汤润肠液

火麻仁　柏子仁　杏仁　桃仁　郁李仁

驻车丸肝阳风痛

黄连　阿胶　当归　干姜

湿热内蒸，肠风下血，宜酸苦法治。

川连　黄芩　乌梅肉　生白芍　广皮　厚朴　荆芥炭　菊
花炭

湿遏脾阳，食入不化，饮酒厚味即泻，肠血未已，宜升阳。

人参　茅术　广皮　生益智　防风　升麻　炙草

郁怒肠红即来，腹中微痛，是木火乘腑，宜与和阴。

冬桑叶　丹皮　生芍药　黑栀　广皮　干荷叶　生谷芽

木郁土中，痔疾下血，因嗔怒腹满随泻血，便后下血，是风木郁于土中，气滞为膨，气走为泻，宜理中泻木。

人参　附子　炮姜　茅术　厚朴　地榆　升麻　柴胡

大肠血热，便血，脉数。

生地　银花　黄芩　白芍　槐花　百草霜　柏叶炭　枳壳

内热肠红发痔，当清阴分之热。

生地　炒丹皮　酒芩　槐花炭　柿饼炭　元参　黑栀
银花

阳明不固，脉濡小，食少气衰，便血，大便时结时溏，宜
甘酸固涩，合阳明为法。

人参　禹余石　赤石脂　木瓜　炒乌梅　炒糯米

脾胃气滞，中满过于消克，便血，食入易滞，是胃病，血
统于脾，脾健自统摄，宜疏腑养脏。

九蒸白术　山楂　茯苓　木瓜　炮姜　炙草

脾胃阳虚，便血如注，面黄脉小，当益胃法。

人参　焦术　茯苓　炙草　木瓜　炮姜

心脾营损，络伤下血，是操①持损营，宜归脾饴糖丸。

焦术　人参　黄芪　归身　炙草　茯神　远志　酸枣仁
木香　圆肉

饴糖为丸。

便后下血，是脾不能摄，为远血也。

焦术　炒白芍　炮姜　炙草　木瓜　炒荷叶

血去阴伤，虚阳上冒，脉小左数，便实下血，乃肝络热胜，
血不自宁，肝胆火焰风翔，上蒙清空，鼻塞头晕，呛咳不已，
下虚上实，阴伤阳浮，宜清上理下。

---

① 操：原作"燥"，据《临证指南医案》卷七改。

连翘　竹叶心　生地　元参　丹参　丹皮　川斛

脾肾虚，《内经》以阴络伤则血内溢，酒气伤脏血，脱肛坠便甚，治在脾肾。

晚服归脾汤去木香，早服六味去丹，泻加五味、芡实、莲肉、阿胶。

中年形营气馁，阴中之阳不足，且便血已多，是下虚，宜温养固下。

人参　茯苓　归身　淡苁蓉　补骨脂　巴戟　炒远志

精羊肉熬膏为丸，每服五钱，米饮下。

脉左虚涩右缓，大尾闾痛连脊骨，便后有血，自觉惶惶欲晕，兼之纳谷最少，是中下交损，八脉全亏，早服青囊斑龙丸，峻补玉堂、关元，暮服归脾膏涵养营阴，须守经年，形体自固。

青囊斑龙丸

鹿茸　鹿角胶　鹿角霜　柏子仁　熟地　韭子　菟丝子
赤茯苓　补骨脂

益阴泄阳，血止腰酸，脘中痹，咽燥喜凉饮，肛热，仍是阴精失涵，用虎潜法。

熟地炭　白芍　当归　地榆炭　龟胶　虎骨　知母　黄柏
猪脊髓丸。

沫血鲜红，凝块紫黑，阴络伤损，治在下焦，少腹疝瘕，肝肾见症。

人参　茯神　熟地炭　炒黑杞子　五味　炒地榆　生杜仲

奇督伤，脉小，泻血有年，阴络伤，妇人不得孕育，心中痛，坠血，下不论便前后，后间脊椎尻酸楚，而经水仍至，跗膝常冷，是督脉阴液损伤，宜升固。

鹿茸　鹿角霜　枸杞子　归身　紫石英　沙苑　生杜仲

炒大茴　补骨脂　禹余石

蒸饼浆丸。

壮年阳亢，精气化血，脏热，血随便出，宜清热理血。

生地　丹皮　车前　泽泻　枳壳　槐实　知母　黄柏　侧柏叶俱炒焦黑

脱　肛

脱肛一症，其因不一，有因久痢久泻、脾肾气陷而脱者，有因中气虚寒不能收摄而脱者，有因酒食湿气伤脾、色欲伤肾而脱者，有因肾气本虚、关门不固而脱者，有因湿热下坠而脱者。又肛门为大肠之使，受寒受热下能致脱。老人气血已衰，小儿气血未旺，皆易脱肛。《内经》曰：下者举之。徐之才曰：涩可收脱。叶天士治法，亦不越乎升举、固摄、益气三法。如气虚下陷者，宗东垣补中益气举陷为主。如肾虚不摄而脱者，宗仲景禹粮石赤石脂丸及熟地、五味、菟丝固摄下焦阴气为主。如脾弱气陷、脾胃气虚下陷而脱者，用固阴益气兼以酸苦泄热为主。如老年阳气下陷而脱者，有鹿茸、阳起石提阳固气一法。又有肺气虚而不能收摄，肺与大肠为表里，用补中益气加五味收提，每见其长。鉴者当自知之。

湿热，气虚下陷，坠肛而痛，溲溺阴囊筋牵肛痛，宜从东垣补中益气。

黄芪　白术　人参　当归　陈皮　炙草　升麻　柴胡

气虚下陷，稚年面色瘘①黄，腹痛下血，是饮食伤脾，下陷为脱，久不愈，正气已虚，宜甘温益气，少佐酸苦。

人参　川连　炒归身　炒白芍　炙草　广皮　石莲肉

---

① 瘘：疑为"萎"。

乌梅

幼稚肛翻纯血，不但气陷，下焦之阴亦不摄固，面色唇爪已无华色，宜益气摄阴。

人参　焦术　广皮　白芍　归身　炙草　五味　升麻　柴胡

营气虚不摄，便后少腹痛，肛坠，溺则便滑，是肾虚不摄，宜滋阴固摄。

熟地炭　五味　萸肉炭　茯苓　炒远志　炒菟丝

肛坠尻痛，利多阴伤。

熟地炭　五味　茯神　炒山楂　炒山药　炒菟丝

煎送禹粮赤石丸。即二味为丸。

老年阳气下陷，肾真不摄，肛坠气泄[1]，宜补元阳兼升举调补。

人参　鹿茸　补骨脂　炒大茴　茯苓　五味

调入阳起石三分。

癫狂痫症

癫为阴，邪在血分，痰在包络，时发时止。狂为阳，邪在气分，痰入心，发而不止。痫为风，邪在肝，发后如平人。癫者，阴脉宜实。狂者，阳脉宜洪。痫者，风脉宜浮。若相反，为凶症。如有下泄，则为不治。脉微细或沉弦，亦为难治。

癫病始发，志意不乐，甚则精神呆痴，言语不伦，睡如平时，以邪并于阴也，先宜吐顽痰，然后开心窍，治阴邪为主。

狂疾始发，多怒不卧，不避水火，不辨亲疏，弃衣而走，逾墙上屋，目直骂詈，夜多不卧，以邪并于阳，先宜铁花水饮，

---

[1]　泄：原作"血"，据《临证指南医案》卷七改。

以生铁数斤，烧红，打落碎花熬水，入石膏、龙齿、茯苓、防风、元参、秦艽煮汁，兑竹沥饮之。稍愈，再治阳邪。

痫疾发则吐涎，神昏卒倒，口噤牙紧，省后起居饮食皆若平人，是风邪并于肝肾，脉宜浮缓，弦急者凶，宜以皂角、半夏、细辛为末，吹入鼻中取嚏，无嚏则不治。嚏后稍苏，再以盐水吐顽痰，然后祛风调理。其名有五，曰鸡、犬、羊、牛、猪，病状偶类，其实一也。其声如羊者，心痫也；其声如犬者，肝痫也；其声如牛者，脾痫也；如鸡者，肺痫也；如猪者，肾痫也。

《脉诀》曰：癫乃纯阴，狂乃纯阳。浮洪吉象，沉急凶殃。痫宜虚缓，沉小急实，或但弦急，必死不失。

瓜蒂散导吐顽痰

赤小豆　甜瓜蒂　藜芦　郁金

又参芦一味，或栀子、豆豉，或乌附尖，或常山，或烧盐，皆能吐痰。前方如吐不透，量为加用。吐后熟睡，不可惊觉，惊则复反。若吐不止，用麝香少许调服即止。或照呕吐门，用重坠法亦可。

又法癫疾久不愈，以辰砂、枣仁、乳香、人参调酒饮之，大醉卧之，勿惊可愈。李士材曾治一道士，久癫不愈，令给咸物食之，不给水饮，渴急，以前方调酒饮之，大醉，一睡三日，醒时病如失去。

安神汤癫疾吐后，安神开窍

人参　茯神　琥珀　菖蒲　远志　枣仁　乳香　朱砂　南星　半夏　木香

酒煎，另将琥珀、乳香、木瓜、朱砂研细冲服，饮醉，卧之勿惊。

牛黄丸狂疾服铁花后稍苏用此清内

牛黄　朱砂　丹参　丹皮　郁金　橘红　大黄　南星　天

麻　冰片　甘草

蜜丸，新汲水、童便调服。

狂疾，脉左右不齐，乍大乍小，是邪祟相触，宜以苏合丸灌之。稍苏，用木香、乌药、白蔻、檀香、砂、陈、藿、苍、朴、姜、草煎服，又取东向桃、柳枝各七寸煎汤灌之。李士材之治验。虚人以归脾汤调理。

羌防汤痫症取嚏后用

羌活　防风　独活　荆芥　细辛　藁本　川连　大黄　附子　乌头　苍耳

痫疾昼发，宜升阳汤。

苍术　防风　升麻　柴胡　炙草

痫疾夜发，宜加减四物汤。

生地　当归　芍药　柴胡　瓜蒌　南星　半夏　菖蒲　远志　枣仁

癫狂痫症，痰迷心包络，宜清神汤。

橘红　半夏　胆星　瓜蒌　郁金　菖蒲　茯神　远志　川连

癫加童便，狂加竹沥，痫加天麻、僵蚕、全蝎。

癫狂痫症初起，并宜艾灸法。癫疾，男取阳跷，女取阴跷，并神门、鬼眼、百会各穴灸数壮。狂疾，取间使，灸七壮；百会穴，灸九壮。痫疾，昼发，取阳跷、申脉；夜发，取阴跷、照海四穴，各灸数壮。小儿惊痫，取顶上旋毛中灸三壮，耳后络脉灸数壮。

神呆脉沉，因惊恐以致痫疾，语言不甚明了，此痰火阻其灵窍，必须深戒酒肉厚味，静养善调可愈。

川连　黄芩　山栀　枳实　橘红　胆星　菖蒲　远志

痰病已成，痫疾久不愈。

竹节　白附子　天竺黄　陈胆星　石菖蒲　川连　郁金　茯神　橘红

阳气郁，窍阻，惊恐，阳升风动，宿痫遂发，吐痰，呕逆不言，络脉失利。

羚羊角　石菖蒲　胆星　远志　连翘　钩藤　天麻　橘红

痫厥，神呆，肢强。

犀角　羚羊　元参　菖蒲　炒半夏　炒远志　郁金　橘红

木火动，心神虚，惊狂，仍心悸怔忡，夜卧不寐，诊脉虚细，非痰火有余，宜补心丹法。

人参　茯神　枣仁　元参　丹参　天冬　麦冬　生地　川连　柏子仁　菖蒲　远志

木火郁，血滞，妇人每遇经来紫黑，痫疾必发，暮夜惊呼，昼则神呆，面青多笑，火风由肝而至，宜泻肝胆热兼清神。

丹参　丹皮　生地　黑栀　茺蔚子　胡连

调入琥珀末。

入冬不寐，痫疾遂发，此阳不潜藏，治在肝肾，用虎潜丸法。

熟地　当归　芍药　知母　黄柏　干姜　陈皮　锁阳　牛膝　龟板　虎骨　附片

火郁，心肾不交，癫疾，脉不鼓指，宜交心肾，益神志。

生地　龟甲　黄柏　川连酒炒　菖蒲　茯神　远志　山栀　竹叶

风阳上亢，五志阳升，神识迷惑，忽轻忽重，非有形质之邪，乃热气化风上巅，夜不寐，以极苦之药，使其亢阳潜降。

生地　龙胆草　丹参　木通　山栀　芦荟　青黛　薄荷

平昔操持，身心皆动，悲忧惊恐，情志内伤，神志恍惚似癫，阴阳脏络不安，宜敛摄镇固，久进可效，宜静养百日为安，勿劳发。

人参　珍珠　茯神　枣仁　炙草　生龙骨　萸肉　五味
金箔

蜜丸，朱砂为衣。

黄 疸

疸名有五，曰黄疸、谷疸、酒疸、黄汗疸、女劳疸，不专于一症也。黄疸者，脾湿肺热而移于膀胱，则肾、肝、心、胆皆受也。谷疸者，饮食伤脾，湿热不化，流于肌肉，四布皆黄。酒疸者，酒伤湿热，阳气渐薄，形体黄瘦。汗疸者，伤寒感冒，失汗失下，温疫熏蒸，脏腑瘀热发黄。女疸者，全属肾虚，膀胱不运，瘀浊在内，秽蕴发黄。有阴阳之分。

阳黄之作，湿从火化，瘀热在里，胆热液泄，胃之浊气共并，上不得越，下不得泄，熏蒸遏郁，侵于肺则身俱黄，热流膀胱溺色变赤黄如橘色，治在阳明。宜茵陈四苓散。

阴黄之作，湿从水化，脾阳不能化热，胆液①为湿所阻，渍于脾，浸淫肌肉，溢于皮肤，色如熏黄，阴主晦，治在脾，宜茵陈四逆或茵陈理中。

上盛者，一身尽热。下郁者，小便为难，若脉弦胁痛，少阳未罢，仍主以和。渴饮水浆，阳明化燥，急当泻热。湿②在上，以辛散，以风胜；湿在下，以苦泄，以淡渗。若狂蓄血，势所必攻。汗后溺白，自宜投补。酒客多热，先用清中，加之

---

① 液：原作"腋"，据《临证指南医案》卷四改。
② 湿：原作"温"，据《临证指南医案》卷四改。

分利，更顾其脾。女劳有秽浊，始以解泄，继之滑窍，终当峻补肾阴。

《脉诀》曰：黄疸湿热，脉宜洪数，不妨浮大，微涩难医。又曰：黄疸湿热郁蒸成，偏身皆黄及目睛，阳黄色亮身多热，阴黄色暗冷如冰。阳者，身热面红，口渴尿赤，黄色鲜亮。阴者，身冷，面色暗黄。

伤寒感冒，失汗失下，湿热入于膀胱，熏蒸于肺，口渴，大便溏，小便赤，面黄目黄，色亮，乃阳黄也，宜茵陈四苓散。

茵陈　茯苓　猪苓　白术　泽泻　车前

谷疸，能食，烦倦，手足汗出，目黄，鼻衄，是谷留湿热，故作烦倦，久则痿黄，当用猪肚丸。

白术　苦参　牡蛎

猪肚一具入药，煮烂捣丸。

谷疸，身冷面目皆黄，色暗，是湿伤于脾，宜四逆及理中。

茵陈四逆汤

茵陈　肉桂　附子　干姜　甘草

茵陈理中汤

茵陈　人参　白术　炮姜　炙草

谷疸，初病似疟，乃夏暑先伏，秋凉继受，因不慎食物，胃脘气滞，生热内蒸，变现黄疸，溺黄便秘，若下，必犯太阴变胀，当宣湿热为宜。

绵茵陈　茯苓　白蔻　枳壳　杏仁　桔梗　花粉

酒疸发黄，自属湿热，脉虚涩，腹鸣不和，形瘦，行动不耐，全是阳气渐薄，兼之劳烦，致损脾胃，宜戊己汤。

人参　白术　茯苓　炙草　陈皮　芍药　当归　柴胡　煨姜　南枣

黄疸，湿热熏蒸，右胁高突，身面俱黄，不食不便，瘀热久聚，恐成痈疡，宜清热利湿。

大豆黄卷　木防己　金银花　生牡蛎　飞滑石　苡仁

黄疸，湿热在里，脉沉，郁蒸发黄，中痞恶心，便结溺赤，三焦病也，苦辛寒主之。

杏仁　石膏　半夏　姜汁　山栀　黄柏　枳实汁

黄疸，一身面目尽黄，不饥，溺赤，素积劳倦，再感湿热之气，误以风寒发散消导，湿甚所致。

连翘　山栀　通草　赤小豆　花粉　香豉

煎送保和丸三钱。

山楂　神曲　茯苓　半夏　陈皮　莱菔子　连翘

炼蜜为丸。

黄疸，脉络瘀热，心下痛年余，屡发，痛缓能食，目渐目黄，溺赤，此脉络凝瘀，蕴于水谷之气交蒸，若攻之过急，必变胀满，用河间金铃散加减。

金铃子　延胡　枳壳　柴胡　半夏　黄芩　黑栀　谷芽

黄疸变肿胀，温热何疑，宜苦辛渗利。

鸡肶皮　海金沙　厚朴　大腹皮　猪苓　通草

脾液外越，夏热泄气为黄，非湿热之疸，不欲食，便溏，乃气泄不收，宜调理脾胃为法。

人参　炙草　生扁豆　山药　茯神　苡仁

女劳疸者，是色欲伤肾，肾虚弱发黄，身冷色暗，乃阴黄也，先宜泄浊，继之滑窍，终当滋肾，宜金匮肾气丸。

熟地　山药　山萸　丹皮　茯苓　泽泻　肉桂　附子　车前　牛膝

女劳疸，肾虚，脉数发热，身热色亮，乃阳黄也，宜知柏地黄汤。

熟地　山药　山萸　丹皮　茯苓　泽泻　黄柏　知母　车前　牛膝

《内经》疮疡

痈疽疮疡，外科本有专条。今观叶氏医案，有《内经》疮疡，分别经络受伤、虚疡内发、血中浮热、内风发现，又有乳痈、肝痈、肠痈、痔漏、脏腑不调等症，井井有条，可以增补外科之遗漏。其如乳痈者，少阳经络气血皆少，由情怀失畅，气郁血痹，有形而痛，攻之非易，宜疏气血，清肃少阳，内消为上。如已溃者，当依外科内托之法。虚疡者，风热既久未解，化成疮疡，当以和血祛风。如湿热流注，当清热通络，去血浮热。又有脾虚血热，生疮搔痒，流黄水者，当用凉血理脾。又有肝痈之症，脐左以上，内应肝血结瘀，吐痰气臭，内痛已见，宜降气、活肝血、开肝郁。肠痈者，脐旁紫黑，少腹痛，二便涩；甚者，足筋缩，皮肤有鳞甲纹，肠痈具矣，乃湿热瘀血结聚，六腑不通，当清湿热、消瘀而兼通腑。用法灵活，足可为后学之准绳也。

虚疡搔痒，流黄水，此脾虚血热，宜理脾凉血。

当归　生地　丹皮　白芍　人参　焦术　茯苓　紫草桑枝

脉不浮大，非关外风，初起右掌二指已不屈伸，头面身半以上常有疮疱之形，乃阳明脉络，内留湿热疠气与食毒所致，宜解缓攻。

连翘　犀角　赤芍　酒军　荆芥　片姜黄

能食，二便通调，疮愈有疱，自面及肢体至于右掌指屈伸皆痛，仍是脉络留邪，以致隧道为壅，藉酒力以引导，通行营卫可愈。

银花　连翘　犀角　生军　荆芥　丹皮　黄芩　川芎　当归　泽兰　羚角　大豆黄卷

用无灰老酒浸服。

血舍空隙，内风蠕动，外以热汤泡洗，湿热蒸袭肌窍遂有裂脓流水，周身渐加麻痹，阳脉亦衰，宜清营以熄内风，疏利湿热以肃隧道，辛辣腥鲜勿进，尚可缓计。

制首乌　鲜生地　柏子仁　川斛　黑豆皮　虎骨　蚕砂　黄柏　萆薢

熬膏，老酒兑服。

久热，疮痒五六年，环口燥裂，溺涩茎痛。

生地　熟地　首乌　丹皮　丹参　茺蔚子　银花　地丁　紫草

共熬膏服。

血热风动，肤痒。

荆芥　防风　地肤子　赤芍　银花　生地　木通　甘草

初因呕吐，肝胃不和致病，故辛香刚燥愈剧。然久病必入血络，热则久疮不愈，木火皆令燥液，易饥易饱，间有呕逆，是胃病仍在，凡呆滞药味，皆非对症。

胡麻　冬桑皮　生首乌　杏仁　郁金　佩兰叶　茯苓　苡仁

熬自然膏服。

幼稚身瘦久疮，血分有热，精通之年最宜安养，脉象非有病。

生首乌　胡麻　生地　地骨皮　金银花　丹皮　生白芍

生草

蜜丸，早晨服。

脉来濡浮，久疮，变幻未罢，是卫阳疏豁，不耐寒暄，初受客邪不解，混处气血浸淫，仅在阳分，肌腠之患，宜升举一法，气壮则风湿尽驱。

人参　黄芪　川芎　当归　防风　僵蚕　蝉蜕　炙草　姜　枣

痰因于湿，久而变热，壅于经隧，现疮疾疥癣已酿，风湿之毒混在气血之中，邪正杂处，搜逐难驱，四肢为甚，宜从阳明升降。

连翘　赤芍　僵蚕　白鲜皮　防风　升麻　前胡　滑石　酒军

风热既久未解，化成疮疡，当以和血祛风。

当归　赤芍　川芎　夏枯草　牛蒡子　僵蚕　蝉蜕

头巅热疖，未能泄邪，此身热有成脓之象，辛凉兼理气血可愈。

连翘　犀角　银花　丹皮　元参　生草　青橘叶

风热毒闭，项后肿。

竹叶　滑石　芦根　牛蒡　马勃　薄荷叶　黑山栀　连翘　川贝　生草

疮毒，咯血失血，都是暑入阴伤。

竹叶心　元参　生地　黑豆皮　麦冬　知母

秋痢，半年未愈，瘰坚硬痛，疡脓郁久成热，腑经病，可冀其愈。

夏枯草　香附　茯苓　苡仁　川贝　丹皮

颈项结核，腹膨足肿，肝木犯中，痰气凝滞。

夏枯草　牡蛎　泽泻　茯苓　半夏　厚朴　橘红　神曲

生香附水磨汁泛丸。

气郁痰核。

夏枯草　生香附　丹皮　山栀　连翘　郁金　赤芍　橘红

脉左数右长，颈项结瘰，时𬌗，是血热痰滞，宜凉血消瘀。

生地　丹皮　犀角　夏枯草　生钩藤　黑栀　土贝母　昆布　海带　生薄荷

燥急善怒，气火结瘰，烁筋为痛，热郁化风，阻滞痹塞，则腹鸣脘胀，苟非开怀欢畅，不能向安。

土贝母　山栀　瓜蒌皮　郁金　白芥子　海藻　昆布　夏枯草

肝气郁遏，宿痞乳痈。

川楝子　夏枯草　薄荷梗　丹皮　黑栀　瓜蒌皮　青橘叶香附汁

乳房为少阳脉络经行之所，气血皆少，由情怀失畅，气血郁痹，有形而痛，治在络，恐日久竟沉痼，非痈之症，脉不浮数，无寒热，宜内消。

柴胡　夏枯草　归身　白芍　川贝　茯苓　川芎　甘草

乳房结核，是少阳之结，气血皆薄，攻之非易，恐酿成疡症，急宜内消。

青蒿　香附　橘叶　青橘叶　丹皮　泽兰　郁金　当归须

因嗔怒失血，致颈项左右筋肿痛连背部，此属郁伤气血，经脉流行失司，不痊恐成流注溃脓延绵之患，治在少阳阳明。

生香附　夏枯草　鲜菊叶　薄荷梗　黑栀　钩藤　丹皮郁金

脉左数实，血络有热，暑风湿气外加，遂发疹块壅肿搔痒，是属暑疡。

杏仁　连翘　滑石　寒水石　银花　晚蚕砂　黄柏　防己

初病湿热在经，久则入络，脓疡未已，渐至筋热痛。《金匮》云，经热则痹，络热则痿。数年宿病，勿图速攻。

犀角　连翘　元参　丹皮　生地　野赤豆皮　姜黄　桑枝

煎汤早服，夜服蒺藜丸。

疮疡服凉药，阳伤气阻，脘闷不运，腹膨，最怕疡毒内闭，急宜通阳。

厚朴　广皮　姜皮　茯苓皮　连皮杏仁　大腹皮　桂枝

泽泻

纳食主胃，运化主脾，痈疡痛溃，卧床不得舒展，脏腑气机呆钝，外科守定成方，术、芪、归、地不能托补气血，反滞于里，出纳之权交失，且症乃水谷湿①气下垂，而致结于肝胃之界，若湿热不为尽驱，补托养贼，贻害非浅，宜先清热。

金石斛　槐米　金银花　茯苓　晚蚕砂　石膏

营伤心辣，纳食无味，此疡痛大虚，当调其中。

人参　归身　炒白芍　木瓜　熟术　广皮　茯神　炙草

脓血去多，痛尤未息，胃伤不嗜谷，口无味，左关尺细弱无力，正虚之据，仍宜托补。

人参　熟地　玉竹　柏子仁　归身　丹参　枣仁　远志

疡溃，脓血去多，元真大耗，脉无力，不嗜食，恶心，中州不振，寐则惊惕，神不守也，宜养营法。

人参　熟术　广皮　茯神　炙草　归身　白芍　五味

枣仁

---

① 湿：原作"温"，据文义改。

疡损，能食，身热，宜六味地黄汤加青蒿梗。

因疡漏过进寒凉，患腰痛牵引脊膂，晨起周身不自如，乃脉络之中气血流行不畅，久病谅非攻逐，宜两和方法。

羚角　当归　黄芪　白蒺藜　桂枝　桑枝

疡溃不合成漏，脂液渗去，必肠络空隙，内风暗动，攻胃则呕逆吞酸，腹痛，泻泄，不食，津液不升，舌焦黑不渴，内外兼病，难治之症。

人参　炒乌梅　炒川椒　茯苓　生淡姜　广皮　白芍　归身

内痈痛久，屈伸不得自如，经络之脉呆钝，气痹血瘀，大便下血，是痼结在里，脐左之上，内应乎肝，吐痰气臭，肝痈已见矣。

炒桃仁　新绛　紫菀　冬瓜子　降香末　金银花　野郁金汁

脐旁紫黑，先寒后热，少腹痛如刀刮，二便皆涩，足筋缩，皮肤有鳞甲，是肠痈之患，宜内消。

老薤白　两头尖　小茴香　当归尾　炙山甲　皂角针

舌焦黄，小腹坚满，小便不利，两足皆痿，湿①热结聚，六腑不通，有肠痈之患。

川楝子　小茴　丹皮　山栀　通草　青葱

壮热旬日，周身筋脉牵掣，少腹坚硬，小便淋涩，忽冷忽热，欲酿脓血，乃肠痈为病，仿孙真人丹皮大黄汤。

丹皮　大黄　桃仁　冬瓜仁　芒硝

痔疮下血，湿热居多，以淡渗通腑。

---

① 湿：原作"温"，据文义改。

生於术　生菟丝粉　生象牙末
白蜡为丸。

疝　症

疝者，厥阴任脉受病，外感风湿寒邪凝结于内。男子七疝牵引睾丸腹痛，女子内结癥瘕带下，当分别寒热、气血、湿邪等症。若有阴茎生疮，为下疳；阴囊肿烂，为囊痈。女子阴疮，俱见外科。癥瘕、带下，妇科各有专条。至于疝症，阴囊睾子肿大，牵引少腹作痛；女子阴旁结硬，气冲腹痛，皆为疝也。寒者，囊冷结硬，睾子硬大，为寒疝。热者，湿热流于肝经，囊不收，红肿常痛，为热疝。湿者，肿若水晶，不红，痒痛相兼，为湿疝。气者，阴囊睾子肿大，引气上冲，时发时止，多在右边，为冲疝。血者，痛多肿少，多在左边。肝脉滑为㿗疝，肝邪者，痛则现，止则不见，是肝邪为患，名狐疝。肾者，痛则引阴茎，或精随溲下，为癃疝。又有小儿阴囊肿大而痛，因孕妇啼泣过伤，气结不散，蕴于胞中，或寒气内结，小儿囊硬肿坠大，而为胎疝。冷而痛者，照寒疝治。不冷不痛，照气疝治。此外，又有卒、癫、风、㿗、厥、心、肝、肺、脾、肾等名目，皆属同类而变其名，总属肝任为病，而贯于各经之所由也。

经云，任脉为病，男子内结七疝，女子带下瘕聚。又督脉生病，从少腹上冲心而痛，为肿疝；脾传之肾，为瘕疝；三阳为病，发寒热，其传为癫疝；邪客于肝络，令人卒疝暴痛，此《素问》言诸经之疝也。又"经脉"篇云，足阳明之筋病㿗疝，腹筋急，脾病，阴器纽痛，下引脐，两胁痛，肝病，阴器不用，此《灵枢》言诸经之疝也。仲景先生独以寒疝为名，其所出三方，亦以温散祛寒、调营补虚为主。张子和又以辛香流气，谓肝得疏泄而病愈矣。其金铃、虎潜诸法，可谓发前人之未备。故疝病之本，不离乎肝，又不越乎寒。以肝脉络于阴器，为至阴之脏，膀胱为寒水之经，故仲景以乌头二方专治寒邪为急，是治标之义；又以当归羊肉一方专补内虚，暖下元而不伤阴，是治本也。子和以金铃散泄肝散逆为主，以金铃导膀胱、小肠之热，元胡和一身上下诸痛。其所取虎潜一法，以柔①缓导引，虎骨熄肝风、壮筋骨，羊肉、龟板补髓填精，佐以地黄补肾，当归补肝，使以陈皮利气，芍药通肝，是治肝而顾及于肾，是治疝之良法也。今观叶天士先生治疝之法，又更有进焉者。其旨有暴疝多寒，久疝多热为纲领，其余随症施治。如气坠下结者，以鹿茸、鹿角升阳为主。其胀结有形痛，宗丹溪通阳泄浊为治。其温热郁结，用柔苦制热。其寒湿下坠，通太阳膀胱，祛寒去湿。如下焦阴阳两伤，用有情温通以培生气，兼通补熄风为主。可谓曲尽病情，诸法备矣。

《脉诀》曰：疝属肝病，脉宜弦急，牢急者生，弱急者死，弦长易治。

寒疝　寒战后热，属肝病，囊大浮肿，溲溺甚少，至晚愈加，是阳微独聚，宜从气分开泄。

桂枝　吴萸　川楝子　茯苓　生牡蛎　青皮　泽泻

湿疝　寒湿已久，入太阳膀胱之气不利，阴囊茎肿。

茯苓　猪苓　泽泻　白术　肉桂　独活　汉防己

筋疝　肝风筋疝，怒劳必发，宜通补熄风。

苁蓉　补骨脂　归须　小茴　韭子　茯苓　胡桃　青盐

---

①　柔：原作"桑"，据《临证指南医案》卷八改。

羊内肾蒸熟，捣和丸。

气疝 奇脉阳虚动气，疝痛绕脐，汩汩有声，男子精气不充，是下虚损伤，宜柔药温补奇经八脉，勿用刚燥。

苁蓉 归身 炒杞子 小茴 炒沙苑 茯苓

红枣肉丸。

气疝 疝坠于右，筋缩，连小腹痛，此寒气收引，宜温通肝络。

川楝子 穿山甲 小茴 橘核 乳香 炮黑川乌

薤白汁泛丸。

瘕疝 脐下少腹，形象横梗，痛绕腰胁以及阴囊，乃肝气不宣，宜左金通脉。

川连 吴萸 穿山甲 青木香 川楝子 元胡

青橘叶汤为丸。

瘕疝 脉右弦左涩，当脐痛连少腹，呕吐黄浊，大便不通，此属肝气瘕疝，辛香流气，所谓通则不痛耳。

炒桃仁 炒橘核 川楝子 炒元胡 薤白汁 两头尖 小茴 青皮

郁疝 郁怒，肝疝肿胀，小腹下坠，青筋外突胀甚，延及肾囊，乃肝疝，宜用子和金铃法泄肝。

金铃子 元胡 归须 橘核 小茴 青皮 黑栀 青葱管

肝犯胃疝 少腹厥气上冲，吐酸，食不化，下有宿疝，以肝浊胃，宜助脾阳。

炮附子 干姜 吴萸 川楝子 猪胆汁

肝疝犯胃 吐蛔，呕涎，汤饮不入，呃逆不止，宜用朱南阳柔肝泄浊之法。

薤白汁 两头尖 川楝子 延胡 归须 桂心

肝疝犯胃　疝发肢冷潮热，食减，是浊犯胃，宜泄肝安胃。

人参　附子　茯苓　川楝子　胡芦巴　炒黑川椒

气疝　疝聚于右，有声自消，行走劳动，必有形直坠阴囊，是肾气虚寒。

归尾　鹿角　桂枝　小茴　川芎　茯苓　炙草　生姜

羊肉胶为丸。

瘕疝　痛自肾囊，渐聚少腹之左，肝疝显然，暴疝多寒，久疝多热，宜通泄法。

川连　小茴　黑栀　橘核　川楝子　青木香　郁李仁　冬葵子

疟疝　疟母已久，肝络受伤，延成疝症，宜用子和之法，有情温通以培生气。

鹿角　穿山甲　全蝎　大茴香　当归　炮黑川乌　水安息香　炒黑大豆黄卷

赤淋酒和丸。

肾疝　肝风肾虚，气血失调，少腹冲痛，延及肾囊牵引，宜用子和虎潜丸法。

虎骨　龟板　熟地　当归　陈皮　芍药

羊肉胶为丸。

胎疝　小儿阴囊肿大硬坠，牵引少腹作痛，是胎气寒结为疝。

橘核仁　川楝子　昆布　海带　桃仁　元胡　青皮　乌药　肉桂　小茴　吴萸　黄连同炒用

酒糊丸，盐汤下，若肿坠不硬不冷，气冲少腹者，纯是胎气凝结为疝，只用川楝、元胡、青皮、乌药、小茴、橘核为丸。

淋 浊

淋有五淋之名，浊有精浊、便浊之别，当察气分与血分，精道与水道，确从何来？大凡秘结宜通，滑脱当补。若因心阳亢，勒精强忍，而瘀浊下注者，利其火腑；湿热甚而不宣者，彻其泉源。气陷用升阳之法，血瘀进化结之方。此数端，人所易晓也。惟厥阴内患，其症最急，少腹绕前阴如刺，小水点滴难通，环阴之脉络皆痹，气化机关已息，叶案引朱南阳方法，兼参李濒湖意，用滑利通阳、辛咸泄急，佐以循经入络之品，发前人之未备。景岳谓理其无形以固有形，但知治肝治肾，而不知有治八脉之妙。叶天士先生引孙真人九法，升阳固精络，使督任有权，漏卮自已，若非深明医理而焉能如此。又有尿血一症，虚者居多，若有火亦能作痛，当于血淋同治。倘清之不愈，则专究乎虚，上则主于心脾，下则主乎肝肾，久则亦从于八脉，与前症相同，要在认定阴阳，勿致淆混可也。

《脉诀》曰：小便淋闭，鼻色必黄，实大可疗，涩小知凶。鼻色黄者，湿①热移于膀胱也。

又歌曰：诸淋皆缘寒热湿，下移膀胱溲无时，水道涩滞常作痛，寒热湿石血症明。此专指小便闭塞，溺有浊汁，如砂如血之状也。

清热如圣散淋如砂石结痛，尿难卒出

马兰花　茯苓　茅根　冬葵子　葶苈　枳实　连翘　石韦　瞿麦　滑石　秋石

归芍汤淋如血汁，与溺俱下

归尾　赤芍　生地　牛膝　侧柏叶　藕节　车前　茯苓

---

① 湿：原作"温"，据文义改。

泽泻　草梢

硝枳汤<small>气淋，下腹气胀坚满，溺有余涩</small>

枳壳　芒硝　大黄　草梢　石韦　冬葵子　木通　茯苓
瞿麦　滑石　秋石

鹿霜汤<small>淋如脂膏，精溺俱出</small>

鹿角霜　菟丝子　桑螵蛸　茯苓　泽泻　木通　草梢

苁蓉地黄汤<small>冷客下焦，先寒战而便淋</small>

苁蓉　杞子　熟地　山药　山萸　石斛　牛膝　肉桂　附
片　茯苓　泽泻　草梢

八正散<small>湿热瘀结淋浊</small>

木通　车前　大黄　栀子　萹蓄　瞿麦　滑石　草梢

萆薢分清饮<small>便淋清浊不分</small>

萆薢　石菖蒲　益智仁　乌药　赤茯　草梢　秋石

小蓟饮<small>血淋</small>

小蓟　藕节　生地　蒲黄　木通　黑栀　归尾　草梢　滑
石　竹叶

湿热下注，溺痛淋浊，当分利。

萆薢　淡竹叶　木通　赤苓　瞿麦　萹蓄　茵陈　海金沙

酒客腹中气坠，便积，膏淋浊腻，湿①热居多，下虚不摄，
宜苦辛寒分消法。

黄柏　茯苓　萆薢　海金沙　川楝子　青皮　防己　蚕砂

淋浊溺短涩痛，先通阳气。

萆薢　乌药　益智仁　赤苓　远志　琥珀末

心热下遗于小肠，则为淋浊，以苦药入心而通小肠。

---

① 湿：原作"温"，据文义改。

人参　黄柏　川连　生地　茯苓　茯神　丹参　桔梗　石菖蒲

妇人气闭成淋，治在肺经。

紫菀　枇杷叶　杏仁　降香末　瓜蒌皮　郁金　黑栀苡仁

热入膀胱，小溲血淋，茎中痛。

生地　黄芩　木通　甘草梢　知母　黄柏　赤苓　琥珀末

中年以后，阴亏有热，饮酒，湿热下坠，精浊痔[①]血，皆阴不[②]固摄，宗丹溪补阴丸法。

熟地　龟胶　秋石　天冬　茯苓　黄柏　知母

猪脊筋捣丸。

精走浊淋，脊骨生热，属阴虚[③]。胃弱，勿用腻滞。

龟板　覆盆子　五味　归身　鹿角胶　秋石　芡实

金樱子膏丸。

欲萌强忍，败精凝坠，宜通瘀宣窍。

生桃仁　杜牛膝　人中白　生黄柏　麝香二分，调入

房劳强忍，精血之伤，败浊阻于隧道，每溺必痛，徒进清热无用，以溺与精同门异路，叶案以麝香入络通血，杜牛膝通血中败浊，已效，仍治淋。

薤白汁　九制大黄一两　生白牵牛一两　归须五钱　桂枝三钱　炒桃仁二两　小茴香三钱

薤白汁泛丸。

丹溪谓，五淋多因湿热阻窍。久病尿管大痛，不能溺出，

① 痔：原作"淋"，据《临证指南医案》卷三改。
② 不：原脱，据《临证指南医案》卷三补。
③ 虚：原脱，据《临证指南医案》卷三补。

是房劳强忍，败精离位变成污浊阻窍，宜泄浊可愈。叶天士仿李濒湖法，参入朱南阳法治甚妙。

两头尖　川楝子　薤白　小茴　桂枝　归尾

冲入杜牛膝根汁。

败精宿于精关，瘀久精血皆枯，势必成劳，致成不救，宜通利后，仍当以任督冲带调理。如妇人之崩带，治奇经八脉为要。

鹿角　龟甲　当归　杞子　茯苓　小茴　鲍鱼

操持神耗过动，天君水火不交，精变为浊，宣利清解无功，叶天士仿孙真人九法，专治奇经八脉随效。

鹿茸　人参　生菟丝粉　补骨脂　韭子　舶茴香　覆盆子　茯苓　核桃肉　柏子霜

蒸饼为丸。

脉缓涩，溺后有血，溺器胶浊，四肢寒凛，纳食如常，病在奇经。

生鹿角　当归　杞子　柏子仁　炒沙苑　小茴

便　闭

按：便闭症当与肠痹、淋浊门兼参。其大便不通，有血液枯燥者，则用养血润燥。若血燥风生，则用辛甘熄风，或酸苦入阴，故三才、五仁、通幽、虎潜等法在所必用也。若血液燥，则气亦滞，致气血结瘅，又当于养阴润燥中加行气活血之品。若火腑秘结，宜苦滑重镇者，用更衣丸以通之。若老人阳虚风闭，用半硫丸温润以通之。腑阳不行，则用玉壶丹辛以开郁，或用三焦通法。若湿①热伤气，阻遏经腑，则理肺气以开降之，此治大便之闭也。小便闭者为癃闭，另立专门，当兼参而用。至于二便俱闭，当先通大便，小溲自利，此其大略也。若胃腑邪热化燥便坚，太阳热邪传入膀胱之腑，便秘又当于伤寒条下法中承气、五苓等方酌而用之，斯无遗义矣。

更衣丸火腑秘结

朱砂五钱　芦荟七钱

好酒和丸，每服一钱二分。

玉壶丹腑阳不行

即扁鹊玉壶丹，用石硫黄九制成丹。制法叶案集方，王晋三得异授制法。

半硫丸老人阳衰

半夏、硫黄二味为丸。硫黄用浮萍水煮至点火不燃。

来复丹阳窒阴凝，清浊混淆，痞胀

玄精石煅　石硫黄如法制　硝石　五灵脂　青皮　陈皮

郁热燥结，大便闭，纳食中痞，宜②以宣通。

川连　芦荟　莱菔子　炒山楂　广皮　川楝子　山栀　青皮　厚朴姜制

热郁气阻三焦，宜通利法。

杏仁　郁金　厚朴　广皮白　芦荟　川楝子　人中黄

血液枯燥，减食过半，粪坚弹丸，脾胃病，从劳伤治。

当归　麻仁　柏子仁　松子仁　肉苁蓉

液耗胃弱，火升便难，宜用三才加冬、茯、斛。

生地　天冬　人参　麦冬　茯神　川斛

---

① 湿：原作"温"，据文义改。
② 宜：原作"宣"，据文义改。

阳明脉大，环跳尻骨筋掣而痛，大便燥艰常秘，此老年血枯，内风燥甚，宜微咸微苦以入阴法。

生地　阿胶　天冬　人中白　川斛　寒水石　柏子霜　火麻仁

阳升风秘。

火麻仁　柏子仁　当归　红花　桃仁　郁李仁　川牛膝

饱饥劳碌，中州受伤，脘痛胁胀，嗳泄气宽，静则安，大便难。

柏子仁　归须　菠菜汁　韭菜汁　五灵脂　桃仁　丹皮

高年下焦阴虚，六腑不利，多痛便难，乃幽门之病，宜五仁润燥，以代通幽，是王道之治。

火麻仁　郁李仁　柏子仁　桃仁　松仁　当归　白芍　牛膝　人中黄

脉小弱，形瘦，肠风已久，食少便难，嗳噫泄气，自宽爽释，乃腑病，通即为补，仿东垣通幽意。

当归　桃仁　红花　郁李仁　冬葵子　柏子霜　松仁　芦荟

汤饮下咽，嗳噫不已，不饥不食，大便干坚若弹丸，脉左弦实，血郁血结，宜辛润法。

桃仁　冬葵子　皂角核　郁李仁　大黄　降香　郁金

血液枯燥，便难溺涩，是下焦幽门气钝血燥，宜东垣通幽意。

咸苁蓉　生地　当归　郁李仁　柏子仁　牛膝

气血结痹脉实，病久瘀热在血，胸不爽，小腹坠，能食不渴，二便涩少，此属血病，用通幽法。

桃仁　红花　郁李仁　制大黄　归须　小茴　桂枝木　川

楝子

　　妇人大小便不爽，年老久病，宜通络，兼治奇经，两通下焦可愈。

　　当归　川芎　生大黄　桂枝　川楝子　青皮　蓬术　三棱　五灵脂　炒黑楂　炒香附

　　共为末，葱白捣汁泛丸。

癃 闭

　　癃闭者，小便点滴不通，暴则为闭，久则为癃，病最为危急，即用葱头炒热或炒盐，少腹熨之，或用麝香少许入脐内，以姜片盖之，灸数壮，暴闭可通，暂救危急。《内经》曰：肝之脉，过阴器，所生病者，闭癃。又曰：督脉主宗筋。又曰：膀胱不利为癃，不约为遗溺，是膀胱为州都之官，津液藏焉，气化则能出矣。气化者，太阴肺也。若使肺燥不能生水，则气化不及，法当清燥。若脾湿不运而精不上升，故肺不下输，法当理脾燥湿。若水涸热结，膀胱不利，法当清肾涤热，更宜以淡渗之品分利之。若厥阴热闭为癃，少腹胀满，用秽浊气味之品直泄厥阴之闭，此皆发前人未发之秘诀，学者尤当究心焉。仍当与脾、肠、便闭、淋浊各门兼参详察而治之可也。

　　肺燥不能生水，则气化不及而为癃闭，宜清肺燥。

　　沙参　麦冬　茯苓　冬桑叶　梨皮　芦根　紫菀　枇杷叶
　　脾湿①不运而精不上，肺不下输，而为癃闭，宜理脾燥。

　　人参　焦术　茯苓　炙草　半夏　橘皮　枳壳　厚朴
　　左脉弦数，溺短而痛，此属膀胱瘀热为癃，宜清。

---

　　① 湿：原作"温"，据文义改。

生地　木通　黄芩　赤苓　丹皮　草梢　竹叶

湿壅三焦，舌白，身热，溺不利，为癃闭，宜清利。

杏仁　桔梗　滑石　通草　连翘　芦根　秋石

秋暑秽浊，寒热如疟，上咳痰，下洞泄，三焦皆热，气不化则小便不通为闭，宜芳香辟秽，分利渗热。

藿香梗　厚朴　檀香磨汁　广皮　木瓜　猪苓　茯苓　泽泻

兼服六一散。

分消热，热略减，小便略通，其阴茎囊肿，是湿热下坠入腑，与方书茎肿款①症有间，宜清，河间法。

飞滑石②　石膏　寒水石　杏仁　厚朴　猪苓　泽泻　丝瓜叶

暑热不得解散，壅肿癃闭，宜通六腑。

防己　茯苓皮　猪苓　通草　海金沙　苡仁　秋石

湿热肺气不降，窍闭二便不通，但理气，邪可宣通。

苇茎　苡仁　桃仁　滑石　通草　西瓜翠衣　秋石

暑湿伤肺，气少司降，致有癃闭，宜生津，清养胃阴以润肺。

麦冬　知母　甜杏仁　白沙参　胡麻

脉左弦如刃，六旬老人，真阴衰，五液涸，小溲血水，点滴不爽，少腹右胁聚瘕，此属癃闭，非若少壮，泻火通利。

柏子霜　小茴　鹿角霜　茯苓　当归　苁蓉　五谷虫

气血结痹，脉实，病久瘀热在血，胸不爽，小腹坠，能食不渴，二便涩少，此属血病，用通幽法。

---

① 款：原作"疑"，据《临证指南医案》卷四改。

② 滑石：原作"石滑"，据《临证指南医案》卷四乙正。

桃仁　红花　郁李仁　制大黄　归须　小茴　川楝子　桂枝木

远行劳动，肝肾气乏，不司约束，下焦阴伤，二便皆涩，背寒烦渴，少腹满胀，宜通厥阴。

老韭根　穿山甲　两头尖　川楝子　归须　小茴　橘红　金汁

驱浊泄肝，仅止泄气，二便未通，叶案仿东垣治王善夫癃闭意，滋肾丸三钱，三服而效。

黄柏　知母　肉桂

膀胱不约遗溺，宜五苓散加用。

茯苓　猪苓　泽泻　白术　肉桂　车前　木通

小儿遗溺，是膀胱不约为癃症热结。

茯苓　瞿麦　车前　木通

猪尿泡同煮烂，服。

小儿遗溺形寒，冷结膀胱，宜温通滋肾。

杜仲　破故纸　小茴　木香　乌药　菖蒲　牛膝

猪尿泡同煮服。

肠痹

肠痹本与便闭同类，今另立一门者，欲人知腑病治脏，下病治上之法也。盖肠痹较之燥屎坚结、欲便不通者稍缓，故叶案但闻降上焦肺气，上窍开泄，下窍自通矣。若燥屎坚闭，则有三承气、润肠丸、通幽及温脾之类。然便闭之症，伤寒门中急下之条无几，余皆感六淫之邪病后而成者居多，斯时胃气未复，元气已亏，若遽下之，于理难进，莫若外治之法为稳，用蜜煎导法，设不通爽，虚者间日再导，亦古人之设法，皆可兼参而用之可也。

肺气不开降，食进脘中难下，大便气塞不爽，肠中收痛，此属肠痹。

杏仁　枇杷叶　郁金　瓜蒌皮　山栀　香豉

食下䐜胀①，旬日一便。肠胃皆腑，以通为用。丹溪每治肠痹，必开肺气，谓表里相应之法。

杏仁　紫菀　冬葵子　桑叶　土瓜蒌皮

身重不能转移，尻骨板着，必得抚摩少安，大便不通，小溲短少，不饥少饮，是湿邪蒸郁化热，阻于气分，经腑气隧皆阻，病名湿痹。

木防己　杏仁　桂枝　石膏　桑叶　丹皮

舌白，不渴不饥，大便经旬不解，皮肤麻痒，腹中鸣动，皆湿化热，阻遏气分，诸经脉络皆闭，仿丹溪法，肺气通则湿热自走。

杏仁　瓜蒌皮　郁金　枳壳　山栀　香豉　紫菀

湿结在气，二阳之痹，丹溪每治在肺，肺气化则便自通。

杏仁　紫菀　枇杷叶　土瓜蒌皮　郁金　山栀皮　枳壳汁　桔梗汁

舌赤咽干，阳明津液衰，但痰多，不饥②不食，小便不爽，大便秘，仿古法九窍不利为胃不和论治。

炒半夏　橘红　竹茹　枳实　花粉　茯苓　姜汁

---

① 胀：原作"肠"，据《临证指南医案》卷四改。
② 饥：原作"肌"，据《临证指南医案》卷四改。

肺痹

肺为呼吸之橐籥[1]，位居最高，受脏腑上朝之清气，禀清肃之体，性主乎降。又为娇脏，不耐邪侵，凡六淫之气，一有所着，即能致病，其性恶寒、恶热、恶燥、恶湿、最恶火。风邪著[2]，则失其清肃降令，遂痹塞不通爽矣。叶案立法，因于风者，则用薄荷、桑叶、牛蒡之属，兼寒则用麻黄、杏仁之类。若温热之邪壅遏而痹者，则有羚羊、射干、连翘、山栀、兜铃、竹叶、沙参、象贝，因湿则用通草、滑石、桑皮、苡仁、威喜丸，因燥则梨皮、芦根、枇杷叶、紫菀，开气则蒌皮、香豉、苏子、桔梗、蔻仁。其苇茎汤、葶苈大枣汤，一切药品总皆主乎轻浮，不用重浊气味，是所谓微辛以开之，微苦以降之，适有合乎轻清娇脏之治也。肺主百脉，为病最多。就其配合之脏腑而言，肺与大肠为表里，又与膀胱通气化，故二便之通闭实有关系焉。其他如肺痿、肺痈、喘哮、咳嗽、失音，均当兼参而用之。

上焦气分壅热，肺气痹阻，面浮，胸痞，寒热，宜苇茎汤。

苇茎　桃仁　苡仁　瓜瓣

肺不开降，肺痹，卧则喘急，急痛映两胁，舌白，二便少，宜苇茎汤。见前。

清邪在上，必用轻清气药，如苦寒治中下，上结治下。

兜铃　牛蒡子　桔梗　生草　杏仁　射干　麻黄

经热津[3]消，咳痰痹痛。

---

① 橐籥（tuó yuè 驼越）：旧时鼓风用之袋囊。
② 著：原作"着"，据文义改。
③ 津：原作"清"，据《临证指南医案》卷四改。

桂枝　桑枝　木防己　生石膏　杏仁　苡仁　花粉

渴饮咳甚，大便不爽，余热壅于气分。

紫菀　通草　石膏　花粉　木防己　苡仁　杏仁

偏冷偏热，肺气不和，则上焦不肃，用苦辛以宣通。

薄荷梗　桑叶　象贝　杏仁　沙参　黑山栀

温邪，形寒脘痹，肺气不通，治以苦辛。

杏仁　瓜蒌皮　郁金　山栀　苏梗　香豉

妇人右肢麻，胁痛，咳嗽，不得卧，二便不利，脘中痞胀，是为肺痹。

紫菀　瓜蒌皮　杏仁　山栀　郁金　枳壳　桔梗　通草

风温不解，邪结在肺，鼻窍干焦，喘急腹满，声音不出，此属上痹，险笃之病，急宜开其塞闭。

葶苈　大枣　苇茎　桃仁　苡仁　瓜瓣

脉小涩，失血呕逆之后，脘中痞闷，纳谷䐜胀，小便短赤，大便不通，此怒劳气分逆乱，当从肺痹主治。

鲜枇杷叶　黑栀皮　杏仁　紫降香　土瓜蒌皮　郁金　苏子　钩藤

胸　痹

胸痹与胸痞不同，胸痞有暴寒郁结于胸者，有火郁于中者，有寒热互郁者，有气实填胸而痞者，有气衰而成虚痞者，亦有肺胃津液枯涩因燥而痞者，亦气上焦湿浊弥漫而痞者。若夫胸痹，则但因胸中阳虚不运，久而成痹。《内经》未曾详言，惟《金匮》立方俱用辛滑温通，所云"寸口脉沉而迟，阳微阴弦"，是知但有寒症而无热症。叶案宗之加减而治，亦惟流运上焦清阳为主，莫与胸痞、结胸、噎膈、痰食等症涌混，斯得之矣。

胸脘清阳不运，胃痛彻背，午后为甚，不嗜饮食，是阳伤阴浊，宜温通阳气。

薤白　半夏　茯苓　干姜　桂枝

肺卫窒痹，胸膈痹痛，咳呛痰黏，苦辛开郁为主，常戒腥膻可愈。

瓜蒌皮　炒桃仁　冬瓜子　苦桔梗　紫菀　川贝母

脾胃阳虚胸痹，发必呕吐甜水黄浊，郁折生阳，甘味色黄，是中焦脾胃主病，仿《内经》辛以胜甘法治。

半夏　干姜　厚朴　草蔻　良姜　杏仁　茯苓

痛久入血络，胸痛引痹。

炒桃仁　延胡　川楝子　木防己　桂枝　青葱管

脉弦，胸脘痛，欲呕便结，此清阳失旷，气机不降，久延致成噎膈。

薤白　杏仁　半夏　姜汁　厚朴　枳实

胸痹因怒而致，痰气凝结。

土瓜蒌　半夏　薤白　桂枝　茯苓　生姜

脉沉如伏，痞胀格拒，脘膈上部气壅，自左觉热，凡木郁达之，火郁发之，患在上宜吐之。

巴豆霜一分，制　川贝母三分　桔梗三分

为细末，热汤服，吐后服凉水即止。

胸　痞

痞症有暴寒郁结于胸者，有火郁于中者，有寒热互郁者，有气实填胸而痞者，有气衰而成虚痞者，亦有气衰而成虚痞者，亦有肺胃津液枯涩因燥而痞者，亦上焦湿浊而痞者，古法仲景用苓桂姜甘，以苦为泄，辛甘为散。其于邪伤津液，用苦辛开散而必资酸味以助之，于上焦不舒者，既有枳、桔、杏、蒌开降，而又用栀、豉除热化腐，疏畅清阳之气。叶案又从古人有形无形化出妙用，如保和化食，白金驱痰，附姜暖中，参茯养胃，生脉敛液。临症视其阴阳虚实，灵机应变，可谓良工矣。

热气痞结，胃汁消燥，舌干便难，宜苦辛开气，酸苦泄热，是治法矣。

川连　生姜　人参　枳实　橘红　乌梅　生白芍

气闭久则痞结，不饥，不食，不便，宜开气理结。

川贝母　白蔻仁　郁金　杏仁　金银花　绿豆壳

痰热内闭，痞闷，陈腐黏凝胶聚，脘腹热气下注，隐然微痛。

黑栀　香豉　郁金　杏仁　桃仁　瓜蒌皮　降香

暮卧另进白金丸五钱。

白矾　郁金

气窒热郁，仍治上，可以通痞。

杏仁　郁金　香附　瓜蒌皮　黑栀　苏梗

因惊而得，邪遂入肝，故厥后热，神识昏狂，面青舌白，呕吐渴饮，胸次按之而痛[①]。此属痞结，乃在里之症，宗仲景以泻心汤为法。

川连　半夏　干姜　黄芩　人参　枳实　白芍

暑湿内伏夹食，面垢油亮，目黄头胀，胸脘痞闷，脉形濡涩，宜伏邪例治。

滑石　黄芩　厚朴　杏仁　蔻仁　醋炒半夏　竹叶

---

① 痛：原脱，据《临证指南医案》卷四补。

胸痞自便，状如结胸，食滞在胃，湿浊阻遏，宜清解三焦。

淡黄芩　川连　淡姜　厚朴　醋炒半夏　郁金　白蔻仁
滑石

送保和丸三钱。

山楂　神曲　茯苓　半夏　陈皮　莱菔子　连翘

暑邪阻气，胸痞不饥，热不止，舌白而渴，此暑邪未尽，
仍清气分。

竹茹　黄芩　知母　橘红盐炒　滑石　桔梗　枳壳　郁金

舌白脘痛，呕恶腹鸣，此湿阻气分，胃痞成痛，治在气分。

炒半夏　良姜　藿香　橘红　乌药　香附

脉沉，中脘不爽，肢冷胸痞。

人参　干姜　炒半夏　熟附　茯苓　草果仁

胃寒涌涎①，中痞。

吴萸泡淡　干姜　茯苓　半夏　橘红　川楝子

酒客脾胃阳微，下午阴渐漫，脘中微痛不饥，宗仲景苓桂
术甘汤。

茯苓　肉桂　白术　甘草

肺气不降，胸脘痹阻，饮下作痛，当开上焦。

枇杷叶　杏仁　苏子　降香　白蔻仁　橘红

---

① 涎：原作"延"，据《临证指南医案》卷四改。

卷之四

哮喘呃

哮与喘微有不同，其症之轻重缓急亦微有异。盖哮者有声音，多有兼喘，而喘则无声，不兼与哮。要知喘症之因，由外邪壅遏而致，邪散则喘亦止，此喘症之实者。若因根本有亏，肾虚气逆，浊阴上冲而喘者，最难奏效，此喘症之虚者也。若夫哮症，亦由初感外邪，失于表散，邪伏于里，留①于肺俞，故频发频止而有声音，淹缠岁月，有痰哮、咸哮、醋哮、过食生凉而哮及幼稚天哮诸症。呃者，古无是名，《内经》谓之哕，因其呃呃连声，今人以呃逆为名，是气之逆者也，《内经》只以草刺②鼻取嚏而已。今叶氏云，肺气郁痹及理阳驱阴，上逆为呃，以开上焦之痹，理阳驱阴，从中调治。哮喘者，以温通肺脏、下摄肾真为主，可谓补前人之不逮。丹溪谓呃逆属于肝肾之阴虚，其气必从脐下直冲，上出于口，断续作声，必由相火炎上，挟其冲气，乃能逆上为呃，用大补阴丸峻补真阴，承制相火。东垣尝谓，阴火上冲而气不得入，胃脉反逆，阴中伏阳即为呃，用滋肾丸以泻阴中伏热。二法均为至当，审症参用，临证通变可也。

《脉诀》云：喘息抬肩浮滑是顺，沉涩肢寒均为逆症。

哮症

受寒哮喘，痰气阻，不能着枕，此外邪之实症也，宜散寒

---

① 留：原作"为"，据《临证指南医案》卷四改。
② 刺：原作"利"，据《临证指南医案》卷四改。

敛肺。

桂枝　茯苓　干姜　五味　杏仁　炙草　白芍　制麻黄

哮喘当暴凉而发，脉左大右平，此新邪引动宿邪，宜逐伏邪饮气。此外，邪留饮实症，用小青龙汤。

桂枝　杏仁　石膏　知母　甘草

糯米引。

哮喘久咳，此夹痰实症。

桂枝　杏仁　炒麦冬　炒白芥子　橘红　厚朴

哮吼遇寒即发。

苏子　前胡　桂枝　杏仁　麻黄　白果

喘　症

先寒后热，不饥不食，浮肿喘呛，俛不能仰，先喘后胀当治肺，先胀后喘当理脾，此由肺气不畅，宜辛则通，微苦则降。

苏子　麻黄　苡仁　杏仁　茯苓　甘草

气逆，咳呛，喘急，此内①寒外邪实症。

人参　半夏　茯苓　五味　细辛　淡姜

疮毒内攻，所进水谷不化，蒸变温邪，肺气不降，喘满不堪着枕，三焦闭塞，宜分消法。

葶苈　苦杏仁　桑皮　厚朴　猪苓　通草　大腹皮　茯苓皮　泽泻

肝气升，饮邪上逆，脉弦坚，动怒气冲，喘急不得卧息。此肝升太过，肺降失职，两足逆冷，入暮为剧，用仲景越婢②法。

---

① 内：原作"加"，据《临证指南医案》卷四改。
② 婢：原作"脾"，据《临证指南医案》卷四改。

麻黄　石膏　甘草　生姜　大枣

劳烦喘吼，是为气虚，故补肺必补土母以生子，宜人参建中汤。

人参　白芍　桂枝　炙草　大枣　饴糖

肾阳虚，浊饮上逆填塞①，故阳不旋降，冲逆不卧，用仲景真武法。

人参　熟附　干姜　茯苓　猪苓　泽泻

喘在肾为虚，以致耳聋耳鸣，宜治下，以壮水源以熄内风，宜滋阴以开气阻。

熟地　山萸　龟甲心　阿胶　牛膝　茯苓　远志　五味
磁石　秋石

蜜丸早服，卧时另服威喜丸。

茯苓　猪苓　黄蜡

三味为丸。

脉沉，短气以息，身动即喘，此下元已虚，肾气不为收摄，痰饮有年，陡然中厥。

熟地　淡附子　茯苓　车前　远志　补骨脂

气不归元，喘急跗肿，冷汗，足寒，面赤，中焦痞结，先宜通阳。

熟附子　茯苓　生白芍　生姜汁

阴虚喘呛，用镇摄固纳。

熟地　阿胶　萸肉　山药　茯神　湖莲　芡实　淡菜胶

阴虚阳升，气不摄纳乃喘。

熟地　萸肉　山药　茯神　五味　芡实　莲肉　胡桃　海

---

① 塞：原作"寒"，据《临证指南医案》卷四改。

参胶　淡菜胶

老年久嗽，身动即喘，晨起喉舌干燥，夜则溲溺如淋，此肾液已枯，气散失纳，宜辛润之。

熟地　杞子　牛膝　巴戟　紫胡桃　补骨脂　青盐

咳喘则暴身热汗出，乃阴阳不固，惟有收摄固元法。

人参　炙草　熟地　山萸炭　五味　紫胡桃　茯神　炒山药

前方摄固颇应，仍须补阳。

人参　白术　炙芪　熟附　五味

行动喘急，年高下虚，肾不摄纳，元海不固，气逆上。

治宜六味丸加牛膝、车前、胡桃、故纸。

呃　症

肺气郁痹，面冷频呃，咽中不爽，此属肺气膹①郁，当开上焦之痹，心胸背部须藉在上清阳舒展，乃能旷达呃止。

枇杷叶　川贝　郁金　射干　通草　香豉

阳虚，浊阴上逆，脉微弱，面亮戴阳，呃逆胁痛，自利，先曾寒热，劳烦伤阳，乃欲脱之象，三焦俱有见症，宜从中治。

人参　附子　丁香皮　柿蒂　茯苓　生姜

食伤脾胃，呕吐发呃，下利，脉微涩，是气欲尽，浊阴冲逆，宜理阳驱阴。

人参　茯苓　丁香　柿蒂　炮附子　干姜　吴萸

脉歇止，汗出呃逆，大便溏，劳倦积伤，胃中虚冷，阴浊上干。

人参　茯苓　干姜　川椒　炒乌梅　代赭石

---

① 膹：原作"脂"，据《临证指南医案》卷四改。

脉小舌白，气逆呃忒，畏寒微战，胃阳虚，肝水上犯，宜镇肝安胃理阳。

人参　代赭石　丁香皮　茯苓　炒半夏　干姜

舌苔白，是阳未醒，厥逆浊阴上干为呃，仍用通法。

人参　附子　丁香皮　茯苓　干姜

又加柿蒂、姜汁。

又方：人参　川椒　附子　茯苓　干姜　粳米

痿　症

痿之一症，未有不由脾胃虚而致者。盖脾胃为水谷之源，后天之本也。五脏六腑皆以受气，故土虚而不能生金，金不生水，水不生木，木不生火，火不生土，一虚而致诸虚矣。风寒湿邪之气乘虚而入，随气以化热，随阴以化寒，各经受之而成痿也。肺受而不能运行皮毛，为痿躄①；脾受而不能运行四肢，故肌肤不仁为肉②痿；心受而不能运行脉络，上下脉虚，为脉痿；肾受则腰脊不举，骨枯髓减，为骨痿；肝受而血不荣筋，拘挛酸挈，为筋痿。各经病痿，古法当先以脾胃主治，叶氏医案以肝、肾、肺、胃四经分治，无一定之法。如冲任虚寒而成痿者，通阳摄阴兼实奇脉。若温热沉着下焦而成痿者，用苦辛寒燥。若肾阳奇脉兼虚者，用通纳八脉，收拾散越之阴阳。如下焦阴虚及肝肾虚而成痿者，用填纳下焦，和肝熄风。若阳明脉空、厥阴风动而成痿者，用通摄法。若肝肾虚而兼湿热，蒸灼筋骨而痿者，益下通脉，清热利湿。如胃虚窒塞，筋骨不利

---

① 痿躄：原作"塞痿"，据《素问·痿论》改。

② 肉：原脱，据《素问·痿论》补。

而成痿者，用流通肾气及通利小肠火腑。若阳明虚，营络热，反内风动而成痿者，以清营热、熄内风为主。肺热叶焦而成痿者，用甘寒清上热为主。邪风入络而成痿者，以解毒宣行为主。精血内夺、奇脉少气而成痿者，以填补精髓为主。此叶氏之立法，更详于古法，当为规矩，依而用之可也。

肺热叶焦，偏痿日瘦，色苍脉数，从《金匮》法，肺叶焦则生痿躄论。

玉竹　大沙参　地骨皮　麦冬　桑叶　苦百合　甜杏仁

又湿①中伏热，沉着下焦②，用苦胜湿，辛通气分，必循经入络，渐次达及阳明。

绵茵陈　生茅术　黄柏　晚蚕砂　寒水石　茯苓皮

又色苍脉实，体质强壮，元气充旺，湿火蕴结下焦，少腹微肿硬，二便滞涩，自觉少腹气冲，两足沉重，艰于步履，腿股皮中甚热，湿热不攘，拘弛为痿也，宜以苦辛寒燥，佐以搜逐络隧，然必戒饮茹素，病根可拔。

绵茵陈　黄柏　川萆薢　茯苓皮　金铃子　穿山甲　槟榔汁

又方：绵茵陈　黄柏　川萆薢　茯苓皮　蚕砂　汉防己　龙胆草　山栀　青黛

湿热蒸烁筋骨，雨湿泛潮，外来水谷，聚湿内起，两因相凑，经脉为痹，渐致痿软，筋弛气坠不用，湿虽阻气而热蒸烁及筋骨久延。

大豆黄卷　飞滑石　杏仁　通草　木防己

---

① 湿：原作"温"，据《临证指南医案》卷七改。
② 焦：原脱，据《临证指南医案》卷七补。

胃①气窒，筋骨不利，诊脉论体，从遗精、漏疡，继而环跳寒痛，遂不堪行走。脏阴伤及腑阳，阳气日加窒塞②，经脉不司舒展，食入壅脘欲吐，大便旬③日不通，痞阻日甚，而为痿症。《内经》论"治痿独取阳明"，无非流通胃气，益胃脉，用加味温胆汤。

人参　茯苓　陈皮　半夏　甘草　竹茹　枳实　熟地　远志　枣仁

初风入络，头目口鼻喎邪，继而足痿，此邪风入络所致。

羚角　犀角　元参　生地　黄柏　川斛　川萆薢

阳明虚，营络热，内风动，阳气日薄，阳明脉络空乏，不司束筋骨以流利机关，肩痛肢麻，头目如蒙，行动痿弱无力，此下虚上实，络热内风沸起，当入夏阳升为甚，燥湿利痰必不应，病宜清营热以熄内风。

犀角　生地　元参　连翘　冬桑叶　丹皮　钩藤　明天麻

肺胃虚，内风动，阳明脉空，厥阴风动，自右肩臂渐及足跗痿躄，长夏气泄，秋半不主收肃，显然虚症，先用通摄。

淡苁蓉　熟地　杞子　川牛膝　川斛　茯苓　远志　石菖蒲

肾胃虚，自稚年失血遗精，四肢痿癫不得动转，肢节亦不能曲屈，冬主收藏，夏主发泄，内损不复，是阳明脉衰所致。

当归　羊肉胶　杞子　锁阳　菊花炭　茯苓　青盐

胃阳督肾皆虚，下焦痿躄，先有遗泄湿疡，频进渗利，阴阳更伤。虽参芪养脾肺以益气，未能救下。即如畏冷阳微，乃

① 胃：原作"肾"，据《临证指南医案》卷七改。
② 塞：原作"塞"，据《临证指南医案》卷七改。
③ 旬：原作"匀"，据《临证指南医案》卷七改。

胃阳①顿衰，应乎②外卫失职。但下焦之病，多属精血受伤。肾脏恶燥，以柔阳滋补。

鹿茸　淡苁蓉　当归　杞子　补骨脂　巴戟天　牛膝　柏子仁　茯苓　川斛

又夏令湿热，经脉流③行气钝，兼下元络脉已虚，痿弱不耐，步履常似酸楚，大便或结或溏，都是肝肾为病，益下必佐宣通。

鹿角霜　当归　生茅术　熟地　茯苓　桑椹子　苁蓉　巴戟　小茴　远志

金毛狗脊酒蒸水熬膏和丸，淡盐汤下。

肝肾虚，寝食如常，仪容④日瘦，言语出声，舌络牵强，手足痿弱，不堪动作，是肝肾内损，渐及奇经，宜地黄饮子加减用。

熟地　黄芪　附子　苁蓉　巴戟　远志　石斛　麦冬　薄荷　石菖蒲　茯苓

肝阳奇脉兼虚，金疮去血，乃经脉营络之伤，若损及脏腑，倏忽莫救，嗔怒动肝，属五志中阳气逆，进与客邪化火两途，苦辛泄气，阳遂发泄，形虽若丰而收藏固摄失职，少腹约束阳道不举，宜以通纳兼治八脉。

鹿角霜　淡苁蓉　生菟丝　生杜仲　归身　五味　大茴香　远志　家韭子　覆盆子　云苓

蒜汁为丸。

---

① 阳：原脱，据《临证指南医案》卷七补。
② 乎：原作"手"，据《临证指南医案》卷七改。
③ 流：原脱，据《临证指南医案》卷七补。
④ 容：原脱，据《临证指南医案》卷七补。

又脉左沉小右弦，两足腰膝酸软无力，舌本肿胀，蒸热，痰涎涌出味咸，此肾虚收纳少权，督脉不司约束，阴火上泛，内风齐煽，久延痿厥，沉疴病根在下，通奇脉以收摄散越之阴阳。

熟地　虎胫骨　龟板　锁阳　牛膝　白芍　陈皮　杞子青盐

羊肉胶丸。

下焦阴虚，脉濡弱右大，心热烦渴，两足膝腰髀伸缩不得自如，此乃下焦阴虚，热烁筋骨而为痿躄。

熟地　虎胫骨　黄柏　知母　当归　牛膝　白芍　元参羊肉胶丸。

骨痿，冬藏精气既少，当春夏发泄，失血遗精，筋弛骨痿，不堪行走。精血内怯，奇经少气，若不绝欲安闲①，有偻废难状之疾。

鹿筋胶　羯羊胶　牛骨髓　猪脊髓　线鱼胶　干苁蓉　紫巴戟　枸杞子　茯苓　沙苑　牛膝　青盐

又病后阴伤骨痿。

生杜仲　熟地　龟甲　黄柏　虎骨　牛膝　当归　巴戟

肾阳虚，症如历节，但汗出筋纵而痛，冬月为甚，腰膝伛偻，形俯梦遗，是精血内损，无以营养筋骨，难与攻迫，宜香茸丸温通太阳督脉。

鹿茸　生当归　麝香　生川乌

雄羊肉肾三对，酒煮捣烂为丸。

---

① 闲：原作"间"，据《临证指南医案》卷七改。

医法青篇

一七八

痹 症

痹之一症，与风相似，但以风则阳受之，痹则阴受之，故多重着沉痛。又与痿症相似，痿多内因，多虚不痛，痹多外因，多实多痛。其在《内经》，不越乎风寒湿三气，然四时之合，皆能为邪，五脏之气，各能受病。痹者，闭而不通之谓也。正气为邪所阻，脏腑经络不能畅达，皆由气血亏损，腠理疏豁，风寒湿三气得以乘虚外袭，留滞于内，致湿痰瘀浊流注凝涩而得之，故经云三气杂至合而为痹，又云风胜为行痹，寒胜为痛痹，湿胜为着痹，以及骨痹、脉痹、麻痹、皮痹之义，可见痹病一症，非偏受一气以足致之也。而病既多端，治法亦异。按叶氏治痹之法，有冲阳疏风邪入络而成痹者，以宣通经脉甘寒去热为主；有经脉受伤，阳气不为护持而成痹者，以温养通补扶生气为主；有伤暑气，湿热入络而为痹者，用舒通脉络，使清阳流行为主；有风湿肿痛而为痹者，用参术益气佐以风药壮气为主；有肝虚疟邪入络而为痹者，以咸苦滋阴兼以通逐缓攻为主；有气滞热郁而成痹者，从气分宣通为主；有血虚络涩及营虚而成痹者，以养营血为主；又有周痹、肢痹、筋痹及风寒湿三气杂合之痹，亦不外乎流畅气血，祛邪养正，宣通脉络诸法。故张景岳治痹之法，只宜峻补真阴，宣通脉络，使气血得以流行，不得过用风燥等药，以再伤阴气，亦见道之言，均可为准则也。

风胜气血相搏，聚于关节，筋脉弛纵而痛为行痹；寒胜四肢挛痛，关节浮肿为痛痹；湿胜痛风，流而不移，汗多四肢缓弱，皮肤不仁，精神昏塞，为着痹。热痹者，脏腑移热，复遇外邪，肢体痿痹发热，唇①口反烈②，皮肤变色；肠痹者，数饮而二便不通，气滞喘急，肠中收痛另有专门；肺痹者，肺不开降，卧则喘急，引痛两胁，舌白便闭另有专门；胸痹者，寒郁结胸填塞，阳虚不运，久而成痹另有专门；胞痹者，少腹膀胱按之内痛，若沃以汤，涩以小便，上为清涕；血痹者，邪入于阴分，若被风吹，骨弱劳疲，汗出，卧则摇动；周痹者，邪行触犯，一身尽痛；麻痹者，手足麻，臂痛不能举，多睡，眩晕，忍尿不便，膝冷成痹，又为支饮。

风湿相搏，一身尽痛，因有堕水，外寒里热，痛极发厥。此属周痹。

桂枝　大黄卷　木防己　羚羊角　海桐皮　花粉

风湿客邪，留于经络，上下四肢流走而痛，邪行触犯，此属周痹，非区区草木可效，必须介类缓攻。

蜣螂虫　全蝎　穿山甲　蕲蛇　蜂房　川乌　麝香　乳香

温暖开泄骤冷，风寒交伤为痹，游走上下为痛楚，邪入经隧汗不解，贵乎宣通。

桂枝　杏仁　滑石　石膏　川草薢　汉防己　苡仁　通草

经脉通而痛痹减，络中虚，则痿弱无力，周身汗出，阳泄已多，岂可再泄，当宗《内经》以筋缓为阳明脉虚之旨。

黄芪　防风　白术　茯苓　炙草　桂枝　当归　白芍
苡仁

肢痹，大凡邪中于经为痹，邪中于络为痿，痛者为痹，不痛而软弱为痿，今痛止弱而无力，是经脉受伤，阳气不为护持，

---

① 唇：原作"辱"，据文义改。
② 烈：通"裂"。《汉书·王莽传》曰："军人分烈莽，身肢节股骨脔分。"

当从痿治，温养补扶培生气。

黄芪　茯苓　生白术　炙草　淡苁蓉　当归　牛膝　仙灵脾　虎骨胶　金毛狗脊

胶膏为丸。

行痹，痛势流走而肿，后感外邪，当从行痹法治。

羌活　木防己　石膏　甘草　海桐皮　杏仁

行痹入左足而肿痛。

生虎骨　防己　萆薢　苡仁　半夏　茯苓

肢痹，肩胛①连及臂指②，走痛而痛，乃肢痹络虚流邪，和正祛邪。

黄芪　防风　海桐皮　生白术　归身　羌活　片姜黄　白蒺藜

肢痹频发为痛，是络虚流湿，宜和正祛邪。

羚羊角　木防己　桂枝　晚蚕砂　川萆薢　通草　生苡仁　茯苓

着痹，左脉如刃，右脉缓涩，阴亏本质，暑热为疟，水谷湿气下坠肢末，遂成着痹，拘挛便泄，减食畏冷，阳明气衰，当缓调。

生白术　狗脊　独活　茯苓　防己　仙灵脾　防风　威灵仙

麻痹，肢腠足膝为甚。

当归　杞子　生虎骨　油松节　川芎　狗脊　萆薢　淮牛膝　仙灵脾　檀香末　白茄根　沙苑

---

① 胛：原作“脾”，据《临证指南医案》卷七改。

② 指：原作“脂”，据《临证指南医案》卷七改。

火酒、醇酒各半，浸七日，量服。此方同史国公药酒方。

着痹，劳力感湿腰痹痠痛，四肢乏力。

生杜仲　生苡仁　沙苑　茯苓　桂枝　狗脊　晚蚕砂　木防己

着痹，遗泄阴伤，兼以敛摄。

人参　生於术　归身　黄芪　炙草　熟地　茯神　五味　白芍

又丸方：人参　黄芪　茯神　杞子　鹿角霜　鹿茸　归身　炙草　菊花炭

炼蜜为丸。

着痹，风湿痛甚。

防己　生於术　独活　茯苓　炒黄柏　生苡仁

着痹，便溏食少，腰胯以下骨骱肢节沉痛。

人参　生於术　制松香　茯苓　汉防己　北细辛　独活　苡仁

周痹，风湿相搏，一身肿痛，周行之气血为邪阻蔽，仿仲景防己汤。

木防己　石膏　杏仁　桂枝　威灵仙　羌活

着痹，湿盛生热生痰，渐有痿痹之状，乃阳明经隧为塞，不可拘执左属血、右属气也。《金匮》云：经热则痹，络热则痿。今有痛痹，治在气分。

生於术　黄芪　片姜黄　羌活　半夏　防风　桑枝

着痹，骨骱走注行痛，身体重着不能转舒，此属湿胜着痹，但阳虚之质忌辛散苦寒。

桂枝　防己　苡仁　羚角　黄卷　杏仁　橘红

着痹，湿热入血络，重坠发斑，下焦痛起，筋掣于腰窝左臂，右脉缓，左脉实，湿热混处血络之中，搜逐甚难，即宜宣通营络，参治奇经。

鹿角霜　生白术　桂枝　茯苓　抚芎　归须　白蒺藜　菊花炭

着痹，四肢经坠，遇冬令阴晦疼痛拘挛，疮疡溃脓，其病不发，疡愈后病复至，抑且时常鼻衄，是风寒湿三气合而为痹留着，气血皆伤，化为败瘀凝痰。

当归须　山甲　干地龙　蕲蛇　白芥子　抚芎　生白蒺藜

水酒各半丸。

着痹，暑伤气分，湿热入络，汗出热痛不减，急清阳明而致小愈，宜薄味使阳明气爽，清阳流行，肢节脉络舒通，而痹痿之根可拔矣。

人参　茯苓　半夏　广皮　生於术　枳壳　川连　泽泻

姜汁、竹沥为丸。

肢痹，卫阳疏，邪入络，冬月温舒，阳气疏豁，风邪由风池、风府流入四末而为肢痹，忽上忽下，以风为阳，阳中动，诊脉虚，宜通经脉。

桂枝　羚羊角　杏仁　花粉　防己　桑枝　海桐皮　片姜黄

又前症渐安，脉有流通之意，经热则痹，络热则痿，知风淫于内，治以甘寒，寒可去热，甘不伤胃。

连翘　元参　花粉　绿豆皮　甜杏仁　梨汁

又前症愈，尚留下午足寒，晨餐颈汗。胃未调和，食不甘美。因大便微溏①，不必过②润。

北沙参　麦冬　川贝　川斛　陈皮　谷芽

麻痹，肝阴虚，疟邪入，用养肝血熄风，右指仍麻，行走则屈伸不舒，戌亥时必心热烦蒸，宜去辛用酸，若虑疟邪未尽，兼以通逐缓攻。

熟地　龟胶　阿胶　秋石　天冬　麦冬　五味　茯神

蜜丸早服。

又：桃仁　山甲　干地龙　抚芎　归须　丹皮　红花　沙苑　蕲蛇

香附汁丸，晚服。

血痹，热入下焦血分，脉中筋急，治在下焦。

柏子仁　当归　丹皮　钩藤　川斛　沙苑

又痹痛右膝甚。

生虎骨　柏子仁　牛膝　萆薢　苡仁　茯苓

筋痹，风寒入下焦经隧③，痹痛在外踝筋骨，妨于行走。邪留经络，须以搜剔动药。

川乌　全蝎　地龙　山甲　蕲蛇　大黑豆皮

筋痹，痛在下，重着不移，左脉搏数，遗泄三四，痛处无形，岂六淫邪聚。然隧道深远，药饵未易奏功，佐以艾灸痛处，冀得成功。

枸杞子　肉苁蓉　虎骨胶　鹿角胶　杜仲　桑椹子　天冬沙苑　茯苓

胶化为丸。

---

① 溏：原脱，据《临证指南医案》卷七补。
② 过：原作"通"，据《临证指南医案》卷七改。
③ 隧：原作"随"，据《临证指南医案》卷七改。

筋痛，脉右大，阳明空，气短，闪烁欲痛。

人参　黄芪　熟白术　炙草　广皮　当归　白芍　半夏
防风根　羌活

前法益气颇安，知身半已上痹痛乃阳不足也。

人参　黄芪　熟术　炙草　桂枝　归身　白芍　羌活

筋痹，痛在右，气弱有痰。

生於术　桂枝　独活　片姜黄　白茯苓　防己

血痹，血中气滞，痛在左，入夜尤甚，是血中之气不行。

归须　桑枝　苡仁　白蒺藜　姜黄　木防己　三棱　蓬术

肺 痿

肺痿一症，概属津枯液燥，多由汗下伤正所致。如草木之痿，为津亡而气竭也。然致痿之因，非止一端。《金匮》云，或从呕吐，或从消渴小便利数，或从便难，或被快药下之重亡津液，或热药烁伤肺阴，故肺热干痿也，则清肃之令不行，水精四布失度，胸中得热煎熬，变为涎沫，侵肺作咳唾之不已，故干者自干，唾者自唾，愈唾愈干，痿病成矣。《金匮》治法，责得其精意，生胃津、润肺燥、补真气以通肺之小管，清火热以复肺之清肃。故《外台》用甘草汤，在于益肺气之虚，润肺金之燥。《千金》甘草汤及生姜甘草汤用参、甘以生津化热，姜枣以宣上焦之气，使胸中之阳不滞，而阴火自熄也。至于叶氏治法，每用甘缓补虚，宗仲景之法，亦可以谓规矩准绳，其肺津伤损，一切变症，当于肺痹、咳嗽、失音、肺痈各门兼参而治之可也。

《脉诀》云：肺痈已成寸数而实，肺痿之形数而无力，肺痈色白脉宜短涩，浮大相逢气损失血。

论治：形色未枯声响可治，形色焦枯声哑不治。

劳烦经营，阳气弛张，咳嗽吐沫，是气泄邪侵，仿《内经》气味过辛，主以甘缓。

北沙参　炒麦冬　饴糖　南枣

肺痿脉弱气短，宜复脉汤。

人参　天冬　麦冬　茯苓　五味　甘草

肺痿咳嗽吐沫，宜补肺阿胶散。

阿胶　人参　麦冬　五味　兜铃　贝母　百合　紫菀　桑皮

脉细心热，呼吸有音，夜寤不寐，是气泄阳伤，仿仲景法，以药补母，以救其子，宜《金匮》麦门冬汤。

人参　麦冬　半夏　甘草　大枣　粳米

肺痿频吐涎沫，食物不下，并不渴饮，岂是实火，津液二便日少，声音未哑，尚可治，仍宜《金匮》麦门冬汤。

积劳忧思，固是内伤。冬温触入，而为咳嗽，乃气分先虚，而邪外凑，脉数而虚，偏大于右①寸，咳吐涎沫，不能多饮汤水②，面色少华，五心多热而足背浮肿，是为肺痿，仍宗仲景法麦门冬汤。

液伤卫虚，溃疡流脓，脉细色夺，声嘶食减，咳嗽，喉中梗痛，皆漏损脂液，失守外卫，为肺痿。

人参　黄芪　苡仁　炙草　归身　白及

久咳神衰，气促汗出，此属肺痿，音未哑，尚可治。

黄芪　生苡仁　百合　白及　南枣　炙黑甘草

水煎膏，米饮汤送下。

---

① 右：原作"石"，据《临证指南医案》卷二改。

② 饮汤水：此三字原脱，据《临证指南医案》卷二补。

肺气不降，咳痰呕逆，非痿症，宜清降。

鲜芦根　桃仁　丝瓜子　苡仁

失　音

宫商角徵羽，歌哭呼笑呻①，此五脏之音声也。原其发声之本，在于肾，其标在乎肺也，病有虚实，由咳嗽而起者居多，除肺痿形枯声喑者，则为不治。其余或肺有燥火，外感寒邪，火气郁遏而喑者；有肺金燥甚，木火上炎，咽干喉痹而喑者；有风热痰涎壅遏肺窍而喑者；有嗔怒叫号致伤会厌者；亦有龙相之火上炎凌烁肺金，久咳不已而喑者；有内夺而厥，则为喑俳②，此肾虚也，是即暴中之不能言者也。叶氏有金空则鸣，金实则无声，金破亦无声，此三言是矣，有邪者，肺实也，无邪久嗽损肺，金破无声也。其治法，有寒者散寒，有火者清火，有风痰则祛风豁痰，若龙火上炎烁肺者宜金水同治，若暴中之喑，全属少阴之虚，宜峻补肝肾，或稍兼火而治之，其用药总宜甘润，而不宜烁，至当之论也。

寒热客邪迫肺，外冷内热，久逼失音，用两解法。

麻黄　杏仁　甘草　石膏

先失音，继喉痹，是气分窒塞，微寒而热，水饮呛出咯痰，此乃在上痹，舌黄口渴，宜辛寒苦法。

射干　麻黄　杏仁　生甘草　石膏　苡仁

秋凉燥气，咳嗽初病，皮毛凛凛，冬月失音，至夏未愈，是金实无声。

---

① 呻：原作"伸"，据《临证指南医案》卷二改。
② 喑俳：俳通"痱"。喑痱：喑，指舌强不能言；痱，指足废不能用。

芦根汁　甜梨汁　杏仁汁　莱菔汁　竹沥

共熬成膏。

胆火气燥，喉痹失音，少阳木火犯上。

冬桑叶　丹皮　麦冬　紫菀　生扁豆壳

共研末，生鸡子白调服。

气分燥津液亏，喉干失音，久不复，肺失清肃，右寸脉浮大。

枇杷叶　马兜铃　地骨皮　桑叶　麦冬　生甘草　桔梗
粳米

肺金津液亏，血后音哑便溏。

生扁豆　炒白芍　炙草　川斛　山药　苡仁　麦冬　米糖
大枣

劳损气喘失音，全属下元无力，真气不得上，宜补足三阴法。

熟地　五味　炒山药　茯苓　芡实　建莲肉

久咳失音喉痹。

阿胶　炒麦冬　川斛　甜沙参　炒生地　甘草　茯神

共为末，生鸡子黄调服。

痢　疾

痢疾古名滞下，惟夏秋暑湿挟积者居多，故丹溪、河间以清热导滞之法，每见其长，其次则风淫、火迫、寒侵皆能致痢，推之燥气独不为患也。至于暑者，有阴暑、阳暑之源，其邪必兼乎湿。夫阴暑者，由于人之阳气先亏，加以贪凉喜冷，郁折生阳，故主于湿；阳暑者，由于天之热伏，阻气化浊，则重于清虚，须细心认定邪之来由，似水之流入脏腑间，一有罅隙则乘虚而着，故有在气在血之分，伤脏伤腑之异。若表之邪郁而气机下流不息者，喻氏论人参败毒散；里之积壅而寒热交黏者，洁古立芍药汤。在气分者，有苦辛调气、辛甘益气等法；在血分者，有酸苦行血及咸柔养血诸方。若表症急，从手三阳者，即照伤寒三阳之法；里势实，专究腑者，有小承气、温脾汤。总之，治腑以三焦为凭，治脏以足三阴为最领，辨得虚实之情形，酌以或通或涩之法，则临症权宜，存乎一心，斟酌用药，亦存乎其人也。

是症不治之条甚多，如脉之实大坚硬，下痢如烟煤屋漏，皆不治之症也。最难愈者莫如休息痢，攻补之法非一。最危险者，莫如噤口痢，却有两端。若因暑湿邪充，格拒^①三焦者，气机皆逆，传而闭其上下之势，浑如两截，若不得其要，则邪无出路，正立消亡，此丹溪清热导滞立法最高，后世都宗其旨。

观叶氏之法，又用半夏泻心汤减去守中之品，取补以运之，辛以润之，苦以降之，与病情尤为允协，又因脾肾之阳素虚，阴邪从中而下者，先伤太阴，继伤少阴关闸，痛泄无度，戊癸少化火之机，命阳无蒸变之力，此不饥不食，为呕为胀，理宜然矣，与邪多积热之候相比绝然不同，参之仲景理中汤、肾气丸及景岳理阴煎、胃关煎等法，皆为平稳。姚颐真化出捷径良法，以大剂苁蓉配入归、参、桂、附、姜、制白芍之类治之，靡不应手而愈，相苁蓉之性温能达下，咸可利胃，质润以补阳中之阴，较之地黄、阿胶尤胜，与肠膏竭尽、络脉结涩而痛者，堪称神品。自此推广用治甚多，若曰某方某药治某病，不知活用，则禁绝后人灵活之心无从施发矣。

---

① 拒：原作"距"，据《临证指南医案》卷七改。

《脉诀》云：泻泄下痢沉小滑实，坚大紧急其凶可知。

清热导滞，红白相杂，口渴喜冷。

黄连　条芩　芍药　楂肉　厚朴　陈皮　青皮　当归　枳壳　槟榔　生军　甘草

人参败毒散表邪郁而气机下流

人参　羌活　独活　茯苓　柴胡　前胡　枳壳　桔梗　川芎　甘草

当归芍药汤下痢色黑，或如胶漆，或下黑水

当归　芍药　黄芩　大黄　槟榔　枳壳　姜黄　卷柏　红花　地榆　人中黄加倍用

苦辛调气散下痢纯白，口渴饮冷

藿香　橘皮　半夏　茯苓　枳壳　厚朴　黄芩　黄连　槟榔　熟军　甘草　人中黄加倍用

辛甘益气气虚下陷，手足厥冷，下痢纯白，五更溏泄

黄芪　人参　白术　当归　陈皮　茯苓　升麻　柴胡　芍药　五味　甘草

干姜引。

酸苦行血热伤血分，下痢纯红

归尾　白芍　生地　丹皮　黄连　连翘　柴胡　山萸　红花　地榆

咸柔养血血亏液涸，下痢甚难

苁蓉　牡蛎　归身　丹参　丹皮　芍药　炙草

半夏泻心汤痞结两截湿注

炒半夏　人参　枳实　川连　黄芩　干姜

阴暑下痢，红白积滞，舌色灰黄，渴不多饮，小溲不利，此暑湿内伏三焦，气不宣达，宜分气理血，不必攻下。

飞滑石　通草　猪苓　茯苓皮　藿香梗　厚朴　白蔻仁
陈皮

阴暑，下痢湿热，夏令伏邪微呕，不饥不寐，大便欲解不
通，乃六腑不和，攻消徒伤脾脏。

人参　吴萸　炒川连　炮姜　茯苓　川楝子　生白芍

阳暑，下痢湿热，食积气虚，热邪未清，宜宣通气分。

槟榔　青皮　陈皮　厚朴　川连　黄芩　炒黑山楂

阳暑，腹痛白痢，两旬不已，是夏秋暑湿为病，宜导气
分消。

藿香　厚朴　广皮　茯苓皮　川连　木香　木瓜　扁豆

暑湿，寒热下痢，血积腹痛吐逆，脉来右弦左弱，目黄羞
明，暑湿凝滞，补虚之中佐以清邪。

人参　黄芪　白芍　广皮　石莲子　川连　山楂　草决明
金银花

湿热气薄肠胃，阻闭气分，故利不爽，用丹溪清热导滞法。

黄连　黄芩　草决明　黑山栀　黑山楂　生白芍　石莲子
丹皮　木香磨汁

湿热面垢，舌白，心下脘中凄凄窒痛，便不爽，湿热内蒸，
气道阻闭，上热下冷，遇暮发寒热。

黄芩　川连　淡竹叶　槟榔磨汁　白芍　厚朴　广皮

湿热内蒸，下痢红积。

炒黑神曲　黑楂肉　茯苓皮　飞滑石　陈皮　厚朴　竹叶
扁豆叶

湿热久痢，须推饮食，酒客湿胜肠中，非风药之辛佐苦味
入肠，何以胜湿逐热，久病饮食不减，肠中病也，此为休息痢。

绵茵陈　白芷　秦皮　茯苓皮　黄柏　藿香

湿热夏秋痢疾，湿热伤气，脾胃气滞，后重里急不爽，痢久都属肾伤，小腹痛坠忌冷，显然下症，宜升阳。

人参　茯苓　泽泻　炙草　防风　羌活　独活　细辛　生姜　大枣

积热食物不调，肠胃蕴蓄郁蒸积聚而下痢，三月不愈，清疏带补。

人参　川连　炒白芍　炒山楂　广皮　茯苓　当归　乌梅

积热，热渐入里，胸痞便泄，宜酸苦泄热。

黄芩　川连　枳壳　白芍　广白皮　滑石　甘草　谷芽

积热，协热下痢黏腻血水，肠胃中湿热之化。

北秦皮　白头翁　茯苓　泽泻　炒银花

加益元散。

湿滞，自痢清水，腹中漉漉，平日酒客，湿胜内蕴，肠胃不爽，凝滞脾胃，久病当苦味坚阴，芳香理脾。

生茅术　炒黑黄柏　炒黑地榆　猪苓　泽泻

湿滞脉缓，脐上痛，便稀溺短，此乃湿郁脾胃之阳，致气滞里急，宜导湿分消。

生茅术　广皮　厚朴　官桂　飞滑石　茯苓　猪苓　泽泻　炒山楂

血积，痢起于夏令，秋半不减，是湿热滞于肠胃，久延面色消夺，腹痛，右脉搏大，乃痢症所忌，宜通积聚兼以和血。

酒炒大黄　川连　黄芩　丹皮　肉桂　归身　白芍　生军

久痢，腹痛下血，久痢不已。

生白术　生黄芪　炒归身　炒楂肉　炒地榆　广皮　厚朴　羌活　防风

久痢，脉沉伏，久痢腹痛，畏寒少食，气弱肠滞，宜以温通。

　　熟附子　生茅术　生大黄　茯苓　厚朴　木香

　　久痢，泻痢久则伤肾，多见下焦沉坠，先伤在阴，忌刚药宜柔剂。

　　人参　鹿茸　菟丝子　茯苓　舶茴香　砂仁　制补骨脂

　　虚痢，下痢泄泻之后，诊脉右弦大，胃虚少纳，阳弱不司运化，法当通腑之阳。

　　人参　益智仁　炒砂仁　茯苓　广白皮　炒菟丝饼

　　虚痢，高年下痢，痰多，舌干，脉空，乃脾肾两亏，二气交虚，恐非所宜。

　　人参　菟丝子　赤石脂　炮姜　茯苓　木瓜

　　虚痢，久痢伤脾，营卫内应脾胃，气血未得充复，宜脾肾两补。

　　人参　山药　茯苓　湖莲　芡实　补骨脂　苁蓉　萸肉
五味子　巴戟　菟丝子　覆盆子

　　虚痢，高年，肾阳肝阴先亏，客①气内扰阻遏，中流乏砥柱，是外邪为少，内伤为多，八脉无权，下无收摄，漏卮不已，理必生阳，泄下焦冷。

　　人参　鹿茸　生杜仲　生沙苑　茯苓　炒黑归身

　　虚痢，气虚下陷，门户不藏。

　　人参　黄芪　广皮　炙草　归身　炒白芍　防风　升麻

　　寒痢，痢积少缓，诸症不减，面色青晦，四肢厥冷，仍在险途，宜益黄散。

　　人参　煨益智　公丁香　茯苓　广皮　青皮　木瓜　炒

---

　　①　客：原作"容"，据《临证指南医案》卷七改。

老米

　　寒痢，腹满自痢，脉来濡小，是太阴病，况小便清长，非腑病湿热之比，法当温之。

　　生於术　附子　茯苓　厚朴　干姜

　　休息痢，妇人休息二年，是下焦阴阳皆虚，不能收摄，经期不来，小腹抚摩有形，上下似乎癥瘕，其实气结，若不急进温①补，恐滋扰肿胀。

　　人参　附子　茯苓　炙草　五味　白芍

　　疟后痢，疟邪热气内陷变痢，延已三月，脾胃气衰，面浮腹膨，仍有里急欲坠之象，中虚伏邪，进以和解。

　　黄芩　柴胡　人参　丹皮　炒当归　白芍　谷芽　炒楂肉

　　风痢，下痢无积，肛坠，肠间汩汩有声，此属内风，当用摄固。

　　熟地炭　黄肉炭　炒归身　炒杞子　川续断　北五味

　　煎送丸药三钱。

　　丸：赤石脂　附子　乌头　炮姜　蜀椒

　　米糊为丸。

　　噤口痢，湿热壅于胃口，下元衰惫，冲脉气震高突，此攻病保真。

　　川连　黄芩　乌梅　白芍　草决明　石莲子

　　噤口痢，久痢无寒热，呕恶不食，乃噤口重症，然痢已久，胃倒气夺，中宫损极，下关不摄，谷不能下咽焉，能承受汤药，仿古方以参术散为末，米饮日服二次，胃气渐醒，方有转危为安。

---

①　温：原作"湿"，据文义改。

人参　茯苓　焦术　炒扁豆　桔梗　炙草　苡仁　砂仁　姜炭　肉蔻

共为末，米饮调服。

噤口痢，下痢不食，食则呕吐，宜黄连开噤汤。

黄连用吴萸同煮炒黑，去萸用连　人参　苏子　干姜　糯米炒黄为引

老年痢，舌心黄边白，渴饮，水浆停胃脘，干呕微呃，自痢稀水，小便不利，诊脉坚劲，八旬有余，暑湿邪热内著，必得脾胃醒，始可磨耐，以高年不敢过清过消，用清暑益气方。

川连　黄芩　人参　茯苓　石莲子　煨干葛　厚朴　猪苓　青皮　泽泻

泄　泻

泄泻一症，与痢疾大同小异，亦有暑湿伤脾、积热伤胃、气虚脏寒等症，若有红白相杂、里急后重则为痢疾，另有专门。至于溏泄频频不已，或热或冷，或为黄水，或为浊水，皆泄泻之症，脾湿居多。若频泄色黄内热，是酒食伤脾，口渴饮冷，挟热为积，宜清热导滞；若不渴喜饮热，是挟寒为积，当温脾理脏，宜香砂平胃加减用之；若因湿伤脾胃，是土不胜湿，宜胃苓治之；若色黑而浊，形似胶漆，是邪毒积甚，宜当归芍药汤重加人中黄治之；又有气虚脏寒不能完谷，而为频泄，宜真人养脏；五更溏泄，全属气虚，宜补中益气加减用之。其余暑湿、热积、虚寒一切变症，当依药案分别详察，庶不致有误矣。

清热导滞汤见痢疾门

当归芍药汤见痢疾门

香砂平胃散溏泄，口不渴，喜饮热

苍术　厚朴　陈皮　甘草　香附　砂仁

胃苓散湿伤脾胃，土不胜湿而泄泻

苍术　焦术　厚朴　陈皮　半夏　桂心　茯苓　猪苓
泽泻

真人养脏汤气虚脏寒不能完谷

人参炙　焦术　当归　木香　肉桂　肉蔻煨　诃子肉煨　罂
粟壳酒炒　炙草　乌梅

补中益气汤加味气虚便溏，五更溏泄

黄芪　人参　白术　当归　陈皮　茯苓　甘草　升麻　柴
胡　芍药　五味子

干姜引。

气滞，每有腹满便溏，入秋常有滞下，此中焦气分积弱，
水谷之气易于聚湿，宜芳香正气，毋令邪入。

藿香梗　白蔻仁　橘红　桔梗　杏仁　郁金　降香　厚朴

秋后泄，秋暑秽浊，气从口鼻入，寒热如疟，上咳下泄，
三焦蔓延，小水短赤，宜芳香辟秽，分利渗湿。

藿香　厚朴　广皮　茯苓块　猪苓　甘草　泽泻　木瓜
滑石　檀香磨汁

疟后泄，阴疟久伤成损，倦不能卧，脊脉垂足跗肿，乃督
脉不用，渐至伛偻废疾，暑湿内侵，致成泄泻，宜分利和中。

厚朴　藿香　广皮　茯苓　泽泻　木瓜　炒扁豆　炒楂肉
炒砂仁

湿泄，湿热内起泄泻，此湿多气泻则腹胀。

人参　苍术　川连　黄芩　白芍　广皮　茯苓　泽泻
楂肉

湿泄，久泻兼发疮疡，是湿胜热郁[①]，苦寒必佐风药，合乎东垣升脾降胃之法。

人参　川连　黄柏　广皮　炙草　生於术　羌活　防风　升麻　柴胡　神曲　麦芽

湿泄，寒湿已变，热郁六腑，为窒为泻。

生白术　厚朴　广皮　白茯苓　益智仁　木瓜　茵陈　泽泻

暑湿泄，中暑头胀喜冷，呕咳，心中胀，泄泻不爽，此为暑湿，舌色白，宜清上焦气分。

石膏　黄芩　炒半夏　橘红　厚朴　杏仁

寒湿泄，寒湿恶心，腹痛泄泻。

厚朴　藿香梗　益智仁　广皮　炒茅术　煨木香　茯苓　泽泻

湿泄，阳伤湿聚，便溏足肿。

桂枝　生白术　木防己　茯苓　泽泻　茵陈

木乘土泄，肝犯胃，消渴干呕，口吐清涎，舌光赤，泄泻，热邪入阴，厥阳犯胃，吞酸不思食，久延为病。

川连　乌梅　黄芩　白芍　人参　诃皮

木乘土泄，肝犯脾胃，自春季胸胁肌腠腹中冷痛，泄泻不止，宜制肝活脾。

人参　焦术　炙草　木瓜　乌梅　炒菟丝

胆郁脾泄，胆郁伤脾，脉右弦，腹膨鸣响，痛泄不痊，此少阳木火伤脾，久则浮肿，当疏通泄郁，非辛温燥热可治。

黄芩　白芍　桑叶　丹皮　柴胡　青皮

---

①　湿胜热郁：原作"胜湿郁热"，据《临证指南医案》卷六改。

蛔厥泄，因惊而泄，腹痛欲呕，是为蛔厥，当用酸苦，忌甜物。

川椒　乌梅　川连　干姜　川楝子　延胡　桂枝　白芍

肠风泄，肠风鸣震，泄泻微痛，是阳气受伤，垢滞不清，宜温通为法。

生苍术　炙草　炮附子　厚朴　制大黄

阳虚泄泻，脾阳虚，色白脉软，虚汗脾倦，大便溏泄，皆脾阳困顿，不克胜举，无以鼓动生生之气，宜与和中为先。

益智仁　广皮　姜炭　茯苓　生谷芽

阳虚泄泻，脾肾阳虚，饮酒少谷，中气久虚，晨泄，下部冷，脾肾两惫，知饥少纳，法当理阳，但酒客性不喜甘药，宜淡渗之品。

茯苓　覆盆子　生益智　炒菟丝饼　补骨脂　芡实

肾伤泄泻，久泻伤肾，食减不化，阳不用事，宜八味肾气，从阴引阳。

八味地黄丸加人参、鹿茸、阳起石、干姜。

久泄，久泻必从脾肾主治，但痛必有黏积，小溲缩短，不应温补，宜通腑气。

厚朴　广皮　茯苓　猪苓　泽泻　川连　煨木香　炒山楂　炒神曲

血虚泄泻，妇人经来腹膨，脐脊酸重，泄泻不止，脘闷妨食，宜温补奇经。

鹿角霜　炒菟丝饼　生杜仲　淡苁蓉　焦归身　炒黑小茴　茯苓　沙苑

脾肾虚泄，脾肾不摄，五更溏泻。

巴戟　菟丝子　五味子　补骨脂　芡实　建莲　山药　炙草

血虚泄泻，妇人产后不复，腹痛瘕泻。

炒菟丝　鹿角霜　生杜仲　补骨脂　炒黑小茴　炒杞子
茯苓

疟　疾

诸疟由伏邪而成，非旦夕之因为患也，六淫之气惟燥不能为患，而新凉收束，实属有关，考之圣训，独手三阳小肠、大肠、三焦、手厥阴心包却无其症，当辨其六气中所伤何气，六经之中病涉何经。有温疟、瘅疟，痰、食、瘴、疠诸疟，春冬时间有，惟夏秋暑湿为患者居多，暑必挟湿，专伤气分，第一要分别上焦中焦之因，暑湿二气何者为重，若暑湿重者，专究上焦肺脏清气，疟来时必热多寒少，唇舌必绛赤，烦渴而喜冷饮，饮多无痞满之患，其脉色自有阳胜之候，当宗桂枝白虎法、天水散加辛凉之药；若湿重者，当议中焦脾胃阳气，疟来时虽然热势蒸燔，舌必有黏腻之苔，渴喜暖汤，胸脘觉痞胀呕恶，其脉色自有阳气不舒之情状，当宗正气散及二陈去甘草加杏、蔻、生姜之类，必要阳胜于阴，而后配和阳之剂，日后方无贻累；有阴阳相争，清阳之气掺下，浊阴之气上蒙清窍，气欲升，为阴所阻，阴气欲降，为阳所阻，阴阳不分，故有先寒后热，先热后寒，当用升柴汤，以升麻、柴胡提阳气上升，以黄芩、知母使阴气于下降，甘草和中，生姜缓胃，此法每见其长。大凡此症，若邪气轻而正不甚虚者，寒热相等；若邪气重而正气怯者，来热必溷而不分。又云轻则一日一发，邪深间日而发，邪最深者则三日一发，古称为三阴大疟，以肝脾肾之见症为要领，其补泄寒温亦不离仲景治三阴之法为根蒂也。

移早则邪达于阳，移晏则邪陷于阴，阴阳胜复，于此可察。

若久而不已，必有他症之虞，太阴之虚，浮胀而满，有通补之理中法，开腑之五苓散；少阴之痿弱成劳，有滋阴之复脉汤，温养之升奇法；厥阴之厥逆吐蛔及邪结为疟母，有乌梅丸及鳖甲煎。又如心经疟久，势必动其营，则为烦渴、见红之累；肺经疟久，必伤其津液，则为胃秘肠痹之候，一则凉阴为主，一则清降为宜。然而疟之名目不一，而疟之兼症甚多，若不达权通变而安能一一尽善。即如叶案云，暑湿格拒三焦而呕逆不纳者，宗半夏泻心法；秽邪蒙蔽膻中而清灵昧甚者，用牛黄清心丸；心阳暴脱，有龙蛎之救逆；胃虚呕呃，有旋覆代赭之成方；如表散和解、通阳补气、滋阴化营、搜邪入络、动药劫截、辛酸两和、营气并补及阳疟之后养胃阴、阴疟之后理脾阳，皆叶氏治疟之法。用药如用兵，先后层次通权达变，真不愧良工之名也。

《脉诀》云：疟脉自弦，弦数者热，弦迟者寒，代散者绝。

升柴汤邪疟

升麻　柴胡　黄芩　知母　干姜　甘草

青皮汤初疟

青皮　厚朴　柴胡　黄芩　半夏　茯苓　白术　草果
甘草

半夏泻心汤呕逆

半夏　川连　黄芩　人参　炙草　干姜　大枣

龙蛎救逆汤心阳暴脱厥逆

龙骨　牡蛎　人参　附子　肉桂　炮姜　炙草

旋覆代赭石汤呕呃

旋覆花　代赭石　人参　半夏　茯苓　姜汁　粳米

乌梅丸疟母

知母　草果　半夏　黄芩　乌梅　生姜

鳖甲煎疟母

生鳖甲　生牡蛎　炒桃仁　归须　炒延胡　柴胡　桂枝

常山饮痰湿久疟，无痰虚弱不可用

常山酒炒　知母　黄芩　草果　槟榔　山甲醋炙　乌梅
干姜

辛酸两和汤搜邪入络

草果　知母　半夏　厚朴　乌梅　黄芩　花粉　姜汁

养胃阴煎疟后养阴

麦冬　首乌　乌梅　知母　火麻仁　生芍药

热疟，阴气先伤，阳气独发，有热无寒，是伏暑内动，当
依《金匮》瘅疟法。

黄芩　麦冬　生地　元参　知母　梨汁　蔗汁

热疟，幼稚形瘦发疟，暮热早凉，胸中格拒，鼻烟唇裂舌
腐，遇夜昏谵，郁遏不通，小溲不利，便必管痛，三焦皆闭，
恐防瘈疭。音炽纵，抽搐也。

连翘　石菖蒲　川贝　杏仁　射干　淡竹叶

热疟，脉数，目眦黄，舌心干，舌白黄苔，口中黏腻，脘
中痞闷，不思纳谷，由于暑风客邪，清浊交混，升降自阻，宜
苦降辛通，暑热自解。

川连　黄芩　花粉　桔梗　白蔻　郁金　橘红

加六一散服。

热疟，风温阳疟，暮热昏谵。

杏仁　滑石　连翘　黄芩　青蒿　淡竹叶

暑疟，舌黄，烦渴，身痛，心腹中热燥，暑热不解为疟暑，
脉自虚，宜清暑。

石膏　知母　甘草　麦冬　竹叶　炒粳米

间日疟，痰多脘闷，汗多心热，伏暑内炽，忌与风寒表药。

滑石　黄芩　厚朴　杏仁　通草　白蔻　半夏　知母　瓜蒌皮

阳虚复疟，气虚发疟，愈后复发自汗。

桂枝　黄芪　当归　防风　鹿角屑　姜汁　南枣

阳虚久疟，寒热月余不止，气虚留邪，以益气升阳，用补中益气汤。

黄芪　人参　白术　当归　陈皮　炙草　升麻　柴胡

姜枣煎。

又：生鹿茸　鹿角霜　人参　归身　茯苓　炙草　生姜

血干劳疟，女子廿岁，天癸始至，面黄汗泄，内热外冷为疟，是纲维无以振顿，四肢骨节疼痛，宜通奇经八脉以和补调经可以却病。

淡苁蓉　鹿角霜　当归　川芎　杜仲　小茴　茯苓　香附

又：人参　生鹿角　当归　紫石英　茯苓　炙草　煨姜大枣

久疟，营卫气伤，络脉中空，正不能驱邪，宜进养营法，以养正驱邪之意。

人参　当归　杞子　白芍　茯神　桂心　炙草　远志　煨姜　南枣

阳虚久疟，气虚发疟，久而不愈，发热汗多。

黄芪　桂枝　牡蛎　炙草　归身　五味　煨姜　大枣

久疟，疟已半年，微热无汗，头痛，心痛如饥，晡①热，是阴疟。

---

① 晡：原作“脯”，据《临证指南医案》卷六改。

生地　鳖甲　阿胶　生白芍　炙草　麦冬　火麻仁　桂枝

阴虚发疟，阴虚热伏，血分有遗泄，疟邪伤阴，寐多盗汗，身动气促，是根本积弱，不主敛摄，宜养阴法。

熟地　生白芍　五味　炒山药　茯苓　芡实　湖莲肉

阴虚发疟，脉数，疟来日迟，舌干渴饮，积劳悒郁内伤，邪气乘虚渐劫阴气，热邪坠于阴，热来小溲频数，汗多不解，宜清阴分之热，以救津液。

鳖甲　知母　草果　生地　炒桃仁　花粉

阴疟，厥阴疟，阳弱失卫，外邪直浸入里，疟来不得汗，邪不从外解，宜和阴阳。

桂枝　炮川乌　生白术　炒黑蜀漆　全蝎　厚朴　姜汁

阴虚，寒自背起，冲气由脐下而升，清涎上涌，呕吐，遂饥不食，此疟深藏厥阴，邪动必动阳明，舌白形寒，宜温补。

人参　半夏　广皮　姜汁　附子　川椒　乌梅　生姜

疟母，疟邪入络，与血气扭结，必凝然不动，遇冷劳怒，冲气脘痛呕逆，妇人冲脉不和，经水不调，宜和疟调经。

延胡　川楝子　半夏　莪术　蒲黄　五灵脂　姜汁

疟痢，疟未止，热陷下痢，中痞不食，宜疟痢兼治。

人参　川连　黄芩　生白芍　广皮　炒当归　炒山楂　干姜　枳实　银花　人中黄

久疟，妇人疟邪内陷，变成阴疟，久延成劳，务以月经通爽，不致邪结干血。

生鳖甲　桃仁　炒丹皮　穿山甲　楂肉　生香附

疟母，妇人左胁有疟母，乃气血交结之故，治宜通络。

鳖甲　桃仁　金铃子　牡蛎　丹皮　夏枯草

疟母，妇人久疟反复，左胁疟母，宜通经络。

生鳖甲　生牡蛎　炒桃仁　当归须　炒延胡　柴胡　桂枝
青皮　炒楂肉

久疟，少阴三疟已久，当升阳温经。

鹿茸　熟附子　人参　桂枝　当归　炒黑蜀漆

久疟，三疟皆入阴络，故汗下为忌，疟久恐结癥瘕疟母，
伏邪厥阴血络，仍聚季胁，宜升降以通阴阳，兼温补。

人参　当归　淡附子　淡姜　茯苓块　肉桂　炒桃仁　炒
延胡

鳖甲胶丸。

呕吐吐蛔

呕吐一症，皆由肝气冲逆，阻胃之降而然也，故《灵枢·
经脉》篇云，足厥阴肝所生病者，胸满呕逆，况五行之生克，
木必犯土，胃病治肝，不过隔一之治，故叶氏案中以泄肝安
胃为纲领，用药以苦辛为主，以酸佐之。如肝犯胃而胃阳不衰
有火者，以芩、连、川楝子苦寒；如胃阳衰者，稍减苦寒，用
苦辛酸热，此其大旨也。若肝阴胃汁皆虚，肝风扰胃呕吐者，
则以柔剂滋液、养胃熄风、镇逆。若胃阳虚浊阴上逆者，用辛
热通之，微佐苦降。若但中阳虚，而肝木不甚亢者，专理胃阳
或稍佐椒、梅。若因呕伤，寒郁化热，劫灼胃津，则用温胆汤
加减。久呕延及肝肾皆虚，冲气上逆者，用温通柔润之补下焦
主治。若热邪内结，则用泻心法。若肝火冲逆伤肺，则用养金
制木、滋水制火。总之，治胃之法，全在温通，虚则必用人参
之平和。治肝之法，或寒热并用，或苦辛酸咸兼投，缘因厥阴
有相火内寄，治法不得不然。但观仲景乌梅丸之法，概可知矣。

吐蛔亦属肝胃之症，因厥阴之邪上逆，蛔不能安，故从上

而出也，皆客邪而致，虽有桂枝黄连泻心安胃法，然不离乎仲景乌梅丸法，以苦辛酸寒热并用，仍与呕吐同参。至于幼稚有吐蛔泻虫及诸虫之病，治标则有杀虫之方，治本仍当温补脾胃，或佐清疳，各有明条，不复多赘。如呕吐，诸药服之即吐，不能入腹者，则用重坠之法压之，然后再服各药，则不吐矣，此亦屡效之良法也。

重坠方汤药下喉即吐，不能入腹者用

石硫黄二钱、水银一钱，同研如煤色，老酒、姜汁调成黑汁，呷一口即不吐出。如吐再呷，总致不吐，再服汤药。次日大便出黑色，再服汤药，以便无黑色为度。

乌梅丸吐蛔

人参　乌梅　川连　当归　黄柏　桂枝　干姜　川椒　附子　细辛

生姜泻心汤邪热内结

生姜　干姜　川连　黄芩　半夏　橘皮　人参　甘草大枣

温胆汤郁热劫灼胃津

陈皮　半夏　茯苓　甘草　枳实　竹茹

安胃丸肝犯胃，吐蛔

乌梅　川椒　附子　桂枝　干姜　黄柏　黄连　川楝子广皮　青皮　人参　白芍　当归　细辛

吐而喜冷恶热，烦渴，小便赤涩，脉洪而数。

陈皮　半夏　黄连　栀子　竹茹　姜汁

怒中饮食作吐，胸满膈胀。

陈皮　半夏　乌药　青皮　木香　砂仁　草果　槟榔　枳壳　干姜

中脘素有痰积，遇寒发呕。

橘红　半夏　丁香　桂枝　豆蔻　砂仁　白芥子　干姜

中气久伤，仓廪空虚，因而呕吐。

人参　焦术　茯苓　炙草　陈皮　半夏　神曲　干姜
大枣

呕苦者，邪在胆经，木上乘胃，则逆而吐。

吴萸　川连　黄芩　柴胡　茯苓　青皮　干姜

吐酸者，宿食滞于胃脘。

苍术　厚朴　陈皮　甘草　木香　砂仁　楂肉　神曲
干姜

吐清水而渴，饮水即吐，名水逆。

茯苓　猪苓　焦术　肉桂　泽泻　赤石脂为末，冲服

吐涎沫者为中虚，宜六君加益智、干姜。

吐蛔呕虫，为胃中冷，宜理中。

人参　焦术　炮姜　炙草　川椒　川连　乌梅　槟榔

虫聚而反胃呕吐，宜槟榔丸。

槟榔　雄黄　大黄　牵牛

阿魏煎化为丸，姜汤下。

肝犯胃，咽阻吞酸，痞胀，食入呕吐，宜苦辛泄降。

吴萸　川连　川楝子　杏仁　茯苓　半夏　厚朴

脉细小而弦，风木乘土呕吐，得小便通少缓，治以通阳。

炮附子　人参　半夏　吴萸　干姜　茯苓

呕黑苦水、绿水，显然下焦浊邪犯胃。

人参　川椒　乌梅　茯苓　紫石英　桑螵蛸

食过逾时，漾漾涌涎欲吐，诊脉濡涩，以胃虚肝乘，宗仲
景旋覆代赭法。

旋覆花　代赭石　人参　半夏　茯苓　广皮

妇人肝病犯胃，呕逆吐清涎，头晕，乳房痛，四肢麻痹，是少阳木火上乘。

人参　茯苓　桂枝　川楝子　川连　乌梅　当归　生白芍

肥腻滞胃，肝木得乘，气逆上壅呕吐，宜降逆平肝安胃。

降香　苏子　旋覆花　茯苓　半夏　广皮　韭汁

痛从少腹上冲，为呕为胀，是厥阴秽浊致患，宜宣通。

韭白根　吴萸　桂枝　小茴香　炒橘核　炙山甲　归尾　川楝子　延胡　茯苓

脉搏肢冷，呕逆下痢白积，生冷水寒郁生，阳气上塞，心大痛，乃厥阴浊邪上攻，宜温通。

吴萸　丁香　藿香　川楝子　木香　广皮　茯苓

清涎上涌，食物吐出，乃饥饱伤及胃中之阳，忌鲜荤冷汤。

半夏　厚朴　生益智　姜汁　生白术　茯苓

呕伤胃中，邪热劫津，寒郁化热，营卫气窒，食入即吐。

鲜竹茹　半夏　石斛　茯苓　广白皮　枳实　姜汁

肝肾虚，冲脉气上逆，少腹属肝，肝厥必犯胃腑，故作呕痛，是奇脉交伤，宜温通柔润下焦虚损主治。

淡苁蓉　茯苓　当归　杞子　炒沙苑　桂心　鹿角霜

暑秽内结，旧有胃痛呕吐之病，暑热秽气上窍侵入三焦混淆。

川连　淡黄芩　半夏　姜汁　黑山栀　枳实汁

厥阴吐蛔，寒热干呕，心胸格拒，舌黑，渴不欲饮，极重之症。

乌梅肉　桂枝　黑川椒　白芍　川连　黄芩　干姜

胁痛右甚，呕吐蛔虫，好食生米，此饥饱加怒，胃土不和，肝木来犯，宜和腑络。

川连　干姜　桂枝　川楝子　延胡　芦荟　白芍　枳实

服乌梅丸三钱。

上升吐蛔，下降狐惑见伤寒变症，皆胃虚少谷，肝脏厥气上干于耳，宜安胃法。

人参　桂枝　炒当归　炒白芍　代赭石　乌梅　川椒　川楝子　川连　煨姜　炙草

呕吐身热三候不解，胸痞，入暮谵语，耳聋，此热结厥阴险症。

川连　黄芩　干姜　枳壳　半夏　茯苓　菖蒲　姜汁

噎隔①反胃

噎隔一症，皆因气结血亏津液枯槁，有挟痰、挟气、挟热而成，三腑灼伤津液，胃之上口为贲门，大肠下口为魄门，小肠上口为幽门，三腑津液既伤，三门自然枯干，而水谷出入不得流通矣。贲门干枯，故食下而为噎也，心下格拒，饥不能食，到喉间不能下咽为隔，多因喜怒悲忧恐五志过极，或纵情嗜欲，或恣意酒食，以致阳气内结，阴血内枯，而成初病，宜清火降痰，舒气润燥，用加味小陷胸汤，每见其长，次宜调养脾肺以开结气，填精益血以滋枯燥，最忌香燥之药重伤津液。若形容尚不致衰败者，自可渐次而愈。若形势已衰，或延久失治，津液枯槁，大便如羊粪，小便赤短，虽神工妙手，亦难救十中之一，故谓不治之症。

① 隔：通"膈"，膈膜。

反胃者，乃胃中无阳，不能容①化食物，命门火衰，不能熏蒸脾土，以致饮食入胃，不能运化，而为朝食暮吐，宜补土通阳以温脾胃。若随食即吐，为气逆痰壅，当以顺气理痰，故叶氏于噎隔反胃各为立法以治之。其阳结于上，阴亏于下而为噎隔者，通阳开痞，通补胃腑，以进退黄连汤、附子泻心诸法，上热下寒为治；其肝阴胃汁枯槁及烦劳阳亢、肺胃津液枯而成噎隔者，用酸甘济阴及润燥清燥为主；其液亏气滞及阳衰血瘀而成噎隔者，用理气逐瘀兼通血络为主；其胃阳虚而为噎隔者，及忧郁痰阻而成者，用通补胃腑、辛热开浊、苦降辛通，佐以利痰清隔为主；其郁气逆而为噎隔者，两通厥阴阳明为法；其酒热郁伤，肺胃气不降而为噎隔者，用轻剂清降及苦辛寒开肺为主。叶案治法精蕴，张景岳又用脾肾为主，二家理法皆通，可以为规矩，宗而用之。

加味小陷胸汤 <small>初起噎隔，有痰火凝滞上焦</small>

黄连　半夏　瓜蒌实　火麻仁　柏子仁　杏仁　归身　五谷虫　竹沥　姜汁

又常磨生鹿角汁早晚服。

进退黄连汤 <small>通阳开痞，兼治肺胃</small>

川连　干姜　半夏　人参　茯苓　附子　白芍　姜汁

附子泻心汤 <small>上热下寒有滞</small>

附子　黄芩　川连　大黄　干姜

阳结于上，阴衰于下，关格闭塞，脉小涩，脘中隐痛，呕恶吞酸，舌绛不多饮，此高年阳气结于上，阴液衰于下，为关

---

① 容：原作"镕"，据《临证指南医案》卷四改。

格之渐，当开①痞通阳，以川连人参汤加减用。

川连　人参　半夏　枳实　姜汁　竹沥

清阳日结，腹窄不能纳谷，阴液涸，肠失润，大便难。

桂枝　川连　半夏　姜汁　杏仁　茯苓　归身　麻仁

肝阴胃汁黏，反胃，废食，不便，消渴，心热，呕吐涎沫，喜食甘酸，是肝阴胃汁枯槁，难任燥药，宜凉宜润宜柔。

乌梅　人参　地黄汁　阿胶　麦冬汁　生白芍

阳明汁干成隔。

梨汁　柿霜　玉竹　天冬　麦冬　甜杏仁　川贝　生白芍
胡麻

烦劳阳亢，肺胃津液枯，老年血气渐衰，胃气不行而成噎症，是三阳燔燥，宜用丹溪七汁饮清润法。

麦冬汁　地黄汁　柏仁汁　杏仁汁　黑芝麻汁　苏子汁
松仁汁

以上各药，如无鲜汁，均以水磨成汁，又有梨、藕、蔗、竹沥、姜汁，名五汁饮，均可加减而用。

液亏气滞，脉涩左大，食入为噎，是属液亏，先宜理气，后用润剂。

半夏　橘皮　云苓　枳实　枇杷叶　竹沥

脾胃气不降，舌黄微渴，痰多咳逆，食下欲噎，病在肺胃，宜轻剂清降。

枇杷叶　杏仁　郁金　瓜蒌皮　山栀　香豉

肝郁气逆，格拒食物，涎沫逆气，自左上升，此老年悒郁所致，必使腑通浊泄，仅可延久，宜两通肝胃法。

---

① 开：原脱，据《临证指南医案》卷四补。

半夏　橘红　茯苓　苦杏仁　竹沥　姜汁

酒热郁伤肺胃，脘中食阻而痛，宜以苦辛寒治。

川连　半夏　香豉　枳实　茯苓　姜汁

脉弦而小涩，食入脘痛格拒必吐清涎，色苍眼筋红黄，昔肥今瘦，是郁怒所伤，当苦以降之，辛以通之，佐以利痰清膈，勿以辛香劫津。

川连　橘红　杏仁　半夏　桔梗　瓜蒌皮　竹沥　姜汁

胃阳虚甚，未老形衰，纳谷最少，心下忽痛，常吐清水，是胃薄为噎，宜补胃腑。

人参　半夏　陈皮　茯苓　香粳米　姜汁

阳虚命门火衰，脉濡缓无力，中年胸胁时痛，朝食暮吐，此属反胃，乃胃中无阳，浊阴腐壅，宜仲景阳明辛热宣通。

吴萸　半夏　荜茇　良姜　茯苓　橘皮　鹿茸　补骨脂　胡桃肉

行走劳力即吐痰水食物，是阳气伤而反胃也。

人参　焦术　茯苓　炙草　炮姜　吴萸

脉缓右关弦，知饥恶食，食入即吐，肢浮便溏，溺少不渴，此胃阳衰微，开合之司以废，老年反胃乃大症也。

人参　茯苓　附片　良姜　肉蔻　益智仁　丁香皮　木香　炒粳米　砂仁

随食即吐，是气逆痰壅，不能容物，故而即吐，宜清痰顺气。

陈皮　半夏　茯苓　瓜蒌实　枳实　郁金　乌药　木香　干姜　甘草

又：苏子　前胡　枳实　厚朴　沉香磨汁　瓜蒌实　橘皮　半夏　大腹皮　茯苓　姜汁　竹沥

若喉中如有物哽噎而呕吐者，名梅核隔，是痰气与瘀血而结，宜消瘀化痰；又有肝犯胃而呕吐，或吐虫、吐酸、吐苦、吐涎，无哽噎反胃之状者，应于呕吐等门推求，不在此例，故不多赘。

肿　胀

肿胀一症，多因阳气损伤，真火衰败，脾土不能渗湿，外邪袭入，湿甚而为水胀。又有阳气虚，而肝气滞于经络之间，壅塞肺气不能宣达，三焦不能升降而为气肿。治法须当先培元阳之本，次逐水湿之标，此治水胀之法也。气胀者，疏肝理脾，通利经络，提清气于上升，使浊气下降，乃治气胀之法也。

若四肢不肿，胸腹膨膨，则为胀满。若四肢肿，腹胀，则为肿胀。以手按之，腹色不变，按坑不起，为气胀。若按之随手而起者，为水胀。女子经闭，邪客于子门，则为石瘕，若在上，心胸腹大坚硬，属气，先调气，然后治肿胀；在下经闭属血，先调经血，然后治胀，均须先调气血，缓缓而进，不可猛攻峻施，恐正损而为难治也。

若腹起青筋络色变，四肢形脱清冷，则成单腹胀，乃脾土败坏，难以医治。若邪气客于肠外胞中，则为肠覃。若四肢冷，为阴盛，先肿四肢，后入腹者，脐肿突出，阴囊肿腐，缺盆脊背肿平，足心肿平，脉大而时绝，或沉涩而微细，皆不治。

肿胀身热，为阳盛，先肿腹，后肿四肢者，可治。皮厚色苍者，属气，为阳，从上肿下，邪在外，可治。皮薄色泽者，属水，为阴，从下肿上，阴邪在内，难治。《脉诀》云：肿胀之形洪数为正，沉涩微细大数将尽。又云：胀满之脉浮大洪实，细而沉微岐黄无术。

肿本乎水，胀由乎气。肿分阳水、阴水，其有因风、因湿、因气、因热，外来者为有余，即为阳，内结者为阴，为不足。若因病后，脾肺虚弱，不能通调水道，或因心火克金，肺不能生肾水，以致小便不利，肾亏虚火烁肺而溺少，此为内因，为不足。

论治法，有湿在下者，用分利；湿在上中者，用分消；有湿热而着里者，用五苓散，通达膀胱；有温郁热兼者，用半夏泻心法，苦辛通降；有湿热气郁积者，用鸡金散，消利并行；有气血郁积，湿热之邪久留而不散者，用小温中丸，清理相火，健运中州；有湿热与水寒之气交横，气喘溺少，通身肿胀者，用禹余粮丸，崇土制水，暖下泄浊；有寒湿在乎气分，则用姜附；有寒湿入于血分，则用桂附；有上焦为热，则用麻杏膏、苡仁等味清肃上焦之气；有湿邪下着为痹，则用加味活络等剂，宣通下焦之郁；有藉乎薤白瓜蒌者，滑润气机之痹结于腹胁也；有藉乎制黄归尾者，搜逐血沫之凝涩于坠也；有藉乎玉壶、控涎、神保、神芎者，视其或轻或重之痰饮水积而驱之也；若有胃阳虚者，茯苓必进；脾阳衰者，术附必投；更有伤及乎肾者，则又需加减八味、济生等丸矣；其他如养阳明之大半夏汤，疏厥阴之逍遥散，盖由症之牵连而及此。叶氏案中之法，不愧乎良工也。

五苓散湿热着里，通达膀胱

茯苓　猪苓　泽泻　桂心　白术

半夏泻心汤温热气郁，辛苦通降

半夏　黄芩　川连　人参　茯苓　炙草　干姜　大枣

鸡金散气血郁积挟湿热，消利并行

鸡内金　沉香　砂仁　陈香橼皮

小温中丸气血郁积，湿热之邪久留不散，清理相火，健运中州

白术　茯苓　陈皮　法夏　甘草　生香附　苦参　黄连　针砂醋炒红，研极细

醋水各半，神曲糊为丸。

禹余粮丸湿热与寒水之气交横，气喘溺少，通身肿胀，宜崇土制水，暖下泄泻

禹余石醋煅红　赤石脂醋煅红　铜针砂醋煅红

三物各研极细，配下各药：

羌活　川芎　三棱　蓬术　白蔻　白蒺藜　陈皮　青皮　木香　大茴　牛膝　当归　炮姜　炮附　肉桂

麻杏膏清肃上焦之气

麻黄　杏仁　苡仁　石膏　甘草

加味活络丹湿邪着下为痹，宜通下焦之郁

川乌　草乌　胆星　地龙　乳香　没药　桂枝　细辛

薤白瓜蒌丸滑润气痹，通阳之粤

薤白汁　瓜蒌实　桂枝　川楝皮　半夏　茯苓　归须　桃仁　延胡　姜汁

二汁法为丸。

制黄归尾汤瘀热在血，胸不爽，小便坠，宜搜逐血沫之凝涩

制大黄　归尾　桃仁　郁李仁　小茴　红花　桂枝　川楝子

玉壶丹痰饮水积

半夏　芫花　瓜蒌

控涎丹痰饮水积

甘遂　大戟　白芥子

神保丸气逆肝郁，中寒痞滞，虚者禁用

木香　胡椒　干蝎　巴豆

神芎丸肝经瘀血

川芎　归尾　全蝎　桃仁　郁金

八味丸阴阳俱虚，损及伤肾

熟地　山药　山萸　丹皮　茯苓　泽泻　肉桂　熟附

济生丸阴阳俱虚肾伤

即八味丸加车前、牛膝、茯苓为君，又名金匮肾气丸。

大半夏汤养阳明

人参　半夏　茯苓　白蜜

逍遥散肝脾郁伤

当归　白芍　柴胡　茯苓　白术　炙草　薄荷　干姜

胃阳虚，食谷不运，腹胀呕恶，大便不爽，脉弦色黄，此为胀满，当温通阳气。

吴萸连炒　半夏　荜茇　良姜　广皮　生姜汁

攻痞变成单腹胀，脾阳伤极，难治之症。

生白术　熟附子　茯苓　厚朴　陈皮　生姜

饮酒聚湿，太阴脾阳受伤，单腹胀，是浊阴之气痼结，二便不爽，治以健阳运湿。

生茅术　草果　附子　陈皮　厚朴　茯苓　大腹皮　荜茇　猪苓

食下满胀不爽，肢木不仁，此脾阳困顿，不能默运，宜温通阳气。

白术　附子　炮姜　桂枝　茯苓　荜茇

左脉弦，胀满不运，便泄不爽，当温通脾阳，加味五皮饮。

茯苓皮　大腹皮　广皮　青皮　姜皮　甘草　厚朴皮　猪苓　椒目

脾①胃阳虚，右胁痛②，呕酸浊③，皆浊阴上干。早上清宽，暮夜气紧，大便不爽，腹胀，宜辛甘温④中补虚。

人参　生白术　茯苓　肉桂　归身　益智　广皮　煨姜

腹软膨胀，便不爽，腑阳不行，宜温中调脾。

生益智　茯苓　生谷芽　广皮　炒砂仁　厚朴

肾胃阳虚，午后肠鸣，时泄腹胀，治法初宜刚剂，俾阴浊不潜，阳乃复，次宜治阳明。

人参　熟附　良姜　茯苓　炒菟丝　胡芦巴

胃逆厥阴来犯，腹胀而痛，宜用丹溪温胆制水升阳法。

半夏　茯苓　橘红　枳实　竹茹　生白芍　川连

肝郁犯胃兼湿，左脉劲，右缓涩，始而肠鸣泄气，渐次腹满膜胀，便难溺少，此皆情怀少旷，清气不转，肝木侵侮胃土，腑阳窒塞胀满，胃脘心下痛气郁，宜河间分消法。

杏仁　厚朴　海金沙　陈杏橼　郁金　莱菔子　木通　鸡肫皮

食入不运，脘中膜胀，病由恌郁，妇人经来不愈，色黄形瘦，脉小而涩，喜凉饮恶热，九窍不和，皆胃病。

川连　鸡肫皮　枳实　广皮　桔梗　瓜蒌实　半夏　杏仁　莱菔子　郁金

姜汁、竹沥为丸。

肝木侮土，脾胃受伤，郁久气不转舒，聚而为热，减食膜胀，当作木土之郁调治。

---

① 脾：原作"肺"，据《临证指南医案》卷三改。
② 痛：原脱，据《临证指南医案》卷三补。
③ 呕酸浊：原作"酸浊呕"，据《临证指南医案》卷三乙正。
④ 温：原作"湿"，据《临证指南医案》卷三改。

钩藤　丹皮　黑山栀　川连　青皮　厚朴　莱菔子　薄荷梗　广白皮

形神劳烦阳伤，腑气不通，疝瘕浊阴胀满，当以辛雄刚剂调治。

炮乌头　生附子　良姜　吴萸　川楝子　小茴　猪胆汁

嗔怒气血逆乱，右胁不和，夜食嗳噫䐜胀，乃肝胃病，治以解郁宣通气血。

钩藤　丹皮　桑叶　生香附　茯苓　神曲　降香　山楂炒黑

日间气坠腹胀，夜卧不觉，甚则头昏胸闷，是木郁气滞血涩，宜辛香流气。

川楝子　延胡　小茴　黑栀　青木香　橘核

生香附磨汁丸。

肝郁伤及脾胃之阳，脘闷中满跗肿，宜治中法。

人参　生益智　煨姜　茯苓　木瓜　炒广皮

瘰疬马刀，是肝胆为病，延及脾胃，腹满便涩，舌黄肿胀，宜疏肝和脾。

吴萸　川连拌炒，同用　生於术　川楝子　炒山楂　黑栀　厚朴　青皮　椒目　防己　茯苓皮

肝犯胆胃，阳虚有湿，遂为䐜胀，小便不利，两跗皆肿，大便滞涩，治在腑阳，用分消法。

生於术　茯苓　泽泻　猪苓　厚朴　椒目　海金沙　防己　姜皮

湿痰阻气，三焦浊气不降为喘，过食停滞阴脏，阳腑气不宣通，跗肿胀满，当分治三焦，用河间分消法。

杏仁　莱菔子　猪苓　泽泻　葶苈子　厚朴　桑白皮　大腹皮　广皮　木通

下焦寒湿流经，髀尻微肿，小腿下臁肿甚及腑阳不行，病甚于暮，宜辛香通其经腑之郁。

生於术　炮川乌　北细辛　茯苓　汉防己　独活

湿郁疟蛊，囊肿腹胀，此属瘀蛊。

茯苓皮　海金沙　白通草　大腹皮　厚朴　广皮　猪苓　泽泻

肿胀各症，如正气未衰者，大戟、甘遂、芫花、椒目、防己之类，量为加用；若正气已衰，则不可用，惟以茯苓皮、大腹皮、厚朴皮、姜皮、橘皮、桂皮、附皮、鸡肫皮、焦术、参、芪之类用之。

外用各方

巴豆去油四钱，水银、轻粉各二钱，硫黄一钱，研匀成饼，用棉铺脐上，安放药饼，再盖之，时下恶水三五次，去药，以粥服。

又以甘遂、甘草研末，和饼贴脐，名车水饼，贴药均以麝香少许于脐内。

又以鲜商陆根捣烂贴脐。

又以甘遂研末敷脐，浓煎甘草汤饮之，名车水饮。

卷之五

怔忡惊悸恐

人之所主者，心也。心之所主者，血也。心血消亡，神气失守，则宅舍空虚，痰因以客，此怔忡之所由也。心为君火，包络为相火，二火动，阴精乘之，不能自安，故惕惕然跳，筑筑然动，而谓怔忡惊悸恐，形象各有不同。惊者，卒然而惊，触不自知也。悸者，本无所惊，心自动而不宁也，即怔忡恐者，自疑而惧，不能独坐也。悸则祛其痰，惊则安其神，恐则定其志。心为离火，内阴而外阳，肾为坎水，内阳而外阴。心以神为主，肾以志为主。阳火阴水，心肾既济，神志自宁。阴精上奉以安其神，阳气下藏以定其志，而诸疾瘳矣，故治总宜于降火清痰、滋阴补阳、安神定志之为要也。

归脾汤 心虚无血怔忡，引血归脾

黄芪　人参　白术　枣仁　远志　归身　茯神　石菖蒲　桂心　木香　圆肉　炙草

养心汤 心虚有热，养血安神

人参　元参　生地　丹皮　归身　天冬　麦冬　茯神　远志　枣仁　柏子仁　石菖蒲　五味子　炙草

安神丸 心虚大热，恍惚怔忡

川连　犀角　生地　归身　元参　琥珀　远志　枣仁　茯神　辰砂衣丸

清胆汤 胆虚痰火惊恐

归身　白芍　郁金　半夏　橘红　胆星　栀仁　枣仁　茯神　麦冬　竹茹

养荣汤神昏惊悸恐

人参　黄芪　龟甲　当归　远志　枣仁　茯神　橘红　半夏　辰砂

孔圣枕中丹心虚健忘

远志　石菖蒲　茯神　枣仁　龙骨　龟甲研末，酒调服

又以石菖蒲、远志等分，为末，戊子日服二钱，又丁酉日密自往市，买远志二钱，戴帽中归后，为末酒调服，勿令人知，治忘如神，此李士材法。

惊则气逆，阳泄为汗，用重镇压惊。

黄芪　人参　桂枝　煅龙骨　左牡蛎　茯神　枣仁　石菖蒲

惊恐寒热，心悸不寐，宜治肝肾。

天冬　龙骨　牡蛎　白芍　茯神　淮小麦

骤惊暴厥，为肝胆病。昼则心悸，是阳动；夜则气坠，属阴亏，用收回肝肾法。

生地　龙骨　牡蛎　白芍　萸肉　五味　金箔

惊恐痰火上升，神呆脉沉，是痰阻灵窍。

川连　黄芩　山栀　枳实　橘红　胆星　菖蒲　远志

阳气郁窍络阻，惊恐阳升风动，吐痰呕逆。

羚羊角　石菖蒲　胆星　远志　连翘　钩藤　天麻　橘红

木火动，神虚惊狂，心悸怔忡，夜卧不寐，脉虚细，宜补心丹。

人参　茯神　枣仁　元参　丹参　天冬　麦冬　生地　川连　柏子仁　菖蒲　远志　桔梗

火郁，心肾不交，脉不鼓指，怔忡惊悸。

生地　龟甲　茯神　远志　菖蒲　黄柏酒炒　川连酒炒　山

栀炒黑　竹叶

积　聚

自《难经》分出，积者阴气也，五脏所生，聚者阳气也，六腑所成。后巢氏《病源》另立癥瘕之名，以不动者为癥，动者为瘕，亦即《难经》积聚之意也。积聚者，就其盲膜结聚之处，以经脉所过部分，属脏者为阴，阴主静，静则坚而不移；属腑者为阳，阳主动，动则移而不定，皆由脏腑气聚，阴络受伤，积成癥瘕。癥者，征也，按之有形而不移；瘕者，假也，按之无形而虚假。初为气结在经，久则血伤入络。古人伸引触类，若荟肭之去热滞，芥蛤之去凝痰，叶案又取仲景之治劳伤血痹诸法，以虫蚁迅速飞走，诸灵通络方法，俾飞者升，走者降，血无凝着，气可宣通，用法灵活，较之纯用刚药攻积除坚，更为稳妥，学者尤当究心焉。

脾胃伤，气分结痞，脉弦大，面色黄滞，腹大青筋皆露，纯是脾胃受伤，积聚内起，气分受病，邪结血分，瘕聚成形，病久正气已怯，宗东垣缓攻法。

生於术　鸡肫皮　川连　厚朴　广皮

姜渣水泛丸。

病后食物失和，肠中变化，传导失职，气滞酿湿而成热，六腑滞浊为之聚，宗洁古法，于肠胃宿病，丸剂缓攻。

川连　芦荟　鸡肫皮　煨木香　青皮　莱菔子　山楂厚朴

蒸饼为小丸。

湿胜，脾胃食物不化，向有积聚，肠腑不通，热气固郁，宗叶案和中法。

黄芩　枳实　广皮　莱菔子　白芍　白术　苍术　鸡肫皮

水泛丸。

痰凝脉络，右胁有形高突，按之无痛，此属瘕痞。

蛤粉　白芥子　瓜蒌皮　黑栀皮　半夏　郁金　橘红

姜皮

血络凝痹，着而不移，是阴邪聚络为癥，脉弦缓，难依五积肥气攻治，宜辛温入血络为法。

归须　延胡　郁金　官桂　橘红　韭白

骑射驰聚，寒暑劳形，阳气受伤，右胸胁形高微突，初病胀痛无形，久则形坚似硬，初为气结在经，久则血伤入络。叶案仿仲景治伤劳血痹诸法，用虫蚁迅速飞走诸灵，俾飞者升，走者降，血无凝着，气可宣通。

螳螂虫　当归须　桃仁　郁金　䗪虫即飞蝗　山甲　夏枯草

生香附　生牡蛎　五灵脂　川芎　煨木香

用大酒曲末二两，水糊丸，无灰酒送三钱。

伏梁病在络，日后当血凝之虑，脉数左大，是其癥也。

厚朴　归须　益母草　泽泻　青皮　郁金　延胡　茯苓

香附

脉数坚，伏梁病在络，宜气血分消。

当归　桃仁　郁金　茺蔚子　枳实　厚朴　茯苓　通草

郁

《素问·六元正纪大论》言五郁之发，乃因五运之气太过不及，遂有胜复之变。由此观之，天地且有郁，何况人乎？故六气着人，皆能郁而致病。如伤寒之邪郁，如暑湿之蕴结，瘟疫之邪客，又有风湿寒三气杂感而成痹症，总之邪不解散，即谓之郁，此言外感六气而成也。至于内感者，七情之郁居多，如思虑伤脾、怒激伤肝之类。其源总由于心，因情志不遂，则郁而成病矣，其症心、脾、肝、胆为多。初伤气分，久延入血，延及郁劳沉疴，故叶案用药每以苦辛凉润宣通，不投燥热敛涩呆补，此其治郁大法也。此外更有当发明者，郁则气滞，或在形躯，或在脏①腑，必有不舒之现症，盖气本无形，郁则气聚，聚则似有形而实无质，如胸隔②似阻，心中虚痞，胁胀背胀，脘闷不食，气瘕攻冲，筋脉不舒，医家不察，误认有形之滞，破气攻削，愈治愈剧，转方又属呆补，此不死于病，而死于药矣。不知情志之郁，由于隐情曲意不伸，故气之升降开阖枢机不利，虽《内经》有开泄、折、达、发、夺五郁之治，犹虑难获全功，故郁症全在病者能移情易性，医者构思灵巧，不重在攻补，而在乎用苦泄热而不损胃，用辛理气而不破气，用滑润濡燥涩而不滋腻气机，用宣通而不揠苗助长，庶几可幸成功矣。

久郁心脾气结，神志不清，当利窍佐以益气。

人参　石菖蒲　龙骨　枣仁　远志　茯神　桔梗　木香

乌药各三分，磨汁兑服

悲泣乃情怀内起之病，病生于郁，形象渐大，按之坚硬，正在心下，用苦辛泄降，先从气结治。

川连　干姜　半夏　茯苓　瓜蒌皮　姜汁　竹沥

肝郁，脘痛，吐酸。

金石斛　黑栀　丹皮　夏曲　橘红　郁金　枇杷叶

妇人悒郁动肝，久则延脾，不食不知味，火风变动，气横

---

① 脏：原脱，据《临证指南医案》卷六补。

② 隔：疑为"膈"。

为痛为胀，便秘忽泄，情志之郁，若用香燥劫夺，必变拒格中满，宜辛润少佐和阳。

柏子仁　归须　桃仁　生白芍　川连姜炒　川楝子

恼怒肝郁，思虑脾伤，面黄脉涩不寐，宗薛氏法治。

人参　黄芪　熟术　茯神　枣仁　桂圆肉　当归　黑栀　丹皮　远志　炙草

妇人隐情曲意不伸，乃七情之郁损，宗丹溪越鞠方法。

香附　川芎　川连　茯苓　半夏　橘红　炒楂肉　神曲糊丸

妇人脉弦涩，外寒内热，齿痛舌干无寐，乃肝脾郁结不舒。

郁金　钩藤　丹皮　夏枯草　生香附　薄荷　广皮　茯苓

妇人抑郁悲泣，致肝阳内动，阳气变化火风，有形有声，贯膈冲咽，肝为刚脏，济之以柔。

生地　天冬　阿胶　茯神　川斛　牡蛎　归须　人中白

郁损脉络，痰饮阻气，心胸右胁之间常有不舒之象，宜宣通流畅脉络。

天竺黄　茯神　郁金　橘红　远志　石菖蒲　丹参　琥珀　竹沥泛丸

血络郁痹，胁痛，脉左涩右弦，口鼻中气触腥秽，右胁板痛，呼吸不利，卧着不安，当宣通脉络。

川楝子　延胡　桃仁　归须　郁金　降香

女子郁热伤肝阴，齿衄，肠血，当养肝阴。

生地　天冬　阿胶　女贞子　旱莲草　白芍　茯苓　乌骨鸡丸

经络气血郁痹，升降皆钝，外凉内热，骨节沉痛，肌肿腹膨，肤腠无汗，宜宣通为法。

香附　白蒺藜　钩藤　丹皮　山栀　苍术　抚芎　泽兰

姜黄　神曲

三　消

　　三消一症，虽有上中下之分，其实不越阴亏阳亢，津涸热淫而已。古法惟仲景之肾气丸助真火蒸化，上升津液；《本事方》神效散，取水中咸寒之物，遂其性而治之，后世宗之为准绳。今叶氏则范于法而不囿于法，如病在中上者，用景岳之玉女煎，六味之加二冬、龟甲、旱莲，一以清阳明之热以滋少阴，一以救心肺之阴而下顾真液；如元阳变动而为消烁者，即用河间之甘露饮，生津清热，润燥养阴，甘缓和阳；至于壮水以制阳光，则有六味之补三阴，而加车前、牛膝导引肝肾，斟酌变通，斯诚善矣。

　　郁火能食，善饥渴饮，日加形瘦，心烦，内火自燃，乃消。

　　生地　知母　石膏　麦冬　生白芍　生草

　　肌肉瘦减，善饥渴饮，此烦劳心营，内热，肺胃之伤，渐损中下，脉偏于左搏，营脉虚热，苦寒莫治，中上之消。

　　犀角　生地　元参　沙参　麦冬　柿霜　地骨皮　生草

　　肝风厥阳上冲，眩晕犯胃，为消。

　　石膏　知母　阿胶　生地　生白芍　生草

　　液涸消渴，胃口不醒，是阳明为病。阳土非甘凉不复，宗仲景之肝病治胃法。

　　人参　麦冬　粳米　佩兰叶　川斛　陈皮

　　元阳变动，烁精为消，宜用河间甘露饮。

　　生地　熟地　天冬　麦冬　石斛　茵陈　黄芩　枳壳　枇杷叶　甘草

　　肾阴虚，胃火，脉左数，能食消渴。

熟地　山药　山萸　丹皮　茯苓　泽泻　天冬　麦冬　龟板　女贞子　旱莲草　川斛

肾阴虚，心火亢，形瘦脉搏，渴饮善食，乃三消症，宗景岳之玉女煎法。

生石膏　熟地　麦冬　知母　牛膝

肾阴虚，身热消渴。

生地　熟地　天冬　麦冬　茯苓　泽泻　知母　黄柏

肾阴虚，遗精消渴。

生地　麦冬　石莲子　山药　菟丝子　五味子　茯苓　花粉

胃热能食，消渴形瘦。

生地　麦冬　花粉　川连

煎汁，加藕汁、牛乳，白蜜为膏。

中寒中气

中寒者，非伤寒可比。若寒邪内伏，传于经络，复感时气，内伤外感，有六经形症，为伤寒。中寒者，内无伏伤，卒然寒气触犯，身体强直，或口噤战栗，甚则厥逆无知，类似中风，尤为凶猛，急死急痊之症。凡人正气已亏，腹中空虚，衣着单薄，正当严寒之际，卒然触犯，故有危急之状。治宜善调，不可近火，火气一迫，致无救矣。亦不可热饮，惟以姜汁、好酒加冰麝少许，温温灌之，以棉被卷摇，稍苏扶起行动，再用麻黄、苍术、枳、朴、姜、桂或姜汤热饮，重则以艾灸丹田穴，筋急加木瓜，腹中痛加木香。

中气者，又名中恶，是温热不正之气，卒然触犯，气逆呕涎，甚至昏仆，与中风相类，亦由正气虚而不能胜邪之故。但中风身温多痰，脉浮应人迎，中气身冷无痰，脉沉应气口，以气药治风则可，以风药治气则不可，急以苏合丸灌之，候苏用八味顺气散，即六君加乌药、香附、姜、枣煎服，或藿香正气散，即藿、朴、苏、芷、苓、术、陈、夏、桔、甘、大腹、姜、枣煎服。

中寒头痛背寒。

桂枝　杏仁　白芍　炙草　生姜　大枣

形寒，身热，头痛，脘闷，身痛。

桂枝　杏仁　广皮　茯苓　厚朴　生姜

寒邪袭卫，发热头痛。

淡豆豉　苏梗　木防己　茯苓皮　杏仁　厚朴

中气内郁，气短胸满，便泄。

杏仁　桔梗　香豉　橘红　枳壳　薄荷　茯苓　连翘

中气伤胃，津痞闷不饥，热蒸形消。

桂枝　杏仁　知母　石膏　甘草　苍术　滑石

中气目瞑，舌缩神昏如醉，是温邪入心包络，宜叶案至宝丹。

犀角　朱砂　雄黄　琥珀　玳瑁　安息香各一两　牛黄五钱麝香　龙脑香各一钱　金箔　银箔各五十片，研细

安息香膏为丸，分作百丸，每服一丸，参汤下。

暑

天之暑热一动，地之湿浊自腾，人在蒸淫热迫之中，若正气有隙，则邪乘虚而入，先阻上焦，清肃不行，输化之机自失，水谷之精微亦蕴结而为湿也，故暑病必挟湿者，即此义耳。前人有因动因静之分，以及入心入肝、为疟为痢、中痧霍乱、暴

厥传变之原，叶案诸法，随其变幻，审其阴阳，运用之妙，存乎心也。

暑者，其症卒暴，面垢，冷汗发出，手足微冷，昏晕，或吐或泻，或喘或满，形症不一，脉来浮而迟大，虚软少力，外阳内阴，必用辛温，取其通窍。稍苏，然后分别形症治之，如在上者，以辛凉微苦，如竹叶、连翘、杏仁、薄荷之类；在中者，以苦辛宣通，如半夏、泻心之类；在下者，以温行寒性，质重开下，如桂苓甘露饮之类，此治三焦之大意也。

若系劳役动作之人，卒然暑热僵仆，勿与凉物，寒气一迫即死，须安放暖处，取路上热土，放脐上作窝，令人溺尿于中，用蒜捣烂，热土为汤去渣，灌之即苏，再分别形症治之。若静而逸者，为阴症头痛，恶寒拘急，肢节痛，心烦无汗，无大热，宜大顺散，杏仁、厚朴、香薷、干姜、甘草；若身热烦躁，大渴多汗，宜苍术白虎汤；虚人用东垣清暑益气汤，有房劳禁香薷。

暑伤中焦，心烦呕吐，中满不食，宜半夏泻心汤。

半夏　黄芩　黄连　干姜　人参　炙草　大枣

暑伤下焦，便泄溺赤，宜河间桂苓甘露饮。

滑石　石膏　甘草　白术　茯苓　猪苓　泽泻　肉桂

暑伤身热，烦躁大渴多汗，宜苍术白虎汤。

苍术　人参　知母　石膏　甘草　茯苓　橘皮　粳米

气虚伤暑，吞酸，肢酸麻木，宜东垣清暑益气汤。

人参　黄芪　白术　甘草　麦冬　五味　青皮　陈皮　泽泻　葛根　升麻　黄柏　归身　神曲

暑伤气分，上焦开郁，下脘不通，不饥不食不便，皆气阻滞。

杏仁　通草　象贝　瓜蒌皮　白蔻仁　郁金汁

暑厥，不省人事，挟痰上冲，宜辰砂益元散。

辰砂三　滑石六　甘草一

共研，每用一钱，灯心姜汤合抱龙丸服。

暑郁在上，咳呕多痰。

石膏　杏仁　炒半夏　郁金　黑栀　香豉　干姜

暑伤烦渴，舌白，心中胀闷，热邪内迫，气分阻闭，当治肺经。

杏仁　郁金　滑石　黄芩　半夏　橘红　瓜蒌皮

暑气挟湿，皆伤气分，上焦结固，宗河间法。

杏仁　瓜蒌皮　半夏　白蔻仁　石膏　知母　姜汁　竹沥

秋露水煎。

暑伏至深，而发头痛烦渴少寐，宜治上焦。

薄荷　淡竹叶　杏仁　连翘　黄芩　石膏　赤芍　木通

暑秽入内结募，脘闷腹痛，便泄不爽，宜芳香治中焦。

藿香梗　杏仁　厚朴　茯苓皮　夏曲　广皮　香附　麦芽

暑伏于内，舌白罩灰黑，胸脘痞闷，潮热呕恶，烦渴汗出，是三焦皆受，宜理上中为要。

杏仁　滑石　黄芩　半夏　厚朴　橘红　黄连　郁金
通草

暑热炎蒸，外袭肺卫，游行三焦，气分窒痹，脉弦，午后恶寒，似热不饥，溺短赤，当用和解法。

杏仁　香薷　木通　飞滑石　茯苓　厚朴　白蔻仁　淡
竹叶

暑邪入厥阴，舌灰，消渴，心下板着，呕恶吐蛔，寒热，下利血水，危笃重症。

川连　黄芩　干姜　生白芍　人参　川椒　乌梅

暑伤，头重，脘闷，脉虚，跗酸。

丝瓜叶　杏仁　茯苓皮　汉防己　茵陈　白蔻仁　木通

六一散即滑石六、甘草一

湿

湿为重浊有质之邪，若从外而受者，皆由地中之气升腾，从内而生者，由脾阳之不运，湿症成也。若外感湿邪者，或兼风、兼寒、兼暑、兼热，皆宜表散，但不可大汗。内湿者，膏粱酒醴过度，或嗜饮茶汤太过，或生冷瓜果甜腻之物，素积成湿。治法总宜辨其体质阴阳，可以知寒热虚实。若其人色苍赤而肌瘦者，属阳，此外感湿邪，必易化热。若其人色白而肥者，属阴，内伤脾湿，必易化寒。叶案治之法，若湿阻上焦则用开肺气，佐以淡渗通膀胱。若脾阳不运，湿阻中焦，则用术、朴、姜、半之属以温运之，再加风药以燥其湿，甘酸腻浊在所不用。肾阳充旺，脾土健运，自无寒湿诸症；肺金清肃下降，膀胱气化通调，自无湿火湿热。暑湿诸症，若夫失治变幻，则有肿胀、黄胆①、泄泻、淋闭、痰饮等类，应当于各门兼参详察而治之可也。

湿阻上焦，肺不肃降，舌白头胀，身痛肢痛，胸闷不食，溺阻，当开气分除湿。

飞滑石　杏仁　白蔻仁　炒半夏　白通草　竹叶

湿伤上焦，舌白，咽喉欲闭，邪阻上焦空虚之所，宜治肺胃。

---

① 胆：疑为"疸"。

连翘　牛蒡子　银花　马勃　射干　瓜蒌皮　郁金　金汁

舌白，目黄，口渴，溺赤，脉象呆钝，此属湿郁。

绵茵陈　生白术　寒水石　飞滑石　桂枝　茯苓皮　猪苓
泽泻

脘闷，便溏，身痛，脉象模糊①，此属湿蕴三焦。

厚朴　广皮　藿香梗　茯苓皮　木防己　大豆黄卷　苡仁

冷酒水湿伤中焦，呕食下泄，脂液浮肿作胀，宜理脾阳。

人参　茯苓　熟附　生於术　生白芍　生姜

湿久，脾阳消乏，肾真亦惫，宜安肾法。

鹿角　胡芦巴　附子　韭子　赤石脂　补骨脂　茅术　茯
苓　菟丝　大茴

霍乱肠沙

霍乱之病，由暑湿食积，水邪杂揉，乱于肠胃，清浊相干，故心痛腹痛，上吐下泻也。若无腹痛下泻，只系心胃痛而呕者，非霍乱，应于胃痛呕吐门推求。若绞肠大痛而无下泻者，则为肠沙，分别治之，不可淆混。霍乱者，以藿香正气散加减用之。肠沙者，有寒热干湿之分。干呕者为干沙，不可与饮，饮则立毙，只用手心擦热，于肚脐揉之。初揉更痛是热也，揉之稍缓是寒也。用二三人换擦换擦②，或用炒盐热揉，候痛稍缓，以盐炒焦，煎水一口，饮之即吐恶水，再用加减藿香正气散服之。若有寒邪，肠沙绞痛必先有吐恶水，亦用揉法，并与姜汤饮，候止吐再服药即安。俱不可刮沙，刮沙虽可暂解，而邪在内，

---

①　模糊：原作"糊糢"，据《临证指南医案》卷五改。
②　换擦：疑为衍文。

时常又发，不可不知也。霍乱之脉洪大为佳，代结无妨，若见微细，舌卷囊缩则为不治。当于暑湿呕吐各门兼参用之，庶不致有误矣。

藿香正气散霍乱吐泻

藿香　苏叶　陈皮　半夏　茯苓　甘草　白芷　桔梗　大腹皮　厚朴

若转筋加木瓜，暑加香薷，食伤加山楂、槟榔、神曲、谷芽，水湿伤加苡仁、防己。

加减藿香饮肠沙绞痛

藿香　苏叶　陈皮　半夏　厚朴　大腹皮　黄芩　芍药　滑石　甘草

若寒邪绞痛，去黄芩、滑石，加干姜、苍术、木香。

不 寐

不寐者，阳不交阴之故也。阳主动，阴主静，阴静而寐足也。若焦烦过度，则离宫内燃，心燥不寐者，当壮水以制火。若忧劳愤郁，耗损心脾者，宜养心汤及归脾汤治之。若肝血不藏，而魂摇神漾不寐者，用咸补甘缓法。胆热则苦心烦，古法有清胆法，今叶案有用桑叶、丹皮、山栀轻清少阳之法。若胃热口甜不寐者，宜清胆法。若胆液亏，阳升虚烦，不寐者，宜酸枣仁法。若肝肾阴亏，阳浮不寐者，以介属之咸，佐以酸收甘缓，庶几近理，皆可谓良工妙法也。

心火，舌涸赤绛，烦不成寐，阳升阴液无以上注，多痛，当益肾水以制心火。

生地　元参　麦冬　绿豆皮　银花　竹叶心

胆火，少阳郁火，不寐口苦。

丹皮　半夏　钩藤　桑叶　橘红　茯苓　山栀

肝火，呕吐眩晕，肝胃两伤，阳不交阴，不寐。

半夏　人参　川连　橘红　干姜　黄芩　白芍　枳实
竹茹

脾营虚，脉涩不能充长肌肉，夜寐不宁，宜归脾汤。

黄芪　白术　茯神　人参　远志　枣仁　当归　广皮　桂
圆　炙草

胆液亏，阳升虚烦，夜不寐，宜枣仁汤。

枣仁　知母　川芎　茯神　白芍　炙草

肝肾亏，阴虚阳浮，脏液内耗，心腹热灼，阳不交阴，
不寐。

龟胶　淡菜　熟地　黄柏　茯苓　远志　萸肉　五味

肾亏，下焦液枯，阳不交阴，不寐。

龟胶　鹿胶　熟地　苁蓉　天冬　茯苓　萸肉　五味　羊
内肾

脾热口甜，脾胃伏热未清不寐，宜清胆法。

川连　山栀　人参　丹皮　花粉　半夏　枳实　橘皮　竹
茹　干姜

脾　胃

脾胃之论，莫详于东垣，其所著补中益气、调中益气、升
阳益胃等汤，诚补前人之未备，察其立方之意，因以内伤劳倦
为主，又因脾乃太阴湿土，且世人胃阳衰者居多，故用参芪以
补中，二术以温燥，升柴以升下陷之清阳，陈皮、木香理中宫
之气滞，脾胃合治，若用之得宜，诚效如桴鼓，后人宗其意，
即以治脾之药笼统治胃。今观叶案分晰脾胃，而论胃属戊土，

脾属己土，戊阳己阴，阴阳之性有别也。脏宜藏，腑宜通，脏腑之体用各殊也。若脾阳不足，胃有寒湿，一脏一腑皆宜于温燥升运者，自当恪遵东垣之法。若脾阳不亏，胃有燥火，则当遵叶氏养胃阴之法。观其立论云：纳食主胃，运化主脾，脾宜升则健，胃宜降则和。又云：太阴湿土，得阳始运，阳明阳土，得阴自安，以脾喜刚燥，胃喜柔润也。仲景急下存津，其治在胃；东垣大升阳气，其治在脾，此种议论实超千古。故凡遇禀质木火之体，患燥热之症，或病后热伤肺胃津液，以致虚痞不食，舌绛咽干，烦渴不寐，肌燥熇热，便不通爽，此九窍不和，都属胃病也，岂可以芪、术、升、柴治之乎，故叶案必用降胃之法，所谓胃宜降则和者，非用辛开苦降，亦非苦寒下夺以损胃气，不过甘平或甘凉濡润以养胃阴，则津液来复，使之通降而已矣。此义即宗《内经》所谓六腑者，传化物而不藏，以通为用之理也。叶案所分胃阴虚、胃阳虚、脾胃阳虚、中虚、饥伤、食伤，其种种治法，最易明悉。总之，脾胃之病，虚实寒热，宜燥宜润，固当详辨，其于升降二字，尤为紧要。盖脾气下陷固病，即使不陷而但不运，已病矣；胃气上逆固病，即不上逆但不通降，亦病矣。故脾胃之治法，各门相兼者甚多，如呕吐、肿胀、泄泻、便闭、不食、胃痛、腹痛、木乘土，诸门尤宜并参，互相讨论，以明其理可也。

病后不复、不饥、不纳、音低气馁、九窍不和，都属胃病，阳土喜柔，偏恶刚燥，如四君、异功等药是治脾之剂，腑宜通，甘凉濡润，胃气下行，可效。

麦冬　火麻仁　生白芍　生扁豆　玉竹　沙参　甘草桑叶

临服入甘蔗汁一杯。

肺胃阴虚，理肺养胃，进以甘寒。

甜杏仁　玉竹　花粉　枇杷叶　川贝　甜梨汁

脉数，口渴，有痰，知饥少纳，乃胃阴伤也，宜养宜凉。

炒麦冬　生扁豆　沙参　川斛　茯神　白粳米　生甘草
蔗汁

胃阳虚，食谷不化，胃无火也。

人参　生白术　厚朴　广皮　益智仁　茯苓　砂仁　粳米
炒荷叶

脉右濡，脐上寸许有聚气横束①，食难用饱，每三四日一
大便。九窍失和，都属胃病。上脘部位为气分，清阳失司。仿
仲景通阳法。

薤白　瓜蒌汁　半夏　桂枝　菖蒲　姜汁

壮年肌②柔色黯，脉小濡涩，食不运化，若食冷物，脐上
即痛，是阳不旺，浊阴易聚，腑阳宜通。

良姜　草果　红豆蔻　厚朴　生香附　乌药

脾阳虚，舌灰黄，脘痹不饥，形寒怯冷，便溏，是脾阳不
能运布，当温脾汤。

生白术　半夏　茯苓　广皮　厚朴　荜茇　干姜　益智仁
淡附子

素有痰饮，阳气已微，再加悒③郁伤脾，脾胃运纳愈惫，
食下不化，欲泻，宗东垣升降法。

人参　白术　羌活④　防风　生益智　广皮　炙草　木瓜

---

① 束：原作"来"，据《临证指南医案》卷三改。
② 肌：原作"饥"，据文义改。
③ 悒（yì义）：忧愁，不安。
④ 活：原作"和"，据《临证指南医案》卷三改。

食加便溏，是胃醒脾不运化，当以太阴阳明同治，宜异功散加味。

人参　白术　茯苓　甘草　陈皮　益智仁　甘松

脾肾阳虚，脉虚濡弱，肢冷，肌腠麻木，时加寒凛微热，欲溺，便频短，大便有不化之形，此阳气大衰，宜温补理中汤。

人参　焦术　附子　炮姜　甘草

中气虚，卫少外护，畏风怜①，冷是脾阳虚弱之病，宗东垣补中益气法。

人参　黄芪　白术　当归　陈皮　炙草　升麻　柴胡　麦冬　北五味

痛而纳食稍安，病在脾络，因饥而伤，当养中焦，宜当归建中汤法。

当归　黄芪　赤芍　桂枝　甘草　饴糖

小便短涩浑浊，大便频溏，不欲纳谷，此伤食恶食病也，宜分消法。

生益智　广皮　茯苓　泽泻　萆薢　炒白芍　炒山楂

阳微，食后吐酸吞酸。

茯苓　半夏　广皮　生於术　厚朴　干姜　荜澄茄　吴萸连炒　丁香

水泛为丸。

不　食

不食者，必作胃虚论，亦作火衰不运也。古人云：有胃气则生，无胃气则死。此百病之纲也。故诸病能食者，势虽重而

①　怜：疑为"冷"。

尚可挽救。不能食，势虽轻而必致延剧。然有当禁食而不当禁食之两途，如伤寒阳明腑病，或霍乱[①]不通，或斑疹未达，或瘟疫邪客，或疟邪交战，脘闷痞胀等症，当禁其食。其余一切诸症不食者，当责之胃阳虚，脾阴虚，或湿热阻气，或命门火衰。总之，有余之症当禁食，不足之症先理脾虚，更当兼参脾胃等门详定而治之。

胃阳虚，脉虚缓，不食不饥，形寒浮肿。

人参　生益智　广皮　夏曲　茯苓　生白芍　煨姜

胃伤恶食，络虚风动，浮肿，先与荷米煎法。

人参　广皮　檀香泥　炒粳米　炒荷叶蒂

胃阴虚，不饥不食，假寐，心惊跳，营热，胃汁全亏。

生地　麦冬　知母蜜炒　火麻仁　竹叶心　金银花　地骨皮　川贝母　花粉　甘草　甜梨皮

病后脉弦而劲，知饥不纳，是胃气未和，或用小柴胡汤亦可，此叶案法。

佩兰叶　鲜莲子　茯神　大麦仁　川斛　炒知母

脉濡无力，唇赤舌干，微眩，不饥不饱，是烦劳伤阳，应乎胃气。

炒麦冬　乌梅　木瓜　川斛　大麦仁

上焦湿热阻气，胃痹不饥，宜清上焦。

杏仁　瓜蒌皮　橘红　连翘　滑石　郁金

湿热上受，首先入肺，伤及胃阳，不饥不食，上脘格阻，酸浊之气，宜开上焦气分。

苏子　杏仁　瓜蒌皮　枇杷叶　黄芩　降香

---

① 乱：原脱，据《临证指南医案》卷四补。

噫　嗳

《内经》止①有噫字而无嗳字。故经云：五气所病心为噫。又云：寒气客于胃。厥逆从下上散。复出于胃，故为噫。夫噫嗳一症，或伤寒病后，及大病后，胃气弱而不和，清无所归而不升，浊无所纳而不降，是以邪气留连，嗳酸作饱，阴阳格阻。仲景立旋覆代赭汤，用人参、甘草养正补虚，姜、枣和脾以定中州，旋覆旋转于上，使中格阻之阳升而上达，又用代赭之重镇坠于下，使恋阳留滞之阴降而下达。而前贤治噫嗳一症，无出仲景之右矣。故叶案宗仲景法加减出入，以杏仁、桔梗开肺，以智仁、术、朴散满，以甘草、白芍和胃，靡不应手取效，可谓得仲景心法矣。

胃虚客气上逆，噫气不降，胃阳更困，味淡呕恶，宗仲景人参代赭法。

人参　代赭石　旋覆花　炒半夏　茯苓　干姜　甘草　大枣

壮年饮食聚湿，脾阳受伤，食入反出，噫气不爽，隔阻中焦，宜叶案温通镇逆法。

旋覆花　代赭石　茯苓　半夏　附子　干姜

脾肺郁，噫气不爽，食后更甚，宜开通肺脾。

杏仁　夏曲　橘红　厚朴　郁金　白芍　桔梗

胃阳虚，多噎，胸隔②不爽，胃弱食少，宜薄味调理。

生白芍　茯苓　广皮　夏曲　益智仁　瓜蒌仁　厚朴　生姜

脾胃不和，嗳气，腹微痛。

---

① 止：通"只"。表示仅有、只有。唐·柳宗元《三戒》曰："技止此耳。"
② 隔：疑作"膈"。

人参　焦术　茯苓　炙草　陈皮　半夏　木香　白芍　干姜

自汗盗汗

汗者，人身之津液所化也，不因劳动发散，溱溱然①自出者，为自汗，由阴蒸于阳分，阳虚而自出也。盗汗者，睡熟则出，醒则渐收，《内经》谓寝汗由阳蒸于阴分，阴静而出也，故醒时身动为阳而渐收。是阳虚自汗宜补气以卫外，阴虚盗汗当补阴以营内。仲景立法自汗不止用黄芪建中汤，先贤又有玉屏风散。如阴虚有火、盗汗发者，有当归六黄汤、柏子仁丸。如劳伤心神，气热汗泄者，叶案用生脉四君子汤。各法皆得恰当，若能按症施治，一毫不乱，自可谓明矣。

阳虚自汗，宜补气以卫外，宗仲景建中法。

黄芪　桂枝　芍药　干姜　甘草　饴糖　南枣

劳伤阳虚汗泄，用古法玉屏风散。

黄芪　防风　白术　炙草

妇人劳力怫怒，心背皆热，汗出经行病发，食纳顿减。叶案仿褚氏法，独阴无阳，须推通补。

人参　半夏　茯苓　炙草　牡蛎　小麦　南枣

阳虚脉细，自汗，下体怯冷，卫阳式微，叶案用温补法。

黄芪　熟附　熟术　炙草　煨姜　南枣

劳伤营卫，脉弦大，身热汗出，宗《内经》法，劳者温之。

黄芪　当归　桂枝　白芍　炙草　煨姜　南枣

脉细自汗，体冷，形神疲瘁，知饥少纳，肢节酸楚，病在营卫，叶案用甘温法。

---

① 溱溱（zhēnzhēn 贞贞）然：出汗的样子。

黄芪　桂枝　白芍　炙草　煨姜　南枣

汗出寒凛，真气发泄，痰动风生，用辛甘化风法。

生芪　桂枝　炙草　茯苓　防风　煨姜　南枣

劳伤心神，食减，五心汗出，叶案用生脉四君子汤。

人参　麦冬　五味　茯苓　白术　炙草

胃阴虚，厥阴来乘，当丑时，漐然汗出，少寐多梦，宗叶案法。

人参　龙骨　茯神　枣仁　炒白芍　蒸熟五味　炙草

阴虚有火发热，睡熟盗汗，宗李士材用当归六黄汤。

当归　熟地　生地　黄芪　黄芩　黄柏　黄连　麻黄根

若四肢汗多者，加芍药、牡蛎、桂枝。若阴虚无热只系盗汗者，减去芩、连、柏、麻黄根，加桂枝、芍药。若头额汗多，是心血不足，以丹参、归身、生地、茯神、枣仁、黄芪、白芍、枸杞、圆肉。

阴虚盗汗，惟心窝一处有汗，是思虑伤心，宜李士材补心汤法。

人参　黄芪　归身　茯神　枣仁　远志　五味　辰砂　猪心一具，带血入药

煮熟去药，食心并汤。

衄

血行清道，从鼻而出，古名曰衄，与浊道之吐咯者不同。清道即指至高之分，由山根以上，睛明之次而来也，其穴乃手足太阳、足阳明、阴阳跷五脉之会及冲脉交会其间，可见诸经皆能为衄，不独肺胃而然。外为六淫之变化，内因五志之掀腾，气血日为错乱，阴阳为之相乘，天人交感之处，虚实攸分矣。

若火邪极甚，而载血上泛者，用苦寒咸寒之法，审其原委之深浅，此外因主治之法也。至于烦冗曲运，耗及木火之营，肝脏厥阳化火风上灼者，甘咸柔婉，导火归源。因酒者用和阳之剂，因努力用培中益下之方。此内因主治之法也，学者惟当审内外两因，庶几无误矣。

温邪衄血，此属外因。

连翘　元参　黄芩　黑栀皮　杏仁　郁金

风温衄血，此属外因。

丹皮　元参　连翘　赤芍　茅花　黑栀皮

阳升鼻衄不止，此属内因。

生地炒炭　炒知母　牛膝　黑栀　川斛　丹皮　侧柏叶炒炭　乌犀角磨汁兑服

努力伤阳，阳逆鼻衄，内因。

生地炭　炒丹皮　元参　炒牛膝　黑栀　百草霜　黑柏叶　乌犀角磨汁兑服

阴虚阳冒，脉左数，内因衄血。

生地炭　阿胶　天冬　麦冬　淡菜　生白芍　茯神　炒山药　香墨研汁兑服

咳逆失音，内因衄血。

生地炭　龟板　丹皮　牛膝　山药　茯苓　荆芥穗炒炭　香墨研汁兑服

幼稚内热，鼻血时发。

生地　元参　丹皮　炒山药　黄柏炭　香墨研汁　乌犀角磨汁

脱

脱，即死也。诸病之死，皆谓之脱。盖人病则阴阳偏胜，治病则救偏胜。若不明阴阳偏胜之道，加之以偏，偏极死矣。人之生也，负阴抱阳。又曰：阴在内，阳之守也；阳在外，阴之使也。是故阳中有阴，阴中有阳，其阴阳枢纽，自有生以至老死，顷刻不离。故先贤著医，无非和协阴阳，使人得尽天年而已。夫脱者，有阴脱阳脱之殊，《内经》论之最详，《难经》又言阳脱者见鬼，阴脱者目盲，此不过言其脱时之形状，明理者须预为挽救则可。若至见鬼目盲而治之，已无及矣。叶案治法，回阳之中必佐顾阴，摄阴之内必顾阳气，务使阳潜阴固，庶不致有偏胜之患。至于所脱之症不一，如中风眩晕，呕吐喘衄，汗多亡阳之类，是阳脱也。泻痢崩漏，胎产下多，亡阴之类，是阴脱也。痧胀霍乱，痞胀痉厥，脏腑窒塞之类，是内闭外脱也。阳脱于上，阴脱于下，即人死而魂升魄降之谓也。总之，阴阳枢纽不脱，病虽重而不死。然则，阴阳枢纽何在？其在于命门软！

阳脱目瞑，口开遗溺，面亮汗油，阳飞欲脱，无药力挽，急以参附汤加五味冲童便接续真元，候汗止神苏，阳回液涸，心热渴饮，宜复脉汤加用。

人参　麦冬　五味　茯神　建莲　熟石炭　远志　菖蒲根

阴阳并虚，目瞑烦躁，脉微细而促，此二气不相接续欲脱之象，宜河间地黄饮。

熟地　附子　苁蓉　萸肉　杞子　远志　菖蒲　川斛

肾脉不荣，肝风突起掀旋，呵欠鼾声，口噤汗出，阴阳不续，危期至速，宜加减地黄饮子。

熟地炭　萸肉炭　川斛　天冬　淡苁蓉　牛膝炭　五味　远志　茯神

脉大不敛，神迷，阴阳不相交合，欲脱之象，救阴无速功，急用镇固阴阳。

人参　茯神　阿胶　淮小麦　龙骨　牡蛎

脉如雀啄，色枯气促，身重不食，乃气血大虚，虑其暴脱。

人参　生地　阿胶　麦冬　五味　茯神　炙草　左牡蛎

阳虚汗出不止，脉细气急，宜仲景建中加复脉汤法。

黄芪　桂枝　芍药　干姜　炙草　饴糖　人参　麦冬　五味　茯神

妇人虚损不复，真气失藏，肝风乘虚上扰，气升则呕吐，气降则大便溏，寒则脊内更甚，热则神烦不宁，是中下之真气杳然，恐有厥脱变幻，宜镇逆法。

人参　生牡蛎　龙骨　附子　桂枝　生白芍　黄芪　炙草

阳　痿

男子年逾六旬而阳事痿者，理所当然也，若过此犹能生育者，是先天禀厚，所谓阳常有余也。若少壮及中年患此，则有色欲伤及肝肾而致者，非竣补真元不可。盖因阳气既伤，真阴必损，若既用刚热燥涩之补必有偏胜之害，须兼血肉温润之品缓调之。亦有因恐惧而得者，是胆伤及肾，宜固佐以升阳。又有因思虑劳烦而成者，则心脾肾兼治。有郁损生阳者，必从胆法。经云：凡十一脏腑，皆取决于胆。又云：少阳为枢密，若得胆气展，何郁之有，阳岂能痿？更有湿热为患，宗筋必弛，治用苦寒坚阴、淡渗去湿而病退矣。又有阳明虚则宗筋纵，男子外肾若谷气不充，欲求其势之雄壮坚举，不亦难乎？治法惟有通补阳明而已。

男子三十，脉小数涩，滑精阳痿，此乃焦劳思虑郁伤所致，宗叶案从少阳以条畅气血。

柴胡　薄荷　丹皮　郁金　山栀　神曲　广皮　茯苓
生姜

心肾不交，三旬以内，阳痿，此先天禀弱，非老年阳衰，可进温热之品，宗叶案法，填充髓海，交合心肾。

熟地　羊鞭　鹿鞭　杞子　补骨脂　黄松节　远志　茯神
胡桃肉　青盐　鹿筋合羊鹿鞭胶丸

五旬以上，劳心过度，茎缩，下焦先亏，曲运神思，心阳久延肾阴，叶案用斑龙聚精茸珠合方。

鹿茸　鹿角胶　柏子仁　菟丝子　熟地　茯苓　补骨脂
人参　黄芪　肉桂　五味子　山萸肉

炼蜜为丸。

中年欲伤，肝肾阳痿。

鹿胶　龟胶　阿胶　黄明胶　鱼鳔　补骨脂　胡桃肉　胡
芦巴　淫羊藿　锁阳　苁蓉　枸杞　山萸肉　五味子

胶鳔为丸。

遗　精

遗精一症，古法以有梦、无梦、湿热三者之分。有梦为心病，无梦为肾病，湿热为小肠膀胱病。夫精之藏制虽在肾，而精之主宰则在心，其精血下注，湿热混精而遗，责在小肠膀胱，故治法不外乎宁心益肾、填精固摄、清热利湿诸法。李士材《病机沙篆》云：如久病虚劳，或病后失调，阴阳未复，必当补益固涩。若少年无病，或盛满而遗，或心火妄动，或恣欲精滑，皆当推求其源，若固用补涩则反增其病矣。总以肾脉虚实而论，实者清之，虚者补之是也。

无梦，阴虚阳动，吸短多遗，宜摄下焦。

熟地　桑螵蛸　覆盆子　五味　莲子　芡实　山药　茯神

无梦，阴精走泄，阳失依附，上冒为热，下走为泄，坎水中阳不藏，叶案以厚味填之，介类潜之，乃从阴引阳法。

熟地　龟甲　淡菜　青盐　茯神　柏子仁　女贞子　山药　旱莲子

无梦，劳损内伤，大便时溏，阴火上升，下则遗滑，宜摄固。

熟地　龟板　龙骨　芡实　山药　女贞　建莲　炙草　秋石

无梦，少年频频遗精，不寐，心嘈，乃属肾中有火，精得热而妄行，宜清热固摄。

生地　焦黄柏　天冬　茯苓　泽泻　木通　煅牡蛎　炒山药　秋石

湿热，色苍脉数，烦心则遗，阳火下降，阴虚不摄，湿热下注。

萆薢　黄柏　川连　远志　茯苓　泽泻　桔梗　苡仁　秋石

无梦，阴精亏乏，阳浮头痛，兼有遗精。

龟板　秋石　熟地　女贞　远志　芡实　湖莲　茯苓

无梦，少年频频遗精，食少不运，是下损及中，宜治下兼理脾胃。

人参　桑螵蛸　生龙骨　锁阳　芡实　熟地　龟板　茯神　远志

金樱膏为丸。

虚劳，神伤于上，精败于下，中年心肾不交，是为虚损劳伤，非一药能痊，宗叶案法用参术膏米饮调送桑螵蛸散。

人参　茯神　远志　石菖蒲　桑螵蛸　龙骨　龟板

又兼用归脾汤、生脉四君汤。

人参　茯神　白术　炙草　广皮　麦冬　五味　神曲　麦芽　炒黄柏

晚时煎服。

人参　桑螵蛸　白龙骨　淡苁蓉　五味　芡实　茯神　枣仁　金箔

金樱膏为丸。

淡盐汤，早服。

前症虽效，精髓已伤，仍宜滑药引导，同气相求，始可复元。

牛骨髓　羊骨髓　猪脊髓　麋角胶　龙骨　生牡蛎　熟地黄肉　茯神　五味　山药　芡实　湖莲　远志　砂仁

胶髓为丸。

早服四钱，秋石二分，化水送下。

有梦，中年遗精，梦寐不宁，是心有所触，思遂不遂，阳不交阴使然，宜李士材法，用妙香散加减。

人参　莲子　茯神　远志　山药　龙骨　桑螵蛸　牡蛎甘草　辰砂　黄蜡　麝香

有梦，少年遗精，寐则梦扰，阳动下注，宗李士材法从心肾治，晨服补心丹，晚服桑螵蛸散。

人参　归身　天冬　麦冬　茯神　远志　枣仁　柏子仁石菖蒲　川连　五味

桑螵蛸　人参　茯神　远志　石菖蒲　龙骨　龟板　当归

秋石

又用水陆二仙丹加味为丸。

熟地　龙骨　远志　石菖蒲　五味　茯神　建莲　芡实

金樱膏即水陆二仙膏

有梦，少年心火妄动，寝则梦遗，宜清心莲子饮。

石莲子　麦冬　川连　茯神　泽泻　知母　黄柏　木通

甘草　竹叶

无梦，少年久遗不止，宗李士材淡而不厌之法，常服自效。

莲子　山药　芡实　茯神　枣仁　人参　山楂　白沙糖

有梦，少年遗精，夜梦鬼交，恍如晤对，是邪祟为患，宜李士材法，安神驱邪。

人参　茯神　远志　枣仁　龙骨　虎头骨　麝香　辰砂

安息香　鬼箭羽

并宜移寝室于向阳，用气壮人伴之，焚安息香、苍术、雄黄、大黄于床下。

心　痛

心为君主，丙丁之元，神灵之舍，邪气不得而犯之，其受伤者，乃心包也。包络引邪，直犯心脏，谓之真心痛，手冷过肘，六脉沉伏，面色唇舌俱青，必死不救。至于怵惕思虑则伤神，神虚而邪干犯，包络受邪而痛也，分为九种，曰饮、风、冷、热、血、食、悸、虫、疰。又《内经》论六淫为邪，乘心而痛，各有形状。若五脏失调，皆为心痛，肾犯心痛者，阴邪上冲，善瘛，如从后触其心；胃犯心痛者，停滞中脘，故胸腹胀满；脾犯心痛者，寒犯中焦，如针刺痛；肝犯心痛者，木火之郁，病在血分，故色苍苍然欲绝；肺犯心痛者，上焦不清，病在气分，故作痛甚。若得其情，应手而愈也。

心痛引背，口涌清涎，肢冷，气塞脘中，此属脾犯心痛，病在络。

良姜　姜黄　茅术　公丁香柄　草果仁　厚朴　木香

心下痛甚，脉左涩伏，舌白不能食，咽阻膈痛，此皆积劳损伤。

生鹿角　归须　桃仁　炒半夏　官桂　姜汁

营络伤，急心痛，重按稍缓，属虚，宜调养营络。

人参　桂枝　当归　赤芍　炙草　川椒　白蜜

前后心胸板掣而痛，脉左数，病在血络，肝犯心痛。

川楝子　延胡　桃仁　归须　郁金　白蔻仁　姜汁　生白芍

胃犯心痛，前后胸背冷，呕吐。

淡吴萸　炒半夏　荜茇　良姜　草果仁　厚朴　广皮　桂枝　木香

穿心箭风痛，是酒食滞气，胃犯心痛，以苦辛泄降。

延胡　川楝子　桃仁　蒲黄　五灵脂　木香

卒然心痛，大热，脉洪数，宜苦辛清降。

川连　黑栀仁　延胡　川楝　白蔻仁　生白芍　五灵脂

虫积心痛，面有白斑，唇红能食，或吐沫，或吐清水，皆虫作害，先饮糖水，再冲药末。

川连　川椒　乌梅　槟榔　木香　肉桂

研末，糖水冲服。

胃　痛

胃乃十二经脉之长，其作痛之因甚多。初病在经，久痛入络，以经主气，络主血，则知治气治血之当然也。又如饱食痛甚，得食痛缓，虚实补泄之分，此亦定理。又如寒温两法，从乎喜暖喜冷。滋燥之殊，询其便涩便滑。至于饮停必吞酸，食滞当嗳气乃散漫无形，瘀伤则有定象，蛔虫扰动当频痛而吐沫，痰湿壅塞必善吐而脉滑，此皆胃痛之因由。痛在心胸之间，与心包络作痛大略相同。若在中脘之下，脐之上下，则为腹痛，另有专门均当兼参考，较而用之可也。

肝犯胃痛，干呕。

金铃子　延胡　半夏　茯苓　山栀　生香附

劳力气阻，胃痛。

金铃子　延胡　半夏　橘红　乌药　生香附

饱食动怒，痛发呕吐，是肝木犯胃，逆乱寒热，面赤汗泄，肝脏现症显然。

川连　干姜　人参　枳实　半夏　橘皮

食痛发，呕水沫，患处漉漉有声，宜通胃阳①，兼制水侮。

淡吴萸　良姜　半夏　延胡　肉桂②　茯苓　蒲黄

阳虚阴浊凝阻，胃痛，浊痰上逆。

代赭石　炒半夏　橘红　茯苓　荜茇　良姜　生益智

肝犯胃痛，病久将愈，而反痛在中脘，瘀浊复聚，仍宜通瘀法。

人参　苏木　郁金　桃仁　归尾　柏子仁　琥珀　茺蔚

红枣肉为丸。

久有胃痛，更加劳力，致络中血瘀，用虫蚁搜逐血络法。

蜣螂虫　䗪虫　五灵脂　桃仁　桂枝　炒黑蜀漆　老韭根

---

① 阳：原作"汤"，据《临证指南医案》卷八改。
② 肉桂：《临证指南医案》卷八作"炮川乌"。

汁丸

妇人经事不坚，寒热胃痛，拒格，呕恶不纳，脉弦涩，此因久病瘀血，聚积于胃络，宜辛通瘀滞法。

川楝子　延胡　桂枝　五灵脂　蒲黄　香附

腹　痛

腹处乎中，痛因非一，须知有形无形之为患，主治之机，宜先得其要。所谓无形者，如寒凝火郁，气阻营虚，及暑湿痧秽之类；有形者，蓄血、食滞、癥瘕、蛔蚘、内疝及平素偏好成积之类是也。古法有建中、理中、温中等法，叶案则又化出，若通阳泄浊，则用吴萸、四逆等汤；如清火泄郁者，左金丸、金铃散；如宣攻营络者，山甲、桃仁、归须、韭根之剂；如缓和者，则用芍甘汤、甘麦大枣汤等法；如柔而通者，则用苁蓉、柏子及复脉等汤加减治之。至于食滞消之，蛔扰安之，癥瘕理之，究其源而化裁之，妙工手法兼到矣。

腹痛者，风、寒、暑、湿、气血、食积皆能为痛。若吐泻腹痛，是霍乱肠痧；若恶寒发热，是时气感冒；若脐下牵引睾丸，气上冲者，是为疝瘕；若胸膈上脘，是胃痛，俱各另有专门，当兼参考较。若无吐泻寒热等形状，而诸邪竟入中脘作痛者，则专于腹痛本门详察用法。李士材《病机沙篆》云：脐下忽然大痛，手足指甲皆青，人中黑者，为阴症。急灸气海、关元，即以桂、附、理中大剂服之，缓则不救。其余腹痛，《内经》论叙属热者，仅只一条，脉洪而数，按之大痛，当用凉药，余皆为寒。杂邪为痛，按之稍缓，属虚属寒；按之大痛，属实属热，均当分别而治，庶几无误矣。

脉洪数，按之大痛，口渴便结，宜归芍白虎汤。

当归　芍药　黄芩　茯苓　知母　石膏　甘草

脉数，按之涩，腹痛呕吐，是上中二焦，宜宣通气分。

白蔻仁　桔梗　黑栀　香豉　半夏　广皮　茯苓　木通

阳气不通，腰腹引痛，遇冷更甚。

桂枝　茯苓　炒艾　生香附　炒小茴　青皮

当脐痛，手按则止，此络空冷乘，阳气久虚之质。

人参　熟术　归须　肉桂　茯苓　煨姜

腹痛已久，每发必周身寒凛，吐沫而止，此诸气郁脾，宜升阳散郁。

半夏　草果　川楝　延胡　厚朴　苏梗　生姜

秽浊阻遏中焦，气机不宣，腹痛脘痹，宜芳香逐秽疏泄。

藿香　厚朴　杏仁　莱菔子　半夏　广皮

脉沉，腹痛，阴浊内阻，腑阳不通，欲便不便，必以辛热通阳。

生白术　吴萸　良姜　熟附　炒小茴　茯苓

妇人肝郁，腹痛有形，干呕，经月不调。

香附　川芎　当归　肉桂　五灵脂　木香　吴萸　炒白芍

小便自利，大便黑色，当脐腹痛，脉来沉而结涩，此郁伤肝脾，络血凝瘀，以辛通润血，所谓通则不痛矣。

桃仁　桂枝　山甲　老韭根　延胡　川楝子

煎送阿魏丸一钱。

苍术　大黄　甘草

阿魏为丸。

大便里急腹痛，形体畏寒发热，皆气血凝滞，宜开宣通。

当归　大黄酒制　枳实　桂枝　白芍　炙草

劳力伤气浮肿，食入腹痛，宜用戊己调中。

当归　白芍　生益智　广皮　煨姜　炙草　大枣

当脐腹痛，病发暖气，过饥劳动即发，是营分虚，宜温通。

当归　肉桂　炮姜　茯苓　炙草　南枣

暑伤气分，腹胀减食微痛，宗东垣和脾法。

人参　广皮　生益智　白芍　茯苓　谷芽

脐下痛，小便黄，是小肠膀胱病。

茯苓　猪苓　白术　肉桂　茵陈　泽泻　车前　木通　小茴

脐下痛，小便短，热熨痛缓，是虚寒也。

归须　桃仁　山甲　肉桂　吴萸　小茴　茯苓　木通

腹痛吐蛔。

人参　半夏　陈皮　川连　干姜　乌梅　川椒

幼稚腹痛，是食积伤脾，久入血络，宜虫蚁搜逐宣通。

蜣螂虫　五谷虫　山甲　五灵脂　鸡内金　山楂　谷芽　干姜　草果

研末，神曲糊丸，糖水送下。

肩臂背痛

肺朝百脉，肺病则不能管摄一身，故肺俞为病，即肩背作痛。又背为阳明之府，阳明有亏，不能束筋骨利机关，即肩垂背曲。至于臂者，经络交会，而阳明为十二经络之长，臂痛亦当责之阳明。但痛有内外两因，虚实迥异，治分血气，通补攸殊。如营虚脉络失养，风动筋急者，当仿东垣舒筋法，佐以活络丹。若劳倦伤阳，脉络滞塞肩背作痛者，以辛甘为君，佐以循经入络之品。若阳明气衰，厥阴风动，右肩痛麻者，用枸杞、归身、黄芪、羚羊、桑枝膏，为阳明厥阴营气两虚主治。若血虚风动者，因阳明络虚，受肝脏风阳之扰，用首乌、枸杞、归身、胡麻、柏子仁、刺蒺藜等味以柔甘为温养。若失血背痛者，其虚亦在阳明之络，用人参、归身、枣仁、白芍、炙草、茯神以填补阳明。若肾气上逆，则督虚为主病，宜用奇经之药，以峻补真阳。至于口鼻吸受寒冷，阻郁气隧，痛自胸引及背者，宗《内经》诸痛皆寒之义，以温药两通气血。更有古法，如防风汤散肺俞之风，指迷丸治痰流臂痛，控涎丹治流痹牵引，此皆从实症而治，所谓通则不痛也。医者不拘守一法，洞悉病源，运妙思以制方，而技于是进焉。

天寒，脉现芤涩，痛时筋挛绕掣耳后，此营虚脉络失养，风动筋急，仿东垣舒筋汤之意。

当归　生黄芪　片姜黄　桂枝　防风　生於术

煎药化活络丹一丸。

乌头　附子　桂枝　延胡　山甲　蕲蛇　胆星　乳香　防己　没药

共研细为丸，重二钱。

劳倦，肩臂痛。

桂枝　木防己　五加皮　茯苓　生苡仁　沙白蒺藜

肩臂痛，起渐入环跳髀膝，是为络虚。

生芪　於术　当归　茯苓　防己　防风　羌活　杞子　沙苑

阳明气衰，厥阴风动，头眩目昏，右肩痛麻，胁下有聚气，厥阴主治。

杞子　当归　羚羊角　白蒺藜　黄芪皮　明天麻　菊花　桑枝膏丸

左指胀痛引肩，男子血虚风动，病在肝，形脉不足，以柔药温养。

制首乌　枸杞　归身　胡麻　菊花炭　柏子仁　刺蒺藜
桑枝膏丸

高年阳明气乏，肩胛痛难屈伸，法当理卫阳通补。

生芪　桂枝　归身　片姜黄　海桐皮　夏枯草

肾气攻背，项强溺频，且多是督脉不摄，腰重头疼难以转
侧，宗许学士法先与通阳。

川椒　桂枝　附子　茯苓　生白术　生远志

凡冲气攻痛从背而上者，系督脉主病，治在少阴肾经。从
腹而上者，系冲任主病，治在肝经或填补阳明，此治奇经之宗
旨也。

肝浊逆攻痛至背。

干姜　川椒炒黑　乌梅炒黑　川连　桂枝　细辛　黄柏　川
楝子　生白芍

妇人胸痛引及背，手足厥冷，是寒气阻痛，宜两通气血法。

川楝子　延胡　吴萸　乌药　生香附　橘红　红花　桂枝
山甲

督脉背痛，脊肩高突。

生鹿角　鹿角霜　杞子　归身　生杜仲　沙苑　茯苓　青
盐　苁蓉

督虚背痛，遗泄。

生鹿角　鹿角霜　生菟丝　沙苑　杞子　苁蓉　龙骨　茯
苓　当归须　生杜仲

脉芤，汗出，失血，背痛，此为络虚。

人参　生芪　归身　郁金　炒白芍　茯神　枣仁　炙草

腰腿足痛

腰者，肾之府，肾与膀胱为表里，在外为太阳，在内属少阴，又为冲任督带之要会，则腰痛一症，不得不以肾为主病。然有内外之因，旧有五辨，一曰阳虚不足少阴肾衰，二曰风痹风寒湿着腰痛，三曰劳役伤肾，四曰坠堕损伤，五曰寝卧湿地。其论已详，而景岳更增入表里虚实寒热之论，尤为详悉。至于腿足痛外感者，惟寒湿、湿热、湿风之流经入络。经云：伤于湿者，下先受之。故当以治湿为主，其间佐温、佐清、佐散，随症以制方。内伤则不外乎肝、脾、肾三者之虚，或补中，或填下，或养肝，随病以治之。古来治腰腿足痛之法，大略如此。叶案则变出奇经八脉及饮酒遗精、左痛右痛、肌肉肿与不肿、入夜势笃、抚之痛与不痛等症，皆不用古法，独出心裁，分析用药，无不应效，非凡手及足，以补后人之心智也。

温郁，少腹痛引腰，右脚酸。

木防己　晚蚕砂　飞滑石　茯苓皮　杏仁　厚朴　草果　萆薢

劳倦挟湿腰痛。

桂枝　防己　生苡仁　茯苓皮　晚蚕砂　萆薢

肾虚腰痛，环跳穴痛痹，宗古法六合丹。

杜仲　苁蓉　巴戟　小茴　补骨脂　青盐

研末，入羊腰子内，纸包，火煨服。

努力伤腰疼。

生杜仲　当归　五加皮　炒牛膝　枸杞　苁蓉　川续断　补骨脂　青盐　羊腰子

脉虚身热，腰腿皆痛，少腹有形攻触阴，是奇脉交伤。

鹿角　龟板　当归　炒白芍　桂枝　小茴　茯苓　炙草　煨姜　大枣

脉涩，腰髀环跳悉痛，烦劳即发，下焦空虚，脉络不宣，所谓络虚则痛也。

归身　桂枝　延胡　生杜仲　木防己　沙苑　牛膝　萆薢　小茴

脉细，色夺，肝肾虚，腰痛，是络病。

归身　杞子　苁蓉　补骨脂　紫胡桃　小茴　桂枝　茯神　羊腰子

妇人年老，腰膝久痛，牵引少腹，两足不堪步履，是奇经之脉有伤。

鹿角霜　龟板　当归　杜仲　苁蓉　桂枝　小茴　柏子仁

脉迟缓，饮酒，便溏，遗精，腰髀足膝坠痛麻木，是湿伤脾胃。

白术　茯苓　肉桂　干姜　龙骨　牡蛎

幼年足膝肿痛久不止，是湿邪下坠。

生虎骨　炒牛膝　萆薢　当归　仙灵脾　金毛狗脊

劳力伤，左腿骨麻疼，是湿伤血分。

生虎骨　当归　五加皮　仙灵脾　牛膝　金毛狗脊　桂枝　延胡　白茄根　油松节　独活

痛着右腿，身前肌肉不肿，是在筋骨，入夜势笃，邪留于阴间，有偏坠，治在肝经。

生杜仲　归须　山甲　小茴　北细辛　干地龙

呕逆吐涎，冲气攻心，足大趾硬强而强，宜温通。

淡吴萸　熟附子　独活　细辛　当归　汉防己

两足皮膜抚之则痛，由肝犯胃，脉弦而数，治当疏泄。

川楝子　延胡　青皮　黑栀　归须　桃仁　橘红　炒楂肉

右足患处麻木，筋强微肿，老年气血不得宣通，久病食不加，脉小弱，主以温养。

虎胫骨_{生研}　生杜仲　牛膝　归身　炒杞子　苁蓉　川斛　萆薢　白蒺藜

舌白干涸，脘不知饥，两足膝跗筋掣牵痛，是时温热之气阻其流行之隧，宜宣通，不宜风药。

飞滑石　寒水石　茯苓　连翘　杏仁　防己　苡仁　威灵仙

寒湿腰痛，宜摩腰膏，宗李士材法。

附子　川乌尖　南星　丁香　樟脑　朱砂　雄黄　干姜　麝香

共为细末，姜汁和饼，烘热贴腰，以绵裹之。腰腿足膝酸痛，以箸点极酸痛处，艾灸数壮，并贴膏饼俱效。

寒湿腰腿牵引足膝痛，宗李士材杜续丸法。

杜仲　续断　牛膝　骨碎补　补骨脂　延胡　当归　桃仁　威灵仙　木瓜　桂枝　干姜

酒糊丸，每服五钱，黄酒热服。

腰腿闪扑伤痛，宜李士材乳香散法。

虎胫骨　败龟板　血竭　当归　乳香　没药　苍耳　自然铜　骨碎补　桂枝　干姜　桃仁　牛膝　五加皮　蒲黄　姜黄

共研细末，童便和酒冲服，五钱。

脚　气

脚气者，湿热而成也。顽麻肿痛，谓之痹厥；痿软①不收，

---

① 软：原作"饮"，据《病机沙篆》卷下改。

谓之痿厥。是气血壅滞，先宜宣通，砭去恶血，然后服药。李士材《病机沙篆》云：初发颇似伤寒，有壮热头痛，恶食呕吐，或腹①不快，或二便秘，或腹痛下利，或昏愦错乱，或转筋挛急，或顽麻缓纵，或上肿下不肿，或少腹不仁，皆其候也。若无杂症，仅系脚乂②肿烂，破痒起泡，流黄水者，是症之轻者也，亦湿热下受而成，并作脚气治，当与湿邪痿痹各门兼参用药，庶几无误矣。

除湿汤湿胜脉涩细

苍术　白术　厚朴　茯苓　陈皮　半夏　羌活　防己　苡仁　木瓜

麻黄芍药汤风胜自汗，走注，脉浮弦

麻黄根　芍药　黄芪　桂枝　羌活　防风　苍术　白芷　川芎　苡仁　甘草

风引汤风胜，脉弱，湿肿

人参　白术　茯苓　桂枝　麻黄　生芪　芍药　川芎　独活　秦艽　防风　防己　苡仁

小续命汤寒湿无汗，挛急掣痛，湿肿

桂枝　麻黄　防风　防己　人参　附子　川芎　芍药　黄芩　杏仁　茯苓　苡仁

导风羌活汤初起一身尽痛

羌活　独活　防风　防己　当归　芍药　苍术　生芪　丹参　茯苓

当归拈痛汤腿脚湿肿，身痛内热，小便黄赤

当归　人参　羌活　防风　升麻　苍术　白术　茵陈　泽

---

① 腹：原作"食"，据《病机沙篆》卷下改。
② 乂：据文义，疑为"丫"。

泻　猪苓　甘草　葛根　苦参　知母

若脚气冲心逆上者，用附子研末，津调，敷涌泉穴，并于先觉痛处艾灸数壮，脚又针破出血。

目

人之二目，犹天之日月，阴阳之精华也。五脏六腑之精华上注于目，肉之精为上下胞，血之精为两眦，气之精为白睛，筋之精为黑睛，骨之精为瞳人也。上下眼胞属脾，大小眦属心，白睛属肺，黑睛属肝，瞳人属肾，此为五轮也。又有八廓，天、地、风、水、火、雷、山、泽，犹城廓卫御之义也。白睛属乾，天廓也，肺与大肠；上下胞属坤，地廓也，脾与胃；黑睛属巽，风廓也，肝与胆；瞳人属坎，水廓也，肾与膀胱；大眦属离，火廓也，心与小肠；小眦属艮，山廓也，为心包络；内眦属震，雷廓也，为命门；外眦属兑，泽廓也，为三焦，此八廓之义也。

眼科一症，古有七十二问之辨，傅氏又分为一百八症，名目太多，徒滋惑乱。至于见症，景岳但分阴阳、虚实、寒热、标本，施治不致紊乱。经云：目者，肝之窍也。肝与胆为表里，无论外感内因，皆与肝胆有关系焉。夫六淫之邪，惟风火燥居多，兼寒兼湿者亦间有。内起之症，肝胆心肾为多，他脏亦间有之。若夫论治，则外感之症必有头痛、寒热、鼻塞、筋骨酸痛，脉见紧数或浮洪，一切表症，方可清散。至于内因之症，有虚实之殊。实者，肝胆之风热盛也，凡暴赤肿痛，胀闷难开，翳膜眵泪，酸涩作痒，斑疮入睛，皆实症也，当除风散热。虚者，肾经之水火衰也，凡久病昏暗，青盲雀目，内障昏矇，五色花翳，迎风泪出，皆虚候也，治宜壮水益火。若阴血虽亏，而热未尽，则当审其缓急，相参而治。若久服寒凉，虚阳转盛，则当补以甘温，从乎反佐。至于色红浅淡而紫者为虚热，鲜泽而赤者为实热。瞳神内涌，白睛带赤者，为热症。瞳神青绿，白睛枯槁者，为寒症。肿胀红赤，眼珠刺痛，夜则尤甚，目不能开，而视物犹见者，为邪火炽盛者。若白翳遮睛，珠不甚痛，或全不痛，目仍能开，而视物不见者，为火不足。当细察其形症色脉，相因而用药，此内治之大法也。

若日久气血凝滞而为赤肿、腐烂、翳膜遮蔽致成外障者，须用点药，若但服药必不能愈。至于内障之症，但宜服药，倘用点药，徒伤气血，必无益而有损。更当知目眦白珠属阳，故昼痛，点苦寒则可效；瞳子黑睛属阴，故夜痛，点苦寒药则反剧，是外治之法，亦当以阴阳区别也。若夫偏正头风，属气虚者则朝重暮轻，血虚痛者朝轻暮重，亦有外感六因之别。此症当以补养正气为主，略兼治表，倘以风热而论，专于表散，最易损目。更有肝阴亏耗，木火上炎，头痛恶心，眉棱骨痛，不欲饮食，眼胞红肿，眼珠刺痛，眵泪如脓，白睛如胬，目珠上窜不下，不得瞑寐，甚则巅顶脑后如破如裂，此内发之风也。

夫肝属木，木主风，热盛化风，其体必本阴虚，男子或有遗精白浊、肠风痔漏下血等疾，女子或犯淋带崩漏诸症，此系阴伤阳升，内风沸起，大忌发散，宜用育阴熄风、柔肝滋肾等法，或可数十中之四五。凡羌活、防风、川芎、细辛、藁本、升麻等药皆不可用，惟外因表散则必用。倘或失治，必致膏伤低陷，青黄牒出，致成痼疾而不可救。俗语云，眼不治不瞎，此之谓也，专是科者，不可不留意焉。目疾虽有多端，而风热居多。风热常有虚实，不脱补泻二字，但补不可用刚药，惟柔润而已，泻不可用苦药，惟清解而已。观人老少肥弱，少而肥者易治，用药温和，老而弱者难治，用药滋补。如瞳人凹凸者不治，青绿白者不治，纯黑或清光者不治，此老人血衰之症。翳膜上生下者，谓之垂帘瘴，下生上者，推云瘴，如半月之状，俱难治之症。若睛圆不损，红赤生翳从两边来者，不论星点多少，瘴厚薄，悉皆治之。

按：一脏受病者，易治。若各脏兼受者，难治。必先看何脏势重，先治之。势缓者而自愈也。若用药杂投，失其轻重先后之法，急难取效。翳怕光滑，星怕在瞳人上。若翳生光滑、星在瞳人上，纵翳膜轻浮，星细小，亦难急效，必须对症服药，仍用拨云散缓缓点之。

按：男人多患左目，女人多患右目。此阴阳气血不同也。或有左右无常者，是邪之过胜而所逼也。

外感，头痛目痛，寒热鼻塞，筋骨酸痛，脉浮洪或紧数，是外感风热，宜清解。

羌活　防风　川芎　白芷　荆芥　连翘　黄芩　芍药　苏梗　桑叶　木通　蔓荆子

内实，暴赤肿痛，胀闷难开，翳膜眵泪，酸涩作痒，斑疮入睛，是肝胆风热实症，宜清散。

生地　归身　赤芍　连翘　黄芩　丹皮　柴胡　山栀　夏枯草　青菊叶　茯苓　防风

内虚，久痛昏暗，青盲雀目，内障昏朦，五色花翳，迎风泪出，是肾阴水火衰内虚之症，宜壮水益火。

熟地炭　炒归身　枸杞　山萸　苁蓉　沙苑　桑椹子　五味子　甘菊花　石决明

虚热，目痛色浅，是肝胆虚热，宜清肺。

制首乌　石决明　刺蒺藜　桑叶　连翘　芍药　夏枯草

实热，目痛色鲜而赤，瞳神内涌，白睛带赤，是肝肾实热，宜清解。

生地　丹皮　白芍　羚羊角　山栀皮　石决明　夏枯草
川连

虚寒，目痛，白睛枯槁，瞳神青绿，是气寒不升，宜温提。

炒杞子　炒当归　桂枝　黄芪　陈皮　炙草　柴胡　升麻

邪火，目胀红赤，眼珠刺痛，夜则尤甚，目不能开，视物
犹见，是邪火炽盛，宜清。

赤芍　丹皮　川芎　白芷　归身　山栀　川连　黄柏　夏
枯草

水亏，目不痛，仍能开，而视物不见，全是水亏。

熟地　鳖甲　炒杞子　炒蒺藜　石决明　夜明砂　白芍
归身　车前　牛膝

又用六味加龟板、磁石、秋石、牛膝。又用金匮肾气丸。

头风，目痛头痛偏右，朝重暮轻，是气虚，宜养正。

人参　黄芪　归身　陈皮　茯苓　地骨皮　川芎　白芷
蔓荆子

头风，目痛头痛偏左，朝轻暮重，是血虚，宜养血。

生地　归身　赤芍　川芎　白芷　荆芥　苏木　红花　甘
菊花

内风，头痛恶心，眉棱骨痛，不食，眼胞红肿，睛珠刺痛，
眵泪如脓，白睛如胬，目珠上窜，不寐，巅顶脑后痛甚，是肝
风内发，宜平肝熄风。

生地　阿胶　鳖甲胶　龟胶　牡蛎　郁金　磁石　柏子仁
防风　天麻　钩藤　菊花炭

内风，目痛阴亏，视物羞明，或有漏浊，是阴伤阳升，宜
平肝熄风，药味同上，减去磁石、柏子，加秋石、龙骨。

风湿，目赤痛，脉左弦，是风温上郁，宜辛凉清散。

桑叶　夏枯草　连翘　草决明　赤芍　鲜荷叶　赤苓皮
生草　绿豆皮　稆豆皮

暑郁，暑入气阻，目痛胞肿，面浮，是热蒸湿郁，宜清上焦。

桑叶冬　谷精草　连翘　滑石　望月砂　苡仁　通草　茯苓　绿豆皮

火郁，头痛闷胀，目珠赤痛，是火郁，阳不交阴，宜清上降下。

羚羊角　夏枯草　草决明　山栀皮　连翘　生香附　丹皮　川贝　苡仁

气热，头面风肿，脉右弦，左目赤痛，泪多，目起星，是气中热，宜清上。

羚羊角　夏枯草　薄荷梗　谷精草　生香附　丹皮　连翘
山栀　桑叶　胡麻　生地　绿豆皮

脾湿，目胞浮肿，不饥不运，是脾肺蕴湿，宜理脾燥湿。

茯苓皮　苡仁　大腹皮　广皮　通草　桑皮　姜皮

络热，高年目暗已久，血络空，当夜目痛，是血有热，宜清。

羚羊角　连翘　夏枯草　青菊叶　全归　赤芍　生地　丹皮　桑枝

阴虚，左眼眶疼痛，汗出，下有痔漏，此阴伤火郁，宜滋阴。

熟地　山药　赤芍　丹皮　茯苓　泽泻　蔓荆子

胃虚，右目多泪，眦胀，心嘈杂，是阳明空虚，肝阳上扰，宜调肝胃。

黄芪　白术　当归　白芍　茯神　青皮　煨姜　南枣

肝虚，脉涩细，左目痛，泪热翳膜，此肝阴内亏，厥阳上越，宜理肝阴。

制首乌　枸杞子　柏子仁　生地　石决明　小胡麻　望月砂　刺蒺藜　冬桑叶　黄菊花　稆豆皮　谷精珠

煎汁泛丸。

肝虚，眦胀目昏，心中嘈杂，当治肝肾。

熟地　杞子　桑椹子　沙苑　石决明　茯神　女贞子　黄菊花　川斛　青盐

蜜丸，早上开水服。

肝虚，脉涩，背痛，右目当风眵多，当治肝肾。

制首乌　枸杞子　炒归身　桑椹子　炒沙苑　茯神　石决明　牡蛎

肝伤，瞳神数大，左偏头痛，先损左目，是焦烦郁勃，阳升化风，劫伤血液，当补肝肾。

熟地　杞子　山药　山萸　茯神　天冬　五味　菊花　石决明　谷精草　鳖甲　龟胶

肾虚，瞳神细小，视物不明，是火强水衰，宜滋肾清火。

熟地　山药　山萸　杞子　茯神　泽泻　沙苑　石决明　炒黄柏　炒知母　秋石

点药，目疾日久，气血凝滞，翳膜遮蔽，致成外障，或赤烂肿腐，宜用点药拨云散。

羊脑炉甘石八两（火煅）、川连、羌活、连翘、黄芩、当归、晚蚕砂、夜明沙各五钱，蝉蜕三钱，蛇蜕一钱，共煎浓汁，将煅甘石浸干，再入童便浸三次，又入硼砂三两、海螵蛸二两，煮去盐性，石决明一两（煅粉），血竭、朱砂、琥珀各三钱，水飞熊胆一两，冰片三钱，麝香一钱，共乳无声。

点药，风火眼，红肿赤痛，湿烂风痒，宜点药白玉丹。

老黄瓜一条，将蒂切下，去子，用皮硝贯满将蒂封好，挂风阴处，秋后直至次年春分后取下，取黄瓜外面白霜研细，每霜一两，配硼砂三钱，冰片、黄连末各一钱，共研极细。

点药，火眼肿赤胀痛。

川连少许，入人乳内饭上蒸，专点火眼。

洗药，目痛红肿，赤烂风痒，或须点药，皆先洗之。

当归　赤芍　川芎　羌活　防风　荆芥　夏枯草　菊花甘草　木通　胆矾　皮硝

煎水温洗，热则伤目，冷则血凝。

耳

肾开窍于耳，心亦寄窍于耳，胆络脉附于耳。体虚失聪，治在心肾；邪干窍闭，治在胆经。盖耳为清空之窍，清阳交会流行之所，一受风热火郁之邪，与水衰火实，肾虚气厥，皆能失聪。故叶案治法，不越乎通阳、镇阴、益肾、补心、清胆等法，使清静灵明之气上走空窍，而听斯聪矣。如温邪暑热火风侵窍，而为耳聋痛胀者，用连翘、山栀、薄荷、竹叶、滑石、银花轻可去实之法，轻清泄降为主。如少阳相火上郁，耳聋聤胀者，用鲜荷叶、苦丁茶、青菊、夏枯草、蔓荆、山栀、羚羊、丹皮辛凉味薄之药，清少阳郁热兼清气热为主。如心肾两亏，肝阳亢逆，与内风上旋蒙窍，而为耳鸣暴聋者，用熟地、磁石、龟甲、沉香、二冬、牛膝、锁阳、秋石、山萸、白芍、五味厚质之药，壮水制阳镇①逆，佐以酸味入阴，咸以和阳为主。因症施治，从虚从实，直如庖丁之导窾②矣。

温邪上郁，耳聤右胀。

薄荷　马勃　桔梗　连翘　杏仁　通草

耳聤胀痛延绵日久不愈，入暮痛剧，是少阳相火，当清降。

苦丁茶　鲜菊叶　金银花　绿豆皮　川贝母　荷叶梗　益元散

幼稚风温发热，左耳后肿痛。

干荷叶　苦丁茶　马勃　连翘　杏仁　黑栀皮

暑邪窍闭，耳失聪。

鲜荷叶　鲜菊叶　苦丁茶　夏枯草　蔓荆子　连翘　黄芩黑栀

胆火上郁，头重，耳聤胀，目微赤，少阳相火上郁，宜清上焦。

连翘　羚羊角　薄荷梗　丹皮　牛蒡子　桑叶　苦丁茶夏枯草　黑栀　生香附

郁伤心肾，胆火郁，则肝阳独亢，胆火上炎，晨服丸药以补心肾，午服汤药以清少阳。

生地酒煮　麦冬　龟板　牡蛎　白芍　五味　建莲　磁石茯神　沉香

炼蜜为丸，辰砂衣。

夏枯草　生地　丹皮　山栀　女贞子　赤茯苓　生甘草

水煎，晚服。

---

① 镇：原作"填"，据文义改。

② 导窾（dǎo kuǎn 岛款）：即批隙导窾。比喻善于从关键处入手，顺利解决问题。战国·宋·庄周《庄子·养生主》曰："批大隙，导大窾。"

中年气闭耳鸣。

鲜荷叶　杏仁　厚朴　广皮　木通　连翘　苦丁茶　防己

中年下虚，耳鸣失聪。

熟地　山药　茯苓　丹皮　泽泻　磁石　川斛　龟甲
远志

老年耳聋，是下虚上实，清①窍不主流畅，宜固下焦，阴
火得以潜伏。

熟地　山药　山萸　丹皮　茯苓　泽泻　磁石　龟甲　五
味　远志

老年脉细耳聋，是肾阴久亏，肝阳内风上旋蒙窍，宜滋水
制木。

熟地　锁阳　茯神　秋石　龟板　磁石　牛膝　远志　五
味　萸肉　车前

鼻

经云：肺和则鼻能知香臭。又云：胆移热于脑，令人辛頞
鼻渊传为衄蔑瞑目，是知初感风寒之邪，久则化热，热郁则气
痹而塞矣。治法利于开上宣郁，如苍耳散、防风通圣散、川芎
茶调散、菊花茶调散等类。叶案则佐以荷叶边、苦丁茶、蔓荆、
连翘之属以治之，此外感，宜辛散也。内热宜清凉者，如脑热
鼻渊，用羚羊、山栀、石膏、滑石、夏枯草、青菊叶、苦丁茶
等类，苦辛凉散郁之法也。久则当用咸降滋填，如虎潜减辛，
再加镇摄之品。其有精气不足，脑髓不固，淋下无腥秽之气者，
此劳怯根萌，以天真主之，此治鼻之大概也。

---

①　清：原作"流"，据《临证指南医案》卷八改。

头面诸窍，皆清阳游行之所。邪处于中则为堵塞，阳不司流行必畏寒，形颓内痹，必郁而成热。有鼻柱鼽衄矣，用轻可去实。

苦丁茶　干荷叶边　蔓荆子　飞滑石　连翘　川芎　白芷

热壅肺气失降，鼻柱窒痹。

川贝母　知母　川芎　白芷

研末，甜梨熬膏调服。

脑热鼻渊，咸降滋填，鼻渊止得寐，用虎潜丸法。

熟地　虎胫骨　龟板　黄柏　知母　锁阳　牛膝　白芍　天冬　淡菜胶　羊肉胶　猪脊髓丸

痰火气逆，木火化风上引巅顶，脑热，耳鸣，鼻渊，气火自左而升，宜清热散郁，辛凉达于顶而主治。

羚羊角　黑栀　苦丁茶　青菊叶　飞滑石　夏枯草花　干荷叶

性情躁急，阳动太过，气火上升，郁于隧窍，脑热暗泄为鼻渊。隧道失和结成樱①核，宜升阳散火，苦辛为法。

连翘　土贝母　海藻　昆布　黑栀　川芎　生香附　郁金　羚羊角　夏枯草　干荷叶边

生研末，青菊叶汁法丸，苦丁茶煎汤送下。

精虚鼻渊，形瘦尖长，禀乎木火阴精不足，脑髓不固，鼻渊淋下，并不腥秽，暖天稍止，遇冷更甚，是为虚症，宜天真丸。

人参　黄芪　白术　山药　苁蓉　天冬　当归　羊肉胶丸

牙　齿

牙齿者，骨之余，属肾也。若无故而动落，则为肾衰也。

---

①　樱：疑为"瘿"。

上下牙龈属阳明，若牙龈痛，犯连头痛，喜热饮，则为寒邪也，余皆为胃火。若红肿臭烂，按之大痛，属实火，宜凉膈①散加秋石、生地、丹皮。若无红肿，按之稍缓，为虚火，夜间尤甚，属阴虚，宜六味加龟甲、秋石。风牙者，吸风更痛。热者，着热痛甚。寒者，遇寒更痛。虫牙者，蚀尽一牙又蚀一牙作痛。牙疳者，腐烂出臭血，邪热伏于肾而成也，痘疹癣疾之后，邪热余毒未尽，久之而成牙疳，臭烂黑腐，其症最凶，应照外科走马疳门用人中白散、芦荟消疳散治之。

胃火牙痛，热饮痛甚，宜清胃散。

生地　丹皮　当归　连翘　栀子　石膏　牙硝

牙痛无红肿，按之稍缓，遇夜尤甚，是阴亏虚火，宜六味地黄汤加龟甲、秋石。红肿臭烂，按之大痛，热饮更甚，是实火，宜凉膈散。

大黄　芒硝　滑石　连翘　栀子　黄芩　桔梗　薄荷
生草

引用竹叶。加生地、丹皮、秋石，又加金银花、天花粉，名金花汤。

吸风痛甚，为风牙，宜消风散。

防风　当归　川芎　白芷　羌活　麻黄　僵蚕　蜂房　皂角

喜饮热汤痛缓，是寒牙，宜芎归汤。

川芎　当归　羌活　藁本　荜茇　良姜　细辛

虫蚀牙疳，蚀尽一牙又蚀一牙，宜芜荑消疳汤。

芜荑　雄黄　芦荟　川连　槟榔　川椒　乌梅

用石灰泡水煎药，含漱吐之。

---

① 膈：原作"隔"，据文义改。

阴亏体质，温风上蒸，齿痛连及头巅，用玉女煎。

熟地　麦冬　知母　牛膝　生石膏

火郁巅顶，属厥阴，上结核，龈肿。

犀角　羚羊角　元参　知母　连翘　生甘草　金银花　黑栀　夏枯草

酒客牙宣，衄血痰血，形寒内热，牙痛食少，是阴虚火炎。

黑豆皮　人中白　旱莲草　川斛　左牡蛎　泽泻

脉细数，上属虚，内热牙痛，后颊车穴闭口不能张，其病在络，宜通络痹方法。

羚羊角　僵蚕　桂枝　煨天麻　炒丹皮　黑栀　钩藤　金银花

风热上蒸，龈胀头痛，当用轻清上焦。

芦根　滑石　连翘　银花　西瓜翠衣　生绿豆皮

口　舌

口唇属脾，舌属心。若生疮糜烂，名曰口糜，乃心脾蕴热深也。口出臭气为胃热，口酸为肝热淫脾，口苦胆热淫脾，口辛心热淫脾，口痰肺热淫脾，口咸肾热淫脾。木舌、重舌、唇肿、唇裂、茧唇，皆心脾蕴热。若暴发赤肿为实热，宜凉膈散。若日久色淡为虚热，宜清心饮、知柏地黄汤。若凉药久不愈，宜八味引火归源，酌量加减用之可也。

三焦实火烦渴，口舌生疮，大便秘，小便黄，宜凉膈散。

大黄　芒硝　石膏　滑石　连翘　桔梗　栀子　黄芩　薄荷　甘草

竹叶引。加生地、丹皮，又加金银花、天花粉，名金花汤，治同。

心火炎，舌出血，木舌口疮，宜黄连洗心汤。

川连　栀仁　生地　犀角　丹皮　郁金　连翘　薄荷　竹叶　灯心

心火虚热，烦躁，舌干口辛，宜清心莲子饮。

石莲子　人参　麦冬　赤苓　酒芩　生地　归身　车前　泽泻　牡蛎　郁金　木通

胃热心烦，舌燥口干，阳升为病，宗叶案治噎法。

生地　麦冬　柏子仁　茯神　川斛　稽豆皮

口酸口苦，是肝胆淫脾，夜噎痛，宗叶案治噎法。

柴胡　黄芩　生地　阿胶　白芍　天冬　茯神　丹参

口甜，中虚伏热在脾，宗叶案脾瘅法。

川连　黄芩　人参　枳实　生白芍　淡姜

口甜，是脾胃伏热未清，宗叶案清胆汤。

川连　山栀　人参　枳实　花粉　丹皮　橘红　竹茹　生姜

口烂生疮，宜吹药冰硼散。

煅硼砂三钱　元明粉二钱　人中白一钱　芦荟一钱　青黛一钱　朱砂五分　冰片五分

共研细末，吹之。

咽　喉

咽喉肿痛，胸膈上之风热也。热盛则肿，若肿闭汤水不下，呼吸不通，名曰喉痹。若痰涎绕于喉间，声响，为缠喉风，皆危症也。或吹药或针刺出血，仍然肿闭汤水不下，则为死症。若半闭半开，汤水能下者，即用消毒凉膈散。若单双乳蛾，则刺少商穴出血，再吹药，再服汤药，或喉外肉内肿核，食物阻噎，名梅核膈，纯是湿痰瘀血结成，见噎膈门当兼参治之可也。

咽喉肿痛，口干便实，是为实热，宜凉膈散。

防风　荆芥　牛蒡　山栀　连翘　薄荷　元参　桔梗　大黄　芒硝　黄芩　甘草

缠喉初起，状若伤寒，宗古法，用如意胜金锭。

硫黄　川芎　腊茶　火硝　生地　薄荷　生川乌

等分为末，葱汁合为锭，重一钱，薄荷汤磨服。

若壅盛内外肿闭，即用雄黄解毒丸，即雄黄（水飞）、郁金各二钱，巴豆仁十四粒，共研细，醋糊为丸绿豆大，醋化十丸灌之，如灌不下，畜入口内，吐下再灌之，候稍通，即吹药，再服汤药。

吹喉七宝散

火硝　牙皂　全蝎　雄黄　硼砂　白矾　胆矾

加冰片少许，研细。

吹喉八宝散 尤氏喉科法

硼砂　僵蚕　黄柏 童便浸，炙焦　儿茶　人中白　青黛　冰片　灯草灰

共研细末。

吹喉紫袍散

石膏　青黛　朱砂　硼砂　飞矾　人中白　元明粉　冰片

共研细末。

单双乳蛾先灸少商穴，然后用飞剑斩黄龙等法即破。

人指甲，瓦上焙黄，研末吹喉，名飞剑斩黄龙。

又法：射干、山豆根皮醋浸一匙，名急喉一匙金。

又法：蚕茧八个，飞矾二钱，鸡肫皮五个，烧灰，共为末。

又法：青盐、白矾、硇砂等分，名破棺散。

又法：乳蛾失音，用人乳、白蜜、梨汁、椿芽汁共煎，不

拘时服，名嘹亮散。

以上皆古法经验良方，以下宗叶案，分析阴阳虚实、上中下焦，依症服药，所谓急则治其标，缓则培其本之义也。

秽浊上受，咽喉肿痹，上窍邪蒙，日暮昏烦，宜清上窍，不可犯及中下。

连翘　郁金　马勃　牛蒡　黑栀　杏仁　竹叶心　橘红

风火上郁，头肿咽痛，宜用辛凉。

薄荷　连翘　射干　牛蒡子　马勃　西瓜翠衣　滑石　桑皮　杏仁　绿豆皮

气分热毒，喉舌疳蚀，清气之中必佐解毒。

银花　川贝　马兜铃　连翘　通草　金汁　芦根汁

咽喉痛痹，如有物阻隔，甚至痛连心下，夜晚更甚，是肝脏①风火上灼。

生地　天冬　阿胶　元参　生鸡子黄　糯稻根须

阴涸于下，阳炽于上，为少阴喉痛，乃虚损之症，宜用有情之物入肾。

牛羊猪骨髓各四两　麋角胶四两　建莲肉　山药各五两　芡实二两

同捣为丸，每服五钱，淡盐汤下。

脏液不充，阳气虚，风鼓动，喉辣心震，是劳损症。

人参　黄肉炭　白芍　茯神　麦冬　五味　炙草　小麦

阴虚火盛，咽喉肿，虚火上炎，宜六味地黄加减。

熟地　山萸　山药　丹皮　茯苓　泽泻　射干　桔梗　山豆根

---

① 脏：原作"肠"，据《临证指南医案》卷八改。

卷之六

妇科论

妇科诸症，亦不外六脉、阴阳、表里、虚实、寒热也。总以妇人多郁，气血不舒，经月往来，血多有滞，更兼胎前产后，气血归损，寒热易受，以致病患多端，千变万化。更以隐讳难言，含羞不吐，医家望闻问皆失，较之男子，致难缕悉，故云：宁治十男子，不治一妇人，此之谓也。必当详诊脉法，访询旁人，明审暗求，如得其情，自无难矣。大略以胎前有余，产后不足，孀居处女郁气多滞，荣者多虚多热，枯者多劳多寒。以此推之，胎前者则调气、凉血、保胎为主，产后则去瘀生新、调补气血，孀居处女则开郁行经，使气血疏通，至于寒热损伤、积聚癥瘕、疝癖，以及淋浊崩带，并胎前产后、经闭调经等症，分别专条，临症酌用，其余食气、伤寒、疟痢、痿痹一切杂症，与男子同治者，各有专门，兹不重赘，临症兼参查察可也。

胎 前

《脉诀》歌曰：妇人有子，阴搏阳别。少阴动甚，其胎已结。滑疾不散，胎必三月。但疾不散，五月可别。左疾为男，右疾为女。女腹如箕，男腹如斧。箕者，圆也。斧者，上小下大也。疾者，数也。动者，活也，非摇动。又云：欲产之脉，散而离经。离经者，脉来六七至也。新产之脉，小缓为应，实大弦牢，其凶可知。

保 胎

《济阴纲目》论：妇人初受妊一月，肝脉养之，若肝血不足，则坠，人多不觉。二月胆经、三月心经、四月三焦、五月脾经、六月胃经、七月肺经、八月大肠、九月肾经、十月膀胱，各经之脉，各养一月。若经脉亏损，寒热感动则坠。故初受妊，肝脉不调则坠。三月五月，心脾不调则坠。此三经最为紧要，其余各经，非伤损而无妨，必须按月调理。白术、条芩，为保胎圣药，调气者香附、紫苏，行气者枳壳、砂仁、橘皮、木香，补血者阿胶，暖宫者醋炒艾叶，其余丹皮、生姜、半夏、瞿麦、牛膝、通草之类皆忌，大寒大热、攻气破血等类更禁。如呕吐，姜、夏可用；心肾热者，黄连、黄柏；脏寒者，肉桂、炮姜；胜湿，苍术、羌活，有斯症而用斯药，仍当斟酌，其余攻破之药，断不可用。产后则峻补攻下，对症用药，自无不可。若孕妇面红，唇舌青者，子死腹中；舌红，面青者，母死子活；舌面俱青，母子俱死，不得不用攻下之药。若临产催生，只用佛手散，即当归二、川芎一也，或加牛膝、瞿麦、滑石、枳壳、葵子、红花之类，另有专条，临症酌用可也。

胎 前

《易》曰：大哉乾元，万物资始。此言气之始也。又曰：至哉坤元，万物资生。此言形之始也。人得父母之气，以生气生形，而结成胎。禀气有强弱，胎元有静躁，故安胎之法，不可不详。如恶阻、胎淋、胎晕、胎肿、胎悬、胎漏、子痫、子气、子烦及咳嗽不止等症，均当详细推求，方不致有误。今按叶氏医案，胎前以凉血顺气为主，而肝脾胃三经尤为所重。因肝藏血以护胎，肝血失荣，胎无以荫；肝主升，肝气横逆，胎亦上冲。胎气系于脾，如寄生之托于苞桑，茑与女萝之施松柏，脾气过虚，胎无所附，坠滑难免矣。胃为水谷之海，妊妇全赖水谷之精华以养身护胎，故胃气如兵家之饷道，不容一刻稍缓也。

其余有邪则去邪，有火则治火，阴虚则清滋，阳虚则温补，随机应变，无所执着，以安胎如圣分别寒热风湿，临症加减应用。

安胎如圣散

白术　条芩　归身　枳壳　陈皮　大腹皮　连壳砂仁　炙草

黑豆一撮，酒三水七，煎服。

恶阻　怀胎三月，脉大无寒热，食减，乃恶阻之症。

细子芩　知母　苏梗　砂仁　橘红　当归　生芍药

胎淋　怀胎三四月而经水又来，或半产、下血不绝、腹痛，名曰胎淋。

阿胶　川芎　当归　艾叶　二地黄　白芍　桑寄生　生甘草

酒水煎，阿胶冲服。

胎晕　怀胎三四月，肝风眩晕，麻痹少寐，名曰胎晕。

制首乌　炒杞子　白芍　女贞子　蔓荆子　甘菊花　茯神黑豆皮煎服。

胎肿　怀胎数月，面目肢体虚浮水肿，名曰胎肿。

白术　人参　陈皮　茯苓皮　大腹皮　五加皮　姜皮

陈米引，水煎服。

胎悬　怀胎气不和，气凑上胸前，腹满，头痛，心腹痛，名曰胎悬。

紫苏　枳壳　当归　川芎　白芍　人参　陈皮　大腹皮甘草

姜煎，空心服。

胎漏　怀胎咳嗽见红，名曰胎漏。

归身　生地　天冬　紫菀　桑皮　杏仁　桔梗　片芩　阿

胶　五味子　炙草

胎痫　怀胎数月，忽然中风，涎潮扑地，目吊口噤，名为胎痫。

羚羊角　独活　防风　川芎　当归　枣仁　茯神　杏仁　苡米　五加皮　甘草

姜皮引。

胎烦　怀胎心惊胆怯，终日烦闷，名曰胎烦。

淡竹叶　麦冬　茯苓　人参　黄芩

灯心引。

胎气　怀胎足肿，喘闷妨食，甚则脚趾出黄水，名曰胎气。

天仙藤　香附　乌药　陈皮　紫苏　木瓜　炙草

姜引。

胎瘖　怀胎临月将产，忽然不语，名曰胎喑。无庸服药误治，迨产后即语。

肝气　怀胎三四月，肝气攻冲，胁痞，呕吐红痰。

条芩　生白芍　川楝子　瓜蒌皮　半夏曲　橘红　竹茹

生姜引。

气逆　怀胎恶心干呕，为胎气上逆。

砂仁　白术　香附　乌药　陈皮　条芩　枳壳　炙草

肝虚　怀胎三月滑胎，是肝虚，须预防之。

人参　阿胶　当归　白芍　川芎　桑寄生

胎滑易于小产，用丝绵一两，入磁罐内封口，烧灰成性，热酒空心服。

热伤肺阴　怀胎三四月，气急脘闷，咳嗽热气，上乘迫肺，形肉日瘦，热能燥阴耗气，以清金平气，勿碍于下。

桑皮　川贝　桔梗　广皮　黑栀　地骨皮　茯苓　甘草

胃虚咳逆　怀胎五月，热入阴伤，少腹痛溺不爽，暑气，霍乱，不饥①不食，全是胃病，止吸脾胃真气，津液重伤，致今咳逆。

人参　炒知母　炒麦冬　木瓜　莲肉　茯神

寒邪发厥　怀胎喜暖恶寒，升则厥痛坠重，微便痛绕腹，暖胎须避络伤，用辛香温柔之补可以止厥。

鹿角霜　淡苁蓉　炒杞子　柏子仁　炒沙苑　炒大茴　当归　茯苓　干姜

营虚　怀胎因护胎元，诸症俱减，心嘈觉甚，阴火上升，是为营虚之症。

人参　桑寄生　熟地　阿胶　丝绵炭　条芩　白芍　当归　茯苓　香附

瘛疭　怀胎忽然筋缓伸缩，手足相引搐搦，为之瘛疭。

钩藤　柴胡　山栀　黄芩　白术　胆星　僵蚕　秦艽

重者，加全蝎、天麻；若眼反折、汗出如珠者，肝绝也，不治，服祛风燥血之剂；遗屎痰甚，四肢抽搐，肝火血燥，用八珍汤加炒黑黄芩；小便下血，用车前钩藤散，重加柴胡、山栀；不寐，用六君去夏，加白芍、钩藤、秦艽。

气胀　怀胎因怒，肚腹胀痛，四肢浮肿，气急作喘，大便难，小便涩，产门肿。

当归　赤苓　枳壳　白芍　川芎　姜皮　木香　粉草

转胞　怀胎小便不通，乃小肠有传于胞，心肺气滞，多喘则名转胞，用门板令妇仰卧，从脚下抬起，头下足上，缓摇急转，可以便通。

---

① 饥：原作"肌"，据文义改。

人参　归尾　白芍　白术　陈皮　半夏　甘草　生姜

水煎服。以指探吐，再服一贴，通之则已。

肝风　怀胎因肝经风热上眼目，带吊失明。

天冬　知母　茺蔚子　五味子　防风　茯苓　羌活　人参

钩藤　甘菊花

产难　胞浆先破，恶水来多，胎胞不下，与四物汤加人参，补养气血，再煎葱汤，放冷，洗产户，又用车前、冬葵子、白芷、红花、枳壳煎服，若交骨不开，用加味芎归汤。

川芎　当归　苏木　枳壳　冬葵子　瞿麦

催生佛手散

当归二　川芎一　蝉蜕　男子发灰

难产催生散

赤小豆　阿胶

入豆汁煮服，虚加人参。

子死腹中，须念母，舌青黑，其胎已死，当下之，用皮硝五钱，大黄三钱，槟榔、枳壳各二钱，红花三钱，煎服急下，胎衣不下，用艾火于母脚小趾灸之，又用冬葵子、牛膝煎服，又用鹅毛喉间探吐，又用酒瓶，令妇着力，吹之可下。

横生倒生，用催生神柞饮，即生柞树刺枝，如小指者一枝，长三尺，切片，生甘草五钱，水煎温服。

产　后

《金匮要略》云：新产妇人之病有三，一者病痉，二者郁冒，三者便难。新产血虚，汗出善中风，故令病痉。亡血复汗，寒多致令津液亡、胃燥，故大便难。血虚汗出，筋脉失养，风入而益其劲，此筋病也。亡阴血虚，阳气遂厥，而寒复郁之，则头眩而目瞀，此神病也。胃藏津液而渗灌诸阳，亡津液胃燥，则大肠失其润，而大便难，此液病也。三者不同，其为亡血伤津。又有败血上冲，或歌舞谈笑，或怒骂癫狂，此败血冲心，多死，治则用花蕊石散加琥珀黑龙丹。如虽闷乱，不致癫狂，用失笑散加郁金。饱闷呕恶，腹满胀痛者，此败血冲胃，用五积散或平胃散加姜桂，或来复丹选用。呕逆腹胀，血化为水者，用《金匮》下瘀血汤。若面赤，呕逆欲死，或喘急者，败血冲胃，用人参、苏木，甚则加大黄、芒硝荡涤之。大抵冲心者，十难救一；冲胃者，五死五生；冲肺者，十全二三。又产后口鼻起黑色而鼻衄者，是胃气虚、败血滞也，急用人参、苏木，稍迟不救。

秦天一云：妇人善病，而病由产后者更多，亦为更剧。产后气血大亏，内而七情，外而六气，稍有感触，即足致病，使治之失宜，为患莫恻①。叶氏医案则曰：开泄则伤阳，辛热则伤阴，当从仲景新产郁冒之法以立方。至于奇经八脉，为产后第一要领。盖八脉丽②于下，产后阴分一伤，而八脉自失所司，温补镇摄，在所必先，无奈世人罕知，即有一二讲论者，终属影响模糊，惟叶天士先生于奇经八脉之法条分缕晰，得其精微。如冲脉为病，用紫石英以为镇逆；任脉为病，用龟板以为静摄；督脉为病，用鹿角以为温煦；带脉为病，用当归以为宣补，凡用奇经之药，无不如芥投针。若夫外因为病者，风温入肺，苇茎汤甘寒淡渗，以宣肺气。遇寒腹痛，用当归桂枝汤辛甘化阳，以和营卫。暑气上干则阴虚，是本病，暑气是客病，清上勿致凝下，便是理邪。如湿伤脾阳而欲邪阻气，用苦温淡渗之品泽术汤治之，即白术、泽泻也。热蒸化燥而胃阻肠痹，用首乌、

---

① 恻：疑为"测"。

② 丽：依附，附着。《易·离》曰："日月丽乎天，百谷草木丽乎土。"

麻仁、麦冬、花粉清滋润燥之剂治。热乘阴虚而入营中，则表散清克，惟育阴可以除热。更如邪入营，终而成疟症者，不得发汗腻补，当以清轻和解为主。漫谓补虚，于外因之端，种种审变达权，尤为神化无迹，此为知其要者一言而终，不知其要者流散无穷也。凡产后无别症者，当以生化汤加减用之，如有杂症，细审脉症，寒热温凉，虚实权变，圆机活法，参前察后，庶几无误矣。

《脉诀》歌曰：新产之脉，小缓为应；实大弦牢，其凶可知。

新产之妇，气血亏甚，切异风寒，即扶上床，不可令睡，宜靠坐，即用老酒煎热，兑童便饮之，稍时再食他物。若有血晕、昏迷不醒，用铁器烧红，入醋内熏之，用生化汤加荆芥穗（炒黑），煎服，仍加老酒、童便。若有风寒，掺用香苏饮或用韭菜捣烂入瓶，内热醋冲熏鼻。

生化汤产后总剂

川芎　归身　山楂炭　炮姜　泽兰　红花　益母草

加老酒、童便煎。

香苏饮外感风寒

苏叶　制香附　陈皮　炙草

姜葱引。

花蕊石散败血冲心

花蕊石四两　硫黄一两

研细泥封，煅红，每服一钱，童便下。

琥珀黑龙丹败血冲心

当归　五灵脂　川芎　良姜　熟地各二两，入沙锅泥封，火煅成性　百草霜一两　硫黄　乳香各二钱　琥珀　花蕊石各一钱共为细末，醋糊丸弹子大，每用一二丸，炭火煅红，入姜汁浸，碎研泥，老酒、童便调下。

五积散 败血冲胃

当归　川芎　白芍　白芷　陈皮　厚朴　半夏　茯苓　桔梗　麻黄　干姜　肉桂　甘草

姜葱引。

失笑散 闷乱

蒲黄　五灵脂　郁金

平胃散 败血冲胃

苍术　厚朴　陈皮　甘草

加干姜、肉桂。

下瘀血汤 呕逆腹胀

大黄　桃仁　䗪虫即飞蝗

来复丹 败血冲胃

元精石　硫黄　硝石俱煅　五灵脂　青皮　陈皮

苇茎汤 风温入肺

苇茎　苡仁　桃仁　瓜瓣

首乌麻仁汤 胃阻肠痹

何首乌　火麻仁　麦冬　花粉

产后汗出，眩晕，胸痞腹痛，宜宣恶露。

炒山楂　延胡　郁金　赤芍　炒牛膝　香附

益母草煎汤，代水煎，冲童便服。

产后气从涌泉小腹中直冲胸腹，心下痛，巅昏神迷。

人参　龙齿　枣仁　枸杞子　黑壳莲肉

紫石英一两，捣碎，水三盅煎，减半入药煎服。

产后败血入经络，先寒战发热，少腹疼痛膨满，下部不能转侧伸缩，小溲涩少而痛。

小生地　车前　牛膝　五灵脂　炒山楂

调琥珀末一钱，姜引。

产后脉濡，恶露紫黑，痛处紧按缓，此属络虚，治在任冲。

炒归身　炒白芍　肉桂　茯苓　小茴　杜仲　龟板

紫石英捣碎煎水，入药。

产后阴分大虚，汗出，胸痞，潮热，痰多，咳嗽，恐成蓐劳。

炒生地　炒麦冬　生扁豆　炙草　金石斛　丹参　茯神

水煎，加甘蔗汁冲服。

产后身痛少腹满，此血虚寒滞。

当归　川芎醋炒　延胡醋炒　泽兰　艾叶　小茴　香附　茯苓　益母膏

产后舌黄边赤，口渴，脘中紧闷，不食不饥不便，此阴虚热入营中，状如疟症，大异表散清克，救其营液为要。

小生地　天冬　生鳖甲　丹皮　丹参　茯神

产后骤加惊恐，阳上瞀冒为厥，左肢麻木，耳窍殂失，皆挟内风温入清窍，以上实下虚，镇阳填阴。

熟地　龟甲心　天冬　萸肉　五味　磁石　茯神　黑壳建莲

产后少腹冲即心下，脘中痛而胀满，是下虚厥气上攻，宜用柔阳之药。

炒归身　苁蓉　炒枸杞　柏子仁　小茴　茯神

产后下元阴伤，奇经八脉咸失职司，肝肾怯不固，苦以寒热心痛，下损及胃，食减，异用刚阳，宜用奇经之药。

人参　鹿茸　紫石英　当归　补骨脂　茯苓

产后营络虚寒，腰腹牵引，少腹痛，冷汗，不食。

当归　羊肉　小茴　桂枝　茯神　紫石英

产后动怒，气血皆逆，痛呕不能卧，俛不能仰，面冷肢寒，口鼻气寒，痛下冲上，此属疝瘕厥痛。

淡吴萸　韭白　两头尖　川楝子　桂枝　茯苓

产后邪深入阴，气血胶结，遂有瘕疝之形，身体伛偻，乃奇经刚维不用，通络可效。

归身　苁蓉　杞子　小茴　茯苓　紫石英　羊肉胶丸

产后胞损溺淋，筋脉牵掣，治当摄下。

桑螵蛸　生沙苑　萸肉炭　炒黄柏　茯神

产后下焦起病，久则延胃，不饥不食，乃损及阳明脉空，厥阴风旋而头痛面浮，肢冷指麻，皆亡血之症。

人参　杞子　归身　牛膝盐水炒黑　巴戟天　菊花炭　茯苓

又用丸药：人参　茯苓　萸肉　五味子　杞子　桑螵蛸盐水煮焙　生龙骨　菊花炭

蜜丸，每服五钱。

产后头眩体虚，右耳鸣响，神色衰夺，唇黄舌白，带下手足冷，右脉大，是阴阳空不固，暖下温中主之。

人参　桑螵蛸　鹿角霜　淡苁蓉　炒杞子　柏子霜　茯苓　紫石英　龙骨　红枣

蕲艾水煮捣丸。

产后胃痛，欲呕肢冷，引腰背痛，治在奇经。

人参　鹿茸　生杜仲　炒杞子　当归　鹿角霜　茯苓　沙苑　小茴

羊腰子煮熟捣丸。

产后阳不入阴，不寐汗出，阴先受损，继而损至奇经，漏经数月，宜凉肝益阴配阳两固法。

人参　鹿茸　杞子　天冬　茯神　沙苑

先服震灵丹。

禹余石　赤石脂　紫石英　代赭石各四两，入锅内封固，煅透，入地出火　乳香　没药　五灵脂各二两　朱砂水飞，一两，为衣

糯米饭丸。

产后右脉空隙，腰脊痛，漏淋。

桑螵蛸　鹿角霜　龙骨　淡苁蓉　炒杞子　沙苑　茯苓

产后阴虚液亏，加以平时嗔怒，阳气暴升，络血不宁，奇经空，冲任少贮，带淋暗泄。

阿胶　天冬　当归　白芍　淡黄芩　青蒿膏　女贞子　茯神　乌鸡骨炙

共研蜜丸。

产后瘕泄已久，下焦先伤，经水几月一至，来必病加，是奇经交空，下焦畏寒，食冷则泻，心中热痛，宜暖下温经。

人参　鹿角霜　炒沙苑　炒菟丝　生杜仲　炒杞子　熟术　淡骨脂　茯苓

蒸饼丸。

产后腹溏气坠，知饥少食，宜固摄升阳为法。

鹿茸　熟地炭　当归　桂枝　五味子　茯苓

产后多年病发，必头垂脊痛，椎尻气坠，心痛冷汗，此督任跷维不用，五液全涸，草木无情难治精血之惫，当以血肉充养，取其通补奇经。

鹿茸　鹿角霜　龟胶　鳖甲胶　羊肉胶　当归　杞子　柏子仁　沙苑　生杜仲　川续断　茯苓

产后脉微弱，形无华色，食减吐泻，是下焦不复，中焦又

伤，渐加浮肿，肿满厥逆，上冲下虚。

淡苁蓉　炒杞子　当归　小茴　茯苓皮　沙苑

并用金匮肾气丸，以茯苓为君，易熟地为佐。

产后风胜为肿，湿甚生热，乃经脉病，但产后精神未复，不可过劫，宜轻清法。

羚羊角　木防己　片姜黄　桂枝　杏仁　苡仁

产后冲任督带伤损，由产时劳怖，宜理奇经，但腹满膨痛，若不通调，恐滋肿胀。大意阳宜宣通，阴宜固养，乃正治方法。

人参　河车胶以龟胶代用　淡苁蓉　熟地砂仁炒①　鹿角霜归身　茯苓　紫石英　小茴　羊腰子

产后下虚，血病为多，今脘中痞胀，减食不适，全是气病，宜调气宽中，勿动下焦。

香附　神曲　苏梗　白蔻仁　茯苓　桔梗

产后右肿浮，按之自冷，乃冲任先虚，跷维不用，宜温养下元，兼通络脉。

苁蓉　鹿角霜　当归　肉桂　小茴　牛膝　茯苓

鹿角胶溶酒，加蜜为丸。

产后病后，不寐不便，无皮毛焦落之象，是痰饮为气所阻，以致升降失常，乃痹之基也，宜宣肺以通畅。

紫菀　杏仁　桔梗　枳壳　瓜蒌②皮　郁金

产后神识不甚灵慧，陡然狂乱，以清心包，解营热，便通食进，再酌调理。

犀角　生地　菖蒲　元参　羚羊角　郁金　连翘　竹叶心

---

① 炒：原作"沙"，据文义改。
② 蒌：原作"缕"，据《临证指南医案》卷九改。

产后时热，属肝肾阴伤，心热骨痿，阴亏久延，恐成损症，法宜填补下焦。

河车胶以龟胶代用　人参　秋石　茯神　熟地　归身　五味　芡实　山药

羯羊肉胶二胶溶和为丸。

产后脉数，按之芤涩，面少华色，经闭，腹中有形，升逆则痛肩背引胁，卒痛，咳吐涎沫，食减便溏，语言喘急，此乃蓐劳。

人参　杞子　龙骨　茯苓　紫石英　羊肉胶

产后成劳损，先伤下焦，血分寒热不止，奇经八脉俱伤，欲呕不饥，肝肾及胃有形凝，宜柔剂通补下焦。

人参　当归小茴拌炒　茯苓　沙苑　淡苁蓉　杞子　龟板　鹿角霜　紫石英

产后下虚，厥气上冲犯胃，食入呕胀，脉络日空，营卫两怯，寒热汗出，泄泻淹淹，为蓐劳之症。

吴萸　桂枝　茯苓　炮姜　木瓜　南枣

产后陡然惊恐，阴厥上逆，血涌吐痰，胸背胁俞大痛，乃八脉空之蓐劳之症。

熟地炭　炒杞子　五味　紫石英　茯神　牛膝炭

产后脉数，头痛脘痞，小腹坠，病欲厥，此属郁冒。

连翘　郁金　丹皮钩　钩藤　茯苓　炒山楂

益母草煎汤入药。

产后小产不及一日，忽有逆厥痰潮，此阴伤阳冒，神志愦散，宜镇补，同治癫痫法。

人参　炒白芍　铁落　辰砂　磁石　远志　菖蒲　牛黄　琥珀　茯神

产后畏寒凛凛，忽然轰热，腰膝坠胀，带下汗出。由半产下焦之损，以致八脉失其拥护，少腹不和，宜通摄脉络。

鹿角霜　炒当归　杜仲　菟丝　小茴　桂枝　延胡

小产后寒从背起，热起心胸，经水后期不爽，带下脊膂腰髋痠酸，由任冲督带伤损，致跷维不用，若调治失宜，终身不孕。

鹿角霜　龟板　紫石英　当归　炒杞子　炒沙苑　桂枝　延胡　小茴

小产后下虚不复，冬令藏聚未固，春夏阳生，风上受邪，清窍不利，耳失聪，鼻多塞，咽燥①痰闷，上焦不清，下虚是本。食后用清窍，早用镇纳。

青菊叶　黑栀皮　元参　连翘　羚羊　苦丁茶　磁石

早用六味加龟胶、北五味。

小产后，气冲结瘕，是奇经八脉损伤。肌肉大消，内热，咯痰带血，食过腹痛。盖产后②下焦真阴大亏，攻瘀清热，是重虚其虚，渐成蓐劳，宜肝胃③两和方法。

炒生地　炒丹皮　黑杞子　炙龟板　焦归须　鹿角霜　炒沙苑　小茴　柏子仁　茯苓

紫石英煎水入药。

调经经闭

《易》曰：乾道成男，坤道成女。女子属阴，以血为主，故女科治法首重调经。经者，常也，如海潮之有信，如月之盈亏，

---

① 燥：原作"噪"，据《临证指南医案》卷九改。
② 产后：原作"后产"，据《临证指南医案》卷九乙正。
③ 肝胃：原作"胃阴"，据《临证指南医案》卷九改。

不愆其期。女子十四岁天癸水至，任脉通，太冲月事以时，此其常也。或身体健旺，十二三岁天癸水至为太早，尤恐当其时而反闭也。或身小形弱，十五六七尚有不至者，若无消瘦骨蒸虚嗽，虽迟无妨。景岳云：冲为五脏六腑之海，脏腑之血皆归冲脉，冲为月经之本也。然血气之化，由于水谷，水谷盛则血气盛，而阳明胃气又为冲脉之本也，故月经之本所重在冲脉，冲脉所重在胃气，胃气所重在心脾，生化之源尔，故心生血、脾统血、肝藏血，凡伤心、肝、脾者，均能为经脉之病。《内经》曰，二阳之病发心脾，有不得隐曲者，言情欲不遂而病发心脾也。风消者，发热消瘦，胃主肌肉也；息贲者，喘息上奔，胃气上逆也，此虽发心脾，实重在胃气，因心为胃之母，胃为脾之腑也。或以七情六欲郁结伤肝，木郁则晦土，土郁则晦水，水郁则晦火，火郁则晦金，金又晦木，相递而晦，故肝郁五脏皆郁。女子经月或前或后，或紫或黑，或色淡，或寒热，或先腰腹痛，或经后腰痛，皆经月不调，或瘀或虚之所致，皆以逍遥散为主，临症分别加减治之。至于经水数月不来，则为经闭，当依叶氏医案奇经八脉损伤诸法分别调理，庶可收效矣。

逍遥散

当归　芍药　柴胡　茯苓　白术　炙草　薄荷　干姜

经来不足三旬者属血热，若血多色红则有余之热，宜加生地、丹皮、知母、黄柏；若血少色淡是不足之症，宜加熟地炭、丹参、红花、阿胶、艾叶。经来已过三旬者，色紫或先腰腹痛为热为瘀，宜红花、元胡、生地、知、柏、丹皮；瘀血甚者，加三棱、莪术；痛甚者，加木香、五灵脂。

已过三旬，色淡血少为虚为寒，或经后腰腹痛者，皆虚论，故云先痛则瘀，后痛则虚也。气虚宜参、芪、吴萸、醋、艾，虚寒者加桂、附、续断、杜仲。血虚加寒宜熟地、丹参、吴萸、醋、艾，甚加阿胶、龟板、鹿角。若血多色紫，腹痛，属实瘀，有余之症，宜熟军、三棱、莪术。

经行发热为潮热，病在经前者为血热，宜生地、丹皮、柴胡、黄芩；病在后者，属血虚，宜丹参、龟板、阿胶；若恶寒身痛有汗，加黄芪、芍药、桂枝，无汗紫苏、荆芥。

临经绞痛为气血凝滞，胀痛者气凝，宜木香、枳壳、槟榔、橘皮；若不胀而痛为血凝，宜元胡、桃仁、蒲黄、五灵脂，均用青葱管、热酒为引。

经行呕吐是脾胃虚弱，木来晦土，气逆，宜香砂平胃散加半夏、干姜、白芍。

经行眩晕，经水稠黏，是痰黏血海，宜橘红、半夏、前胡、胆星、郁金、瓜蒌。若少腹重坠，经水如烟煤水者，下焦湿热所阻，宜丹皮、栀子、防己、茵陈、茯苓、泽泻。

经行后期，其色或淡或紫，气冲心痛，呕涎，气坠少腹为泻，病在冲脉，从肝胃两治。

川连　小茴　川楝子　归尾　炒半夏　茯苓　桂枝　橘红

经水愆期，少腹中干涸而痛，下焦麻痹，腹痛肠鸣，心辣食不运，奇经八脉交病。

人参　茯苓　艾叶　制香附　淡苁蓉　补骨脂　肉桂　当归　鹿角霜　龟板　小茴香　紫石英

益母膏丸。

经行愆期，阴亏内热。

雄乌骨鸡　生地　阿胶　白芍　枸杞　天冬　茯苓　茺蔚子　女贞子　桂圆肉

用青蒿汁、童便、醇酒加蜜熬膏丸。

室女经水不调，先期腹痛，下焦常冷，腹鸣，忽泻忽结，乃郁怒，肝气偏横，胃先受戕，而奇经诸脉不能循序流行，气血阻痹，久延恐致成劳。

炒山楂　生香附　延胡　当归　三棱　莪术　川楝子　牛膝　泽兰　肉桂　炒小茴

葱白汁丸。

经行筋掣，腹痛常有，心痛干呕，是肝气厥逆，冲任皆病，务在宣通，忌用温燥。

川楝子　丹皮　炒楂　胡连　延胡　泽兰　归须　生白芍

经行紫黑，来时嘈杂，脉络收引而痛，经过带来，形瘦日减，脉来右大左弱，上部火升，下焦冷彻骨中，阴阳乖违，焉能孕育，以阳通阴摄大法治之。

鲍鱼　生地　淡苁蓉　天冬　当归　柏子仁　炒山楂　牛膝　茯苓　红枣

蕲艾煎汤为丸。

经停四五月，腹满，尻髀足肢尽肿，食纳胀闷不化，大便溏泻，经先断而后肿胀，治在血分。

生白术　厚朴　大腹皮　茺蔚子　椒目　黑豆皮　鹿角霜　三棱　莪术　延胡　防己

经闭十余月，腹膨痛不止，全属气血凝滞，宜和通气血。

川芎　当归须　延胡　桃仁　楂肉　香附　青皮　牛膝

益母草膏丸。

经水涩少渐闭①，心下有形，不肌②，渐至血结，左右隧道

①　闭：原作"闷"，据文义改。
②　肌：疑为"饥"。

不行，大便坚秘不爽，当与通络。

炒桃仁　炒五灵脂　延胡　苏梗　生香附　木香汁　半夏
姜汁

经闭腹胀，渐成蛊症。

香附　木香　青皮　乌药　赤芍　五灵脂　延胡　当归
郁金　熟军

经停两月，阳升风动，眩晕心悸，鼻衄。

生地　阿胶　麦冬　白芍　柏子仁　枣仁　茯神　炙草

笄年天癸未至，春阳升动，寒热衄血，平昔溺得腹痛，阴
本难充易亏最多，倒经之虑。

雄乌骨鸡　生地　生芍药　茯神　天冬　知母　牛膝　茺
蔚子　女贞子　阿胶

先将各药煎浓汁二碗，去渣，入阿胶，又和童便一碗、青
蒿汁二碗、酒一碗、米醋半碗，煮鸡至烂，收干捣丸。

十七岁天癸不至，咳嗽失血，是倒经重症，先以顺气导血。

降香末　郁金　钩藤　丹皮　苏子　炒山楂　杏仁　黑
山栀

经闭逆行，吐血衄血，为逆经，宜逍遥散加降香末、郁金、
鳖甲（童便炙）、苏木，童便冲服。

经闭，潮热骨蒸，火灼于金，宜清骨饮。

银胡　鳖甲　青蒿　知母　秦艽　地骨皮　胡连　甘草
藕节引。

癥瘕

癥瘕者，五脏六腑气血积聚而成，因饮食起居，七情失宜，
亏损脏腑，阴分受伤。癥者，五脏之气、食、血七样，为七癥，
积聚成块，疼痛推之不移，有征验也。瘕者，假也，结聚浮假

而痛，推移乃动，有黄、青、燥、血、脂、狐、蛇、鳖等八样，为八瘕，名虽异而治则同。至于疝癖痞疝者，痛则现，不痛则隐，在脐左右如弦者为弦，在两胁之间成块为癖，小腹牵引外肾及腰胁、痛气上冲者为疝，另有专门。其治癥瘕之大略，古方以葱白丸、乌鸡丸为要。今参叶氏医案，如营伤气阻者，于益营通气；如络虚气阻胀痛者，以辛香苦温入络通降；如肝胃两病者，以泄肝救胃；肝胃脾同病者，则扶土制木；肝脏之气独郁不宣，以辛香专①治；如由冲任扰及肝胃之逆乱，仍从肝胃两经主治，以通降温通。凡此皆灵机法眼，药不妄投。用攻者宜缓宜曲，用补者异涩忌呆。上逆则想肝脏冲病之源，下垂则究中气阴邪之②衰。吞酸吐水，必兼刚药，液枯肠结，当祖滋营。再辨脉象之神力，形色之枯泽，致病之因由，详悉参酌，自能尽善也。

熟地③四两　当归　白芍　川楝子　茯苓各二两　川芎　枳壳　厚朴　青皮　神曲　麦芽各一两半　三棱　莪术各一两　干姜　大茴　木香各七钱　肉桂五钱

用葱白汁丸。

乌骨丸古法

乌骨雄鸡一支④　乌药　蛇床子　丹皮　白术　人参　黄芪各一两　苍术一两五　海桐皮　红花　白术　肉桂　炮附子　炮川乌　莪术　陈皮各二两　熟地　延胡　木香　肉蔻　草果　琥珀各五钱

---

① 专：原作"喘"，据《临证指南医案》卷九改。
② 之："之"字下原衍"之"，据《临证指南医案》卷九删。
③ 熟地：此前应有脱文。
④ 支：疑为"只"。

上细锉，以乌鸡去毛腹，将药入腹，用新沙锅好酒煮干，去骨，焙干为末，炼蜜为丸桐子大，每腹①三十丸。

久病在络，营中之气结聚成瘕，昼夜痛，阴阳两伤，是为络病，便难液涸，香燥须忌。宗叶案法，用以通摄。

青葱管　新绛　当归须　桃仁　生鹿角　柏子仁

辛润通络，成形瘀浊吐出，然瘀必下行为顺，上涌难安，恐其复聚，仍宜缓通，以去瘀生新为治。

当归　桃仁　茺蔚子　制蒺藜　生鹿角　茯苓　香附

脉症难安，辛甘化风，痛时少腹满胀，有疝瘕形状，宜益营通泄，叶案云通则不痛。

人参　当归　肉桂　吴萸　小茴　茯苓　青葱管

瘕聚在左，四肢寒冷，病在奇经，以辛香治络。

鹿角霜　桂枝　当归　小茴　茯苓　香附　葱白

妇人瘕聚，瘤结痛肠妨食，得食不下，痛甚，月经带淋甚多，病由冲任脉络扰及肝胃之逆乱，若不宣畅，日久延为蛊疾矣。

炒桃仁　当归须　延胡　川楝子　青皮　小茴　紫降香
青葱管

络血不注冲任则经阻，气攻入络，聚而为瘕，乃冲任属胃，烦怒犯胃，宜泄肝救胃。

川楝子　炒延胡　莪术　青橘叶　半夏　厚朴　茯苓
姜汁

又服葱白丸二钱。

脉弦左搏，数年胃痛不痊时发，手不可按，胁中拘急，少

---

① 腹：疑为"服"。

腹数有瘕聚之形，气自下焦冲起，为胀为呕，此乃惊扰嗔怒致动肝木，乘其中土，胃伤初起或理气可效，久发中衰，辛香气燥，脾胃不胜克伐，宜疏肝安土为法。

川楝子　川连　干姜　桂枝　当归　川椒　白芍　乌梅

少腹疝瘕多年，冲起漫散，胃脘两胁痛甚，欲呕前以安胃泄肝颇效，但下焦至阴足跗发瘰，裂水久留，湿热瘀留，经络中交病，宜通气血。

桃仁　柏子仁　川芎　当归　小茴　香附　茯苓　山栀

青葱管汁丸。

数年左胁聚瘕，发作必呕吐涎沫酸苦浊水，寤不成寐，便闭忽泻，始于悒郁，病由肝失畅，若急攻必变胀病，宜缓图，达木传土法治。

生牡蛎　川楝子　延胡　桃仁　半夏　茯苓　橘红　白芥子　川连　吴萸　香附

姜汁丸。

凡妇人经水之至，必由冲脉而下，而冲脉又属胃管，若用寒冷消导反伤胃气，致冲脉上犯胃为呕，攻胸痞塞，升则巅昏。经云：冲脉为病，男子内疝，女子瘕聚。今小腹有形，兼有动气，显然冲脉之病，宗叶案奇经之法主治。

鹿角霜　淡苁蓉　炒当归　炒小茴　生杜仲　茯苓

紫石英一两，煎汤入药。

妇人天癸将止之年，小腹厥阴部位起瘕，动则满腹胀痛形坚，或时脊痛，必有秽痰血筋吐出，此起于郁伤久则液枯气结，内风阳气烦蒸则心热痞结阻咽，已成涸疾，若用刚药急治必无效，今叶案用柔缓之法是矣。

牡蛎　阿胶　生地　小胡麻　茯苓　穞豆皮

脉左弦涩，少腹攻逆，痛即①大便，是肝气滞积，宜肝胃用治。

川楝子　延胡　青皮　香附　鸡肫皮　茯苓　炒麦芽　炒山楂　香橼皮　砂仁壳

瘕聚季胁，渐加烦倦减食。入夏土旺气泄，用泄少阳补太阴②方。

人参　茯苓　炙草　当归　生地　丹皮　鳖甲　泽兰膏

痛久在络，凝聚成形，仍属经病，用河间法治。

川楝子　延胡　瓜蒌皮　香附　生牡蛎　山甲

胀胃温热，皆阻肠之流畅，水谷之气不主游溢，瘕属气聚，癥为血结，由无形而成有形，恐攻坚过急，致成痞胀，宜柔缓治之。

老韭根　生香附　当归　桃仁　小茴　炒山楂　炮山甲桂枝

妇人初病，寒热经水不来，久则少腹有瘕形，食减，恐妨干血劳，宜先通经，逍遥散加延胡、红花、山楂、山甲。

淋带淫浊

带下者，由带脉受伤而下浊液，故曰带下有赤白之分。赤者属热，兼虚兼火，白者属湿，兼虚兼痰，皆由心不荣血，肝脾不能藏摄所致。其形有五色，如青泥者，肝伤；色如红津者，心伤；色如白涕者，肺伤；色如烂瓜者，脾伤；色如黑胶者，肾伤。湿热瘀滞，甚者必痛。大抵瘦人多火，肥人多痰，最要分辨明白。至于白浊白淫，二者相似，而迥然各别。白浊者，

---

① 即：原作"引"，据《临证指南医案》卷九改。
② 阴：原作"阳"，据《临证指南医案》卷九改。

小便后如米汁流出，白淫津如米汁，常有不禁，由肺伤津液，更兼忧思过度，意淫于外，精淫于内，心脾兼受，肾气不交所致。淋者，由肾虚膀胱积热所致，肾虚则小便数，膀胱热则小便涩，有气、血、砂、膏、劳五者之殊，皆属湿热。气淋者，小便涩滞，常有余沥不尽；血淋者，遇热即发，甚则溺血，痛为血淋，不痛为尿血；砂淋者，阴茎中有砂石而痛，溺不得卒出，砂出痛止是也，惟男子有之；另有专门膏淋者，溺浊如膏，败精结为膏，犹煮海为盐之义；劳淋者，遇劳即发，痛引气冲。大抵带病惟妇人有之，淋浊淫男女俱有。秦天一云：景岳治法，妇人淋带其因有六，一心旌摇，心火不静而带下者，先当清火，宜朱砂安神丸、清心莲子饮之类，若无邪火但心虚者，宜秘元煎、人参丸、茯菟丸之类；一欲事过度，滑泄不固而浊带者，亦宜秘元煎、茯术菟丝丸、济生固精之类；一人事不畅，精道逆而为浊带者，初宜威喜丸，久宜固阴煎；一湿热下流而为浊带者，脉必滑数，烦渴多热，宜保阴煎、加味逍遥散，若热甚而兼淋赤者，宜龙胆泻肝汤；一凡气虚而浊带者，宜寿脾煎、七福饮、十全大补汤，若阳气虚寒，脉微涩，腹痛多寒宜加姜附、家韭子丸；一脾虚肾气下陷多带者，宜归脾汤、补中益气汤之类。以上淋带辨症论治，仿佛已备。语云：鸳鸯绣出从君看，莫把金针度与人。若求金针暗度，全凭叶案搜寻。

朱砂安神丸心火妄动

朱砂　黄连　生地　当归　甘草

清子莲子饮心火妄动

石莲子　黄芪　人参　茯苓　柴胡　黄芩　地骨皮　麦冬车前子　甘草

秘元煎心虚无火

人参　茯苓　白术　炙草　枣仁　山药　芡实　五味　远

志　金樱子

人参丸心虚无火

人参　茯苓　茯神　枣仁　远志　益智仁　牡蛎　朱砂

茯菟丸心虚无火

茯苓　白术　菟丝子　莲子

酒糊为丸。加五味、山药、杜仲、炙草，名茯术菟丝丸，治同。

济生固精丸滑泄不固

牡蛎　菟丝子　韭子　龙骨　五味子　桑螵蛸　白石脂　茯苓

威喜丸精道逆

茯苓　猪苓　黄蜡

固阴煎精道久逆

人参　熟地　山药　山萸　远志　炙草　五味子　菟丝子

寿脾煎元气虚

人参　白术　炙草　当归　山药　枣仁　炮姜　建莲　远志

七福饮元气虚

人参　熟地　当归　白术　枣仁　远志　炙草

家韭子丸阳气虚寒

韭子　鹿茸　肉桂　牛膝　菟丝子　肉苁蓉　熟地　当归　巴戟　杜仲　石斛　炮姜

金锁正元丹虚寒固秘

肉苁蓉　巴戟　胡芦巴　补骨脂　胡桃肉　五味子　茯苓　朱砂　龙骨

带下湿邪劫阴，火升胸痞，脉数小。

生地　阿胶　牡蛎　川斛　小麦　茯神

带下如注，阳明脉虚，手麻足冷，身动，用通摄法。

人参　桂枝　桑螵蛸　生杜仲　桂身　茯苓

带下色苍，脉数，是阴不足，心中泛泛，头晕浮肿，腹痛，经水仍来，是肝阳内扰，风木乘土，法当酸以和阳，苦以坚阴。

生白芍　生地　阿胶　牡蛎　樗根皮　黄柏

又用：乌鸡丸　乌骨鸡　生地　阿胶　牡蛎　天冬　白芍　白薇　杜仲　川续断　莲肉

带下不止，少腹内踝连痛至不能伸缩，络脉不宣，恐有结痛，不可不虑。

桂枝　生沙苑　远志　当归　鹿角霜　杞子　茯苓

崩带淋浊，阴从下走，晕厥汗出，阳从上冒，暴凶，身中阴阳不相接续，恐延虚脱，戌亥时为剧，肝肾病治。

人参　阿胶　生龙骨　生牡蛎　五味　茯神　芡实　莲肉

淋带黄白未净，五更心悸汗出。

人参　炒杞子　五味　茯苓　芡实　莲肉

带下，脉左细，用通补有效，按之痛缓，是八脉空虚，仍宜补养。

当归　乌贼骨　紫石英　杜仲　杞子　沙苑　柏子仁　茯神

淋带瘕泄，诸液耗，必阴伤，刚阳柔阴俱不效，必须收固，宜震灵丹通达下焦，则固下无偏是法矣。

震灵丹固达下焦

禹粮石　赤石脂　紫石英　代赭石各四两，盐泥封，煅　乳香没药各二两　朱砂一两，水飞　五灵脂二两　人参　沙苑　炒杞子炙草　鹿角霜　桑螵蛸　茯神各两半

又用丸药：人参　鹿茸　补骨脂　生菟丝　茯苓　生紫石英　炒小茴　生禹粮石　炒远志

经漏成带，下焦畏冷，眩晕，是肝脏阳升，八脉空之。

当归　炒白芍　炒黑杞子　杜仲　海螵蛸　沙苑

产后漏淋成，带溺不爽，惊恐神呆，骨骱尽痛，是肝肾内损，奇经不司，最忌刚药，宜平润补肝。

杞子　鹿角霜　茯苓　生杜仲　沙苑　补骨脂　归身　菟丝子

淋带赤白，少腹拘急，大便燥难，此属液涸。

肉苁蓉　杞子　河车以龟胶代用　当归　柏子仁　郁李仁　火麻仁　杏仁　桃仁

以上淋带淫浊，如有气味腥臭者，必用鲍鱼煎汤，兑药冲服，以其气味相需，又兼咸柔达下，叶案中用法之巧，无过于此，又用淡菜滋阴，亦取其形象相合、咸柔达下，皆妙用也。

崩　漏

崩如山冢卒崩，言其气血横决莫制也。漏如漏卮难塞，言其血之漫无关防也。经云：阴在内，阳之守也。气得之以和，神得之以安，毛发得之以润，经脉得之以行，身形之中不可须斯离也，去血过多，则诸病丛生矣。原致病之由，有冲任不能摄血者，有肝不藏血者，有脾不统血者，有因热在下焦迫血妄行者，有因元气大虚不能收敛其血者，又有瘀血内阻新血不能归经而下者。叶氏医案用法灵活，井井有条，谓医法之最精者也，当依为规矩准绳也。

肝脾郁损血崩，宜逍遥散去柴、术、草，加人参、桑螵蛸、杜仲。产育多，冲任脉虚，天癸当止之年，有紫黑血如豚肝暴下，之后黄水绵绵不断，此属奇经络病，于脏腑无与，宜清宜通。

柏子仁　生地　青蒿梗　黄芩　泽兰　樗根皮

又用斑龙丸同服。

鹿角霜　鹿角胶　熟地　菟丝　柏子仁

五旬天癸当止，而经淋周身，牵掣右肢，渐不能举，不但冲任督带损伤，且当兼治阳明。

人参　生芪　炙草　炒沙苑　炒杞子　归尾　紫石英　鹿角胶　龟板

崩漏两年，先有带下，始而半月一发，夏令每逢申酉漏必至，为奇经损伤，而冲脉隶于阳明，久虚不固摄，宜奇经阳明兼治。

海螵蛸　柏子仁　茜草　生菟丝　石莲肉

又用乌贼骨丸同服，海螵蛸、茜草二味研末，以雀卵调和为丸，鲍鱼煎汤调下，以其气味相需，咸柔达下。

髓虚，崩淋不止，筋掣痛不能行。

苁蓉　枸杞　柏子仁　茜草　生菟丝　茯神　川斛　紫石英　羊内肾　青盐

冲任二脉损伤，经漏经年，形瘦肤干，畏冷，由阴气走乎阳位，益气以培阳，温摄以固下焦。

人参　鹿角霜　归身　蕲艾炭　茯神　炮姜　紫石英　桂心

经漏多年，五液皆涸，冲任不用。冬令稍安，夏令病加。心摇腹热，腰膝跗骨皆热，枯槁①日著。暴崩宜温，久崩宜清，以血去阴耗主治。

---

① 槁：原作"膏"，据《临证指南医案》卷九改。

人参　生地　阿胶　天冬　人乳粉　柏子仁　茯神　枣仁
白芍　知母

炼蜜为丸。

又用固补冲任凉肝宁血丸。

人参　生地　阿胶　白芍　茯苓各二两　河车胶一两　石莲
肉四两

二胶如少，加熟地浆或加黄明胶为丸，早服四钱，晚服二
钱，参汤下。如无河车胶以龟胶代用。

天癸当止之年，经水淋漓不断，乃阴衰阳动，寐少汗泄，
四肢胸臆，是冲脉隶于阳明，脉空阳越，卫疏阴火升举，当宗
丹溪补阴丸、虎潜丸参用。

熟地　虎胫骨　龟板　黄柏　知母　锁阳　当归　牛膝
白芍　陈皮　羖羊肉

经停三月，下漏成块，少腹膨痛，宜通和奇脉。

鹿角霜　生杜仲　桂枝木　生沙苑　当归　茯苓　红枣

肝肾内损，延及冲任，遂至经漏淋漓，腰脊痿弱，脉络交
空，有终身不得孕育之患。

熟地砂仁炙　河车胶　当归　白芍　人参　茯苓　於术　炙
草　艾叶　香附　小茴　紫石英

五旬当止之年，经漏如崩，继以白带绵绵，昔形充今瘦损，
当年饮酒湿胜，大便久溏，自病经年，便干不爽，夜热多汗，
四肢皆冷，气短腹鸣，上噫气下泄气，腰足酸软，食减，此阳
明脉衰，肝木冲任交损，内风旋转，有风消之象，病在乎络，
先宜清肝通络。

人参　苦参　白芍　归须　川楝子　延胡　桂枝　牡蛎
紫石英　钩藤

心痛如饥，口吐涎沫，经来甚多，因惊动肝阳，化内风欲厥之象，治以咸苦，佐以微辛，使入阴和阳。

阿胶　牡蛎　川楝子　川连　川芎　当归

经漏成带，冲督带交病，久带久崩宜清，与内血脱法治。

海螵蛸　茜草　阿胶　人中白

雀卵和丸，鲍鱼汤下。

当经行周身寒凛，腰酸腹膨，白疹大发，宜用固气和血。

人参　熟地　阿胶　白芍　川芎　当归　山楂　蕲艾

早服。

停经半载，忽然暴崩，黄白淋漓，寒则周身拘束，热则烦躁口干，天明汗出，痹必身麻如虫行，四肢骨节皆痛，是冲任伤损而为寒热，阴损阳位，崩中日久，为白带漏下，多时骨髓枯。

海螵蛸　阿胶　茜草　生地　生芍药　小麦　生芪　桂枝

叶案治验有妇人经漏三年，脉色俱夺，面浮跗肿，肌乏华色，纳谷日减，便硬不爽，脊膂腰髀酸楚如坠，入夏以来形神日羸，经水诸路之血贮于血海而下，其不致崩决淋漓者，任脉之为担任，带脉之为约束，虽跷之为拥护，督脉以总督其统摄，今但以冲脉之动而血下，诸脉皆失其司，补阳不应，是未达奇经之故耳。叶氏特制乌贼骨丸，咸味就下通以济涩，更以秽浊气味为之导引，同气相需，谓暴崩正法，因芪术皆守，不能入奇经，别病用之，诚为良药，而奇经用之，则无济于事，且夏令大气正在泄越，脾胃主令，岁气天和，保之最要。早进通阴以理奇经，午余天热气泄必加烦倦，随用清暑益气之剂以顺天时，以扶生生安稳，至秋半收肃令行，可望其脏气聚交，而奇经渐固，斯疾痊矣。

通阴潜阳法早上服

龟甲秋石水浸　鹿角霜　真阿胶　柏子霜　生牡蛎　锁阳

另煎清河人参汤，入药兑服。

鹿性阳，入督脉；龟体阴，走任脉；阿胶得济水之沉伏，味咸色黑，熄肝风而养肾水；柏子芳香滑润，养血理燥；牡蛎咸固下焦，仲景云，人病腰以下肿者，牡蛎、泽泻治之；锁阳固下焦之阳气，乃治八脉之大意。

进潜阳颇投，但左耳鸣甚，肠中亦鸣，肝阳内风升动未熄减气，忌刚用柔。

龟甲秋石水浸　真阿胶　柏子仁　天冬　女贞　旱莲草

人参二钱煎汤，早服。

两进柔润，清补颇投。询知由悲哀烦劳，调理已愈，因目病服辛寒太过，遂致经漏，此奇脉内乏。今周身现瘾疹，搔①痒不宁，是液久渗，阴营阳气浮外乘②。凡六淫客③邪，无有不从热化，《内经》以疮疡诸病皆属于火。然内症为急，肌腠为缓，刻下又值经至之期，宜固下以泻阴火意。

龟甲　真阿胶　人参　桑螵蛸　生龙骨　旱莲草　茯神

知母

早上空心服。

育　嗣

人之生育，乃天地自然之理，岂有不生育者哉。盖因男妇有积聚癥瘕诸疾，妇人有经月不调，子宫虚冷，尺脉微细，血

---

① 搔：疑为"瘙"。

② 阴营阳气浮外乘：此七字，《临证指南医案》卷九作"阴不内营，阳气浮越，卫怯少固，客气外乘"。

③ 客：原作"克"，据《临证指南医案》卷九改。

医法青篇

少精伤，则难生育。若能按法调理，经月无乖，诸疾痊可，而不受妊者未之有也。至于男为鸡精①，妇人肥甚，而六脉沉细，乃无化之气，无可医治。其余如男子恣情纵欲，以致精滑寒冷，当清心寡欲，宜用青蛾种子丹、固本丸之类；妇人子宫虚冷，尺脉微者，以乌贼骨丸、续丝肾气丸分别治之可也。

乌贼骨丸

乌贼骨　茜草根

雀卵为丸，鲍鱼汤下。

续丝肾气丸

熟地　山药　山萸　丹皮　茯苓　泽泻　附子　肉桂　车前　牛膝　川续断　菟丝子

青蛾种子丹

合州故纸一斤，分作四起，制用苍术、青盐、杜仲、枸杞各二两，煮汁，浸故纸四两，浸一宿，炒干　广白鱼膘十两，用牡蛎三两煅粉，炒膘成珠　胡桃肉连衣，十两　当归三两　熟地四两　杜仲三两，盐炒

共为细末，炼蜜为丸，每服五钱，盐汤下。

固本丸

川续断四两，如鸡腿节断纹皮黄者，用姜汁、酒、青盐、童便各制一两　川萆薢四两，照法分制，各一两　杜仲四两，亦照法制　故纸四两，盐炒　枸杞二两，菊花炒　覆盆子二两，酒炒　菟丝子三两，酒炒　楮实子二两，酒蒸　当归三两，酒蒸　熟地四两，姜汁、砂仁各炙二两　何首乌四两，芝麻制一次，黑豆汁制八次　人参二两，蜜炙　胡桃肉四两　仙茅三两，炒　巴戟二两，杞子水浸一宿　沙苑四两，炒　驴肾四

---

① 鸡精：病症名，出自《竹林女科证治》卷四，曰："男子玉茎包皮柔嫩，少一挨，即痒不可当，故每次交合，阳精已泄，阴精未流，名曰鸡精。宜壮阳汤。"

两，面裹，煨干，炒

　　共为细末，炼蜜为丸，每服五钱，淡盐汤下。

苁蓉丝子丸 又名五子育嗣丸

　　肉苁蓉　覆盆子　车前子　五味子　菟丝子　枸杞子　当
归　川芎　白芍　沙苑　牡蛎　乌贼骨　白术　条芩　艾叶

　　共为细末，炼蜜为丸，淡盐汤下。

乌鸡丸

　　白毛绿耳乌骨母鸡一只，去毛腹，采鲜续断根繁冗者去净
泥沙，入鸡腹满缝之，重汤煮烂收干汤，捣烂，入青盐少许，
合味为大丸，分作四次，临服蒸热老酒，细嚼送服之，经后服
之怀孕。

　　以上苁蓉丝子、乌骨鸡二方，妇人无疾、经月调和者服之，
立效。如有他症或经月不对期者，皆无效，仍当依前法调理。

幼科总论

　　古谓医者，望闻问切，察病之根源也。若夫大方，则以切
脉为第一，其次论病之机，论药之性，至于望、闻、问三者，
虽要而不能必用者，何也？妇人女子而不能细望，富豪娇态不
耐细问，病势已深而不能深言，是斯三者，皆不可拘泥也，惟
察脉为要。而幼科之治，又反于大方。缘小儿之脉未①充，未
能察脉；言语未明，而不能闻问，惟当察色望形，问其父母，
审其啼哭之间而辨之。盖望者，鉴貌辨色。如面部左腮属肝，
右腮属肺，额属心，鼻属脾，颔②属肾。肺病则面白，肝病则
面青，心病则面赤，脾病则面黄，肾病而面黧，乃望而知之也。

---

　　① 未：原作"为"，据文义改。
　　② 颔（hàn 汗）：下巴。

闻者，听声知其症。如肝病则声悲，肺病则声促，心病则声雄，脾病则声慢，肾病则声沉，此属五脏。又有六腑，大肠病①则声长，小肠病则声短，胃病则声速，胆病则声清，膀胱病则声微，乃闻而知之也。问者，究病之源。如好食酸则肝病，好食辛则肺病，好食苦则心病，好食甘则脾病，好食咸则肾病，好食热则内寒，好食冷则内热，小便白、大便溏则内寒，小便赤、大便结则内热，便下②完谷则脾伤，粪带③青色则肝伤而惊风，乃问而知之也。切者，论小儿大小，有看虎口三关、有一指察脉之分，另列于后。大抵小儿之病，大半胎毒内热，少半伤食外感，而肝脾二家致病之由也，如疳疾、惊风是肝脾之症，痘是胎毒，疹是肺热。其余骨蒸、惊搐、客忤及外感风寒则各经分受，依次分别另立专门。至于泻痢、呕吐、疟疾、霍乱等症，俱同大方。不过小儿脏腑娇嫩，用药宜轻宜柔，医者当悉心体察，切勿忽之。古人云，小儿阳长有余，阴长不足，用药当固阴为要也。

观面部五脏受伤形状歌

心经有热目无光，面赤当言热病当，赤在山根惊四足，积看虚肿起阴阳。

肝经有冷面微青，有热肥胞赤又临，发际白言惊气入，食苍黄是果积深。

脾冷应知面色黄，三阳有白热为殃，青在发际生惊候，唇口皆黄是积伤。

肺受面白冷为由，热赤人中及嘴头，青在山根惊四足，热

---

① 病：原作"痛"，据《古今医鉴》卷十三改。
② 下：原作"不"，据文义改。
③ 带：原作"代"，据文义改。

居发际积为仇。

面黑当知肾脏寒，食苍红是热须看，风门黄可言惊入，两目微沉积所干。

小儿死候歌

眼生赤脉贯瞳人，囟门肿起又作坑，指中黑色鼻干燥，鸦声忽作肚节青，虚热舌出咬牙齿，目多直视不转睛，鱼口气急啼不出，蛔虫既出死形真，手足掷摇惊过节，灵凡十救一无生。

小儿脉诀

小儿脉法，三岁以内看虎口三关，五岁以上七八岁当以大指按三部，一息六七至为平和，八九至为热，五至为寒，十二岁后同大方脉。

脉诀歌

小儿脉紧风痫候，沉缓食伤多呕吐，弦急因知气不和，急促急惊神不守，冷则沉细风则浮，牢实大便因秘久，腹痛之脉紧而弦，脉乱不治安可救，变蒸之时脉必乱，不治自然无过谬，单细疳痨洪有虫，大小不匀为恶候，脉沉而迟有潮热，此必胃寒为内寇，泻痢脉大不可医，仔细酌量宜审究。

看虎口三关歌诀 男左女右，食指三节为三关

紫热红寒青惊风，白疳黄淡红小恙。

其经纹宜藏不宜暴露，若黑色则危险，再脉见下截风关为轻，中截气关为重，上截命关尤甚，直透三关为大危。

《全幼心鉴》十三种脉纹：流珠、环珠、来蛇、去蛇、角弓、反里、反升、枪形、鱼骨形、水字形、针形、射指形、射甲形等十三种，分别风寒湿热，虽详细而以指之纹未尝有诸形象，只有角弓、里外、直冲、斜上之形，红紫、青淡之别，何曾变化多端，故此省繁不录也。角弓反里为风，反外为食，直

冲为热，斜上为积，再以色对分别是也。

变　蒸

小儿初生，血气未充，阴阳未和，脏腑未坚，骨格①未全，有变蒸之候。每三十二日一发热，或霍乱呕吐，或汗，或咳，或不食，或溏泄，此为长血脉、全智意之常候。有变一二次而止，有数次不等，不须服药而自愈。按诸家之论，皆为小儿长神智，自生之日每三十二日一变。凡人有三百六十五骨节，除手足碎骨外，止三百二十节，故三十二日一变虚热诸症。若胎气壮实者，则暗变不发热，人多不觉此。小儿壮旺，一切杂症，皆不染受。若胎气弱者，变蒸发热诸疾俱见。但须辨明是变蒸之候，不必用药，过而自愈，不可错认为外感表散，以致有误，可不慎哉。

时气感冒

叶氏医案论小儿体属纯阳，所患热病最多，以六淫之邪皆从火化、饮食停滞、郁蒸变热、惊恐内迫、五志动极皆阳，必分春温、夏热、秋凉、冬寒四时之序，分别治之。春温者，春发于少阳，以春木内应肝胆，以黄芩汤、葱豉②汤为主。夏热者，夏月受风，其气已温，治在上焦，肺位最高，邪必克伤，宜用肺药清肃上焦，如发热喘嗽，以薄荷汤为主。若色苍、热胜、烦渴，用石膏、竹叶、蒡子、连翘。如邪不得解，以芩连苇茎汤清之。若甚暑之时，以香薷六一散加杏仁治之，大忌风药燥血。若吐泻霍乱，是脾胃受伤，陡变惊搐，以黄连、竹茹、橘皮、半夏、藿香、苏梗治之。秋凉冬寒或有感受风寒，发热

---

① 格：通"骼"。
② 豉：原作"鼓"，据《临证指南医案》卷十改。

咳嗽等症，只用参苏饮或薄荷、荆芥、葱豉①汤微汗，不可用刚药发汗，太过恐变他症。其余杂症，各分门类，按门分治可也。

黄芩汤春温

黄芩　芍药　甘草　大枣

葱豉汤春温

葱白　淡豆豉

薄荷汤夏热

薄荷　连翘　牛蒡　象贝　桑叶　沙参　栀皮　花粉

六一散夏暑

滑石六　甘草一

参苏饮风寒感冒

人参　苏叶　前胡　葛根　半夏　赤苓　陈皮　黄芩　芍药　桔梗　甘草

四顺清凉散内热

当归　赤芍　大黄　甘草

加木通、竹叶、朴、荷煎。

导赤散小肠丙火

生地　木通　黄芩　甘草

加竹叶煎。

惊恐客忤

惊恐者，小儿神志未全，胆气不充。凡遇怪异禽兽，或面生异形之人，或异形各物，小儿猛见，皆能受惊，致伤肝胆，

---

① 豉：原作"鼓"，据《临证指南医案》卷十改。

有面青心跳、神迷发热、粪带①青色等症，宜镇心丹安神定智。恐者，并无惊物触犯，自相恐惧，是胆气未充之故，亦宜镇心丹。至于四时不正之气，或邪祟不洁之气触犯，亦有发热、惊啼、神昏等症，名为克②忤，由正气未充，邪气相触，宜抱龙丸，以藿香、薄荷煎汤调服，以正其气。

镇心丹

天竺黄　牛黄　茯神　沉香　琥珀　辰砂　远志肉　石菖蒲　僵蚕　蝉蜕　金箔　银箔

米糊为丸，辰砂为衣。

天竺黄　胆星　雄黄　朱砂　琥珀　麝香

甘草熬膏，加胶为丸，加牛黄、珍珠、金箔为衣，名牛黄抱龙丸。

又方去雄黄，加犀角、黄连、僵蚕、全蝎、天麻、人参、茯苓，名犀角抱龙丸，另将牙皂、钩藤、甘草、荆芥、桑皮煎水，调蜜为丸，金箔为衣。

以上二方，为小儿要药，如家有小儿者，须预为配造，以备临时急用，否则临时配造不及，或有市卖，惟恐药料不真，以致有误，慎之慎之。

疳　症

疳症者，先天不足，气血虚弱，脏腑受伤，十五岁以上，则为痨疾，十五岁以下，名为疳积。因乳食过饱，或肥甘无节，或生冷伤脾，停滞中脘，土伤而不能生化，相递而克，以致各经皆伤。总由脾胃起病，凡初起尿如米泔，粪似青泥，午后潮

---

① 带：原作"代"，据文义改。
② 克：疑为"客"。

热，日久失治，致令青筋暴露，腹大坚硬，面色青黄，肌肉消瘦，皮毛焦枯，眼睛发睈①，而疳症成矣。当以脾胃为主，分别各经形状治之。若形体衰甚，日久失治，则为死症。

心疳症者，面红目赤，壮热有汗，惊烦，咬牙弄舌，烦渴，小便赤，胸满，或吐或痢，热泻，宜泻心导赤汤，惊者牛黄抱龙丸。

肝疳症者，面青，爪甲青，眼生眵泪，摇头揉目，甚则翳膜遮眼，合面卧，耳流脓水，腹大筋青，粪带②青泥，宜芦荟消疳散、加味逍遥散。

脾疳症者，面黄肌瘦，身热困倦，喜睡，好食泥土，头大颈细，烦渴，大便腥黏，宜消积理脾、五谷内金散。

肺疳症者，面白，气逆咳嗽，毛发焦枯，肌肤干燥，憎寒壮热，常流清涕，鼻颊生疮，宜清肺饮。

肾疳症者，面色黧，齿龈出血，口中臭气，足冷如冰，腹泄便黏，宜金蟾散、加减地黄丸。

泻心导赤散心疳

黄连　犀角　生地　木通　黄芩　郁金　甘草

牛黄抱龙丸惊疳

牛黄　胆星　天竺黄　雄黄　朱砂　珍珠　琥珀　麝香

共为细末，另将牙皂、钩藤、甘草、荆芥、桑皮煎水，调蜜为丸，金箔为衣。

芦荟消疳散肝疳

芦荟　防风　柏子仁　细辛　牡蛎　白芍　木瓜　桃仁

---

① 睈（tīng 梃）：目外突。《集韵》曰："待鼎切，庭上声。"《玉篇》曰："目出也。"

② 带：原作"代"，据文义改。

郁金　川楝子　延胡　胡连

加味逍遥散_{肝疳}

归身　白芍　柴胡　茯苓　白术　炙草　桃仁　郁金　牡
蛎　红花

朴、荷煎。

消积理脾散_{脾疳}

焦术　茯苓　陈皮　扁豆　山药　木香　山楂_炒　神曲_炒
谷芽_炒　槟榔　使君肉　苡仁　干姜

五谷内金散_{脾疳}

五谷虫_炒　鸡内金　麦芽　神曲　山楂　枳壳前俱炒黄　厚
朴　槟榔　生军　生地　使君　赤芍　炙草

清肺饮_{肺疳}

连翘　桔梗　牛蒡　枯芩　红花　郁金　杏仁　桑皮　地
骨皮

金蟾散_{肾疳}

蟾_{炙焦}　夜明砂_炒　桃白皮　樗根皮　地榆　黄柏　诃皮
百合　人参　酒军　白芜荑　胡粉　槟榔　丁香

加味地黄丸_{滋肾}

生地　山药　山萸　车前　牛膝　牡蛎　龟胶　当尾①
芍药

肥儿丸_{疳疾总剂}

五谷虫　鸡内金　白茯苓　厚朴　槟榔　炒楂　神曲　焦
术　陈皮　麦芽　使君　干姜　甘草

虫积散_{虫积总剂}

使君　槟榔　苦楝子　白芜荑　鹤虱　贯众　川连　川椒

---

① 当尾：疑为"当归尾"。

乌梅

石雄散疳积上眼，白膜遮睛

石决明三　雄黄三　寒水石一　牡蛎粉三

共为细末，用老鸡肝一具，竹刀切开，每用药三钱，老酒蒸服。

稚年歇乳进谷，脾胃气缓少运，腹膨，目瞀，呕吐，泄泻，身热，是为脾疳，宜调中驱邪，宗叶案法治。

益智仁　焦术　茯苓　广皮　藿香梗　厚朴　炒楂　泽泻

疳热羸瘦，从阳明厥阴疏通消补兼治。

人参　黄连　芦荟　川楝子　茯苓　白芍　广皮　胡连　山楂　使君肉

食物不节，脾胃受戕，腹膨，大便不调，此属脾疳。

焦术　茯苓　大腹皮　木瓜　广皮　益智仁　白附子　炒神曲

能食色枯，形瘦暮热，泄泻，此脾胃受伤，将成五疳。

青蒿　枳实炭　胡连　炒山楂　广皮　茯苓　炒谷芽　炒白芍　泽泻

将成五疳，脾胃先伤，食物不运，腹膨溏泻，中焦先馁，完谷不化，宗叶案七香饼。

香附　丁香皮　益智仁　砂①仁　蓬术　广皮　木香

炒米粉合为饼。

急慢惊风

惊风之病，由先天秉受胎毒，五脏内蕴，热极成风，故小儿有三日、七日内风发作而毙者，并非感风受惊，叶案以其名

---

① 砂：原作"研"，据《临证指南医案》集方改。

目不合，即称并无其症，另立痫痉厥一门，即痫症也，实为错谬，然虽于此症不同，而方药有可选用者，今按急慢惊风、慢脾等症，分别形状施治。急惊者，发热惊搐，气急痰喘，目张鼻呼，手足抽摇，由胎毒内蕴急痉急变为三阳急症，故名急风，宜清热疏肝败毒。慢风者，肝风太甚，木来乘土，以致不食慢啼，四肢厥冷，吐泻涎鸣，为三阴重症慢变慢痉，故为慢风。慢脾者，全是肝风乘土，脾土衰败，传之五脏，为五绝之重症，尤中风五绝之类，不食不啼，身冷如尸，直卧，口噤目闭，昏神，虽不立毙，而神功妙手亦难挽回，故为慢脾。大抵三症，皆胎毒蕴风，是难治之症，故叶案以其并无其症，置之不论。然而医者当存济世之心，委曲挽转为是，若治之得宜，急风十痉五六，慢风十痉二三，慢脾十难痉一，当明三症之形状，分别治之可也。

惊风不治等症

急惊，眼青翻，口中出血，两足摆摇，肚腹抽动，或神缓而摸体寻衣，或症笃而抽搐气促，喷药不下，通关不嚏，心中热痛，忽大叫者不治；若神清能食，通关有嚏，药饵能下，可治十之五六。

慢惊，四肢冷，吐泻咳嗽，面黑神惨，声嘶胃痛，两胁动气，口生白疮，发直摇头，眼睛不转，涎鸣喘嗌，头软，大小便泄泻，手足一边牵引者不治；若啼而音响，神气尚清，食而知味，能下药者，可治十之二三。

慢脾，身冷黏汗，直卧如尸，不食不啼，喘息头软，背直口噤，目闭神昏，痰如牵锯之声，而无润泽之形，缩唇气粗，艾灸不痛，不啼，皆不治之症，虽神功妙手十难痉一。

钩藤饮急风身热

钩藤　人参　犀角　全蝎　天麻　连翘　甘草

芦根煎水入药，兼服抱龙丸（见惊恐门）。

消风散急风身热

防风　荆芥　川芎　天麻　僵蚕　蝉蜕　全蝎　胆南星
雄黄　天竺黄　生地　胡连

芦根煎水入药，兑竹沥服。

加味桂枝汤慢风身冷

焦术　茯苓　木香　白附子　肉蔻　僵蚕　益智仁　天麻
钩藤

朴、荷引，兼服镇心丹。

胃未得谷，风阳炽动，入暮烦躁，宗叶案法，防其痉厥。

生地　白芍　麦冬　阿胶　牡蛎　金银花　金汁

神识略苏，常欲烦躁，夜啼，是阴液受伤，肝风不息，宗
叶案治痉厥法毓阴和阳。

木瓜　生白芍　生地　牡蛎　阿胶　麦冬

膻中热炽，神燥舌干，痰多咳呛，皆火行肺金，宗叶案痫
症门用紫雪丹。

寒水石　滑石　磁石　硝石　升麻　元参　甘草　犀角
羚羊　沉香　木香　丁香　朴硝　麝香

炼蜜为丸，金箔为衣。

痘　症

痘之一症，其名有三。一曰痘，以其形象似痘而为名也。
二曰天疮，是天生定理，自然而疮，非风湿虫毒而成，故名天
疮。三曰出花，犹草木在地，应时而开花结果。痘症者，应时
而发，起胀脱甲，皆有定期，如花之开卸①，因而比之为花，

---

① 卸：疑为"谢"。

以此而论则是。痘之一症，自然之理，人所不免也。自古治痘名家不啻廿数，各有卓识，有喜用补药，有喜用攻药，用热用凉，并无定论。医者贵统汇群书，随宜施治，岂可执偏隅管见，而应无穷之变化哉。即如《景岳全书》用保元汤，而魏氏宗之专补阳虚，《医宗金鉴》以归宗汤益血消毒，钱仲阳宗之惯用寒凉，陈文仲以木香异功散，聂氏痘症订论以参、归、鹿茸惯用温补，费建中《救偏琐言》重用大黄、石膏大败胎毒，翁仲仁重在看法而不在治，纷纷①不一，并无定论，故后人难以为规矩准绳。或用热，或用凉，或攻，或补，小儿遭狂者不知几许，总因未明自然之理。今观叶氏医案用法灵活，可遵为训，但又以种痘之法为要，示人悉衣而用，然种痘有失自然之理，且为申明痘之根源，善恶之形状，仅以痘热不起之数方立案，是则难为后世之训也。大抵痘症之发，由乎胎毒内伏，外感时邪之气引导而出，初时宜表散外邪，既出之后当明脏腑之善恶，分别而治。其症之顺逆在乎内毒外感之轻重，若内毒轻外感亦轻者，痘必稀疏，脏腑之善症必多，此为顺症。若内毒重而外感亦重者，痘必稠，而脏腑之恶症必多，此为逆症。若内毒外感轻重之间，则症善恶相兼，此为险症，故当先明五善十恶，然后论治。如五善全者为顺，不药而痊，十恶备者为逆，神手难医，若善恶相兼者为险，善多恶少易治，恶多善少难治，全恶无善者不治，至于用药之法，随机应变，不可拘定成法，而治有误也。

五善

心善精神爽，言清舌润鲜，痘胀兼不渴，睡醒得安然。

---

① 纷纷：原作"粉粉"，据文义改。

肝善身轻便，因烦自不烦，指头红活色，坐起觉平安。

脾善唇滋润，衾帏无臭香，凡食俱有味，脓厚更肥黄。

肺善声音响，无痰韵自长，肌肤多滑润，大便更寻常。

肾善诚为要，水升火自降，口和兼不渴，小便得清长。

十 恶

一恶神昏愦，心烦舌上干，痘形多紫黑，言语自呢喃。

二恶身强直，目睛斜视人，痘破流血水，惊搐是肝逆。

三恶食不进，脓清秽自生，痘形多扁陷，脾败不知疼。

四恶皮肤槁，声嘶韵不长，痰多兼喘急，鼻动肺将亡。

五恶成消渴，随饮即随干，痘出腰先软，不起肾家端。

六恶痘稠密，一遍蚕种形，犹如蚊蛛咬，花底不分明。

七恶痘不止，五心更不清，腰间缠一道，四肢偏自轻。

八恶先后出，收靥不依期，未浆先自靥，复又起一层。

九恶痘平扁，蜘巢如镜悬，根巢无红晕，一遍疥癣形。

十恶成反症，身热四肢寒，蒙头又满胸，锁项气难通。

初变痘症

初时发热，有阿欠闷顿，肝症也；乍凉乍热，手足冷，多睡，脾症也；面燥腮赤，咳嗽喷嚏，肺症也；惊悸，心症；觥凉耳冷，肾症也。但观其心窝有红色，耳后有红筋，目中含泪，或身热手热，惟中指独冷，乃是痘也。

歌曰：两耳红筋痘必轻，紫筋起处重沉沉。

察脉分顺逆

凡察脉，痘症将出，未见形迹，必先发热，既见发热，脉必滑数。若滑数而不失和缓者，痘必轻而少，为顺。若滑数甚而犹带和缓者，痘必重，为险症。若滑数之极又兼弦躁，或芤急无神，必甚而危，为逆症。

察部位分吉凶

五脏之属皆见于面，故察部位可知吉凶。盖人之面部，左颊为肝，右颊为肺，额上为心，颏下为肾，鼻为脾土，目为肝窍，鼻为肺窍，口为脾窍，舌为心苗。若痘未出之先，但看诸部明润者吉，痘必轻而顺；燥暗者凶，痘必重而逆。又山根为命宫、年寿为危急宫，此二宫红黄光明者吉，青黑昏暗者凶。三阳之脉会于面，正额为太阳之所会，唇颏为阳明脉之所居，两耳为少阳脉之所过。痘为阳毒，故随阳气而先见于面，惟阳明胃与大肠积陈受腐，气血俱多之处，故痘初发但于本经、口鼻、面旁、人中、上下腮颏、年寿之间先出现者为吉。如太阳经则水火交战之处，少阳经则木火相并之乡，若于其位先现者凶。凡造浆收靥，亦皆如是。又通身部位，皆有所辨，如头为诸阳聚会之处，两颐两颊为五脏精华之腑，咽为水谷之道，喉为呼吸之关，胸腹乃诸阳受气之海，为心肺之所居，背脊乃诸阳之统会，为十二经藏气之所系，此五处稀者吉。若头额多者，为之蒙头；颈项多者，谓之锁项；胸前多者，谓之满胸；腰间多者，谓缠腰，最为险候。惟四肢乃身所役，虽多亦不致害。又有心窝、手足心，谓之五心，亦不宜多。又有细小稠密成片，谓之蚕种；颗米不分，一片红迹，谓之蚊咬；平扁而光亮，谓之悬镜；又如蜘蛛网眼，谓蜘巢；干燥浮皮搔痒，形似疥癣，皆恶候也。

认　痘

凡认痘，紧小充实者，名曰珍珠痘，此则易壮、易靥。高大饱满者，名曰大痘，此则早壮而迟收。四围起而中心隐者名曰茱萸痘，平扁不突者名曰蒸扁痘，此则有吉有凶，稀者吉，密者凶。至于蚕种、蚊咬、蜘巢、悬镜、疥癣等形，皆凶多吉少。

日　期

痘疮大约之数，发热三日，报痘三日，起胀三日，贯脓三日，结靥三日，共十五日，乃大率常数，此其正也。惟痘密毒甚者，常过其期，痘稀毒微者，常不及期，固有不可一例拘者。但得痘色明润，根巢红活，饮食二便如常，五善全者，虽迟数日无妨，此为顺症，不必用药。设有当出不出，当起不起，当靥不靥，杂症相兼，此为险症，须详察而急治之。

初发热未见点，前三日宜发表兼畅肺气。

牛蒡子　防风　荆芥　连翘　紫苏　薄荷　杏仁　桔梗

芫荽或香薷引。

四五日痘点初起稠密，宜理脾清热兼托之。

生参　生芪　防风　楂肉炒　山甲炮　紫草茸　天虫　归身连翘　人中黄

冲鸡冠血引。如下部不起，冲猪尾血；如色不红活，冲山羊血。

六七日起胀清浆，仍宜清热解毒，兼护托之。

生芪　生地　紫草　新绛　银花　楂肉　归身　天虫　米蛀　燕窝　海参

照前鸡冠、猪尾、山羊血，分用为引。如毒甚则减燕窝、海参，加人中黄、金汁。

八九日稠浆已贯，仍宜清热助浆。

生地　归身　紫草　新绛　银花　牛蒡子　楂肉　人中黄桑虫　米蛀

将二虫研汁，冲药为引。

十一二日收靥，脱甲色紫，底凸，口唇红，仍宜清解。

生地　丹皮　紫草　银花　连翘　牛蒡子　蒲公英　蝉蜕　人中黄

冲金汁为引。

脱甲后，色白底平，口唇无杂症，宜滋补。

炙参　炙芪　焦术　鹿茸　龟胶　当归　酒芍　新绛　燕窝　海参胶

以上皆顺症。痘稠密者，用若顺症痘稀，只用发表，见点后五善俱全不必用药，只以避忌风寒。

饮食调理

至于所用之燕窝、海参、鸡冠、猪尾、山羊血、桑虫、米虫①、新绛、人中黄、金汁等药各有用意，皆为要药，不可率忽，缘血肉有情能应是症气血之变幻，非同草木。以燕窝补阳，海参滋阴，鸡冠血达至高之分，猪尾血就至下之阴，山羊血通活一身血分之瘀，新绛行血，桑虫、米蛀升浆，人中黄、金汁大败胀脏之毒，故于斯症大相合宜。然人中黄必须竹茹、木通造成者，不可用市卖甘草、皂角造成之物；金汁必须竹筒于粪缸中浸透、莹白不秽者，不可用暴粪之淋汁；米蛀必须糯米中之活虫研浆；新绛是帽纬新红者；山羊血必用山羊新血真者不可伪代，如无真实者以活兔刺血代用。若痘密而更有杂症相兼者为险症，照后分别治之。

烦渴上窜，咬牙惊悸，咽干舌强，谵语，皆心经热毒。

连翘　麦冬　犀角　郁金　银花　金汁　猪心血

入冰片冲服。

惊搐闷乱，水泡目痛，胁卵肿，干呕，筋急拘挛，吐蛔，

---

① 虫：疑为"蛀"。

寒战，皆肝胆热毒。

柴胡醋炙　山栀　羚羊角　僵蚕　天麻　钩藤　防风　郁金白芍　木瓜　全蝎

乌梅引。

吐泻腹痛，唇疮破裂，手足痛，不食，此脾经热毒。

藿香　橘皮　枳壳　厚朴　山楂　神曲　谷芽　银花　花粉　人中黄

冲金汁饮。

声音不清，喘息气逆，喉中涎响，或咳或痒，干燥疮皱揭，肩臂痛，皆肺经热毒。

牛蒡子　枯芩　沙参　元参　桔梗　连翘　竹沥　芦根

冲金汁引。

腰痛手足逆冷，咽干不食，多睡，是毒归肾经。

银花　花粉　独活　生地　丹参　元参　归尾　人中黄

冲金汁引。

泄泻，肠鸣，矢气，是胃与大肠兼症。

生参　生芪　枳壳　厚朴　炒山楂　白蔻仁　煨木香　人中黄

冲金汁引。

小便胀满，遗溺，头顶肿痛，反张上视，是小肠膀胱兼症。

茯苓　木通　瞿麦　车前　泽泻　秋石

冲金汁引。

痘已发现，犹然身热咳嗽，乃风温入肺，宜宣肺活血。

连翘　桔梗　牛蒡子　枯芩　炒楂　郁金　新绛

冲鸡冠血引。

痘色不润，恐防干塌之虑。

生地　当归　紫草茸　天虫　桔梗　银花　炒楂　山羊血

冲金汁引。

痘色形滞，痰多，呛逆，心肺不宁，宜凉宜透毒。

羚羊　桔梗　紫草茸　生地　丹皮　川贝　连翘　元参
寸甘　银花　人中黄

痘出六朝，薄嫩无浆，宜内托。

生芪　防风　归身　生地　紫草　天虫　米蛀　燕窝
海参

冲活兔血引。

质薄神弱，痘干不润，宜进消毒活血。

羚羊　紫草茸　生地　连翘　牛蒡子　炒楂肉　银花　人
中黄

冲活兔血、猪尾血引。

痘形繁琐色紫，乃火毒太重，是为险症。

犀角　羚羊　连翘　桔梗　僵蚕　紫草茸　生地　炒楂
银花　地丁　人中黄　牛蒡子

猪尾血入冰片冲。

痘密身小，气弱难任升浆，宜托之。

生参　生芪　生地　紫草茸　归身　炒楂　炮山甲　桑虫
米蛀

冲金汁引。

色嫩皮薄，身小痘多，浆水未灌，气血交亏，宜内托。

生参　生芪　生地　归身　鹿茸　兔血　天虫　米蛀　燕
窝　海参　山楂　金汁

痘后纳食不化，腹膨，便白，宜理脾。

炙参　炙芪　焦术　炒楂　煨木香　焦谷芽　广皮　茯苓

泽泻

痂后复痧，是肺热未清，宜辛凉以解余毒。

连翘 杏仁 桑皮 地骨皮 黄芩 木通 牛蒡 银花 金汁

以上皆为险症，必须有顺症相兼者，或一二经之险症，浆不陷，可治；若无顺症，全是险恶，颗粒不分，不浆而屬，即为逆症，则不治。

又按：痘出轻重不一，小儿大小壮弱不同，故方不注分两，当临时斟酌轻重用之。至于山羊、活兔、鸡冠、猪尾等血不过数滴，以为导引，其金汁、人中黄必须重用。

若十五岁以上或妇人、孕妇出痘又当别论，不可同小儿一律推之。

种 痘

种痘一法，选拣顺症好痘痂收贮，勿令变坏，一月之内可用，日久不可用。种时用二十一颗，大小按七数添减，研细滴水和匀，裹棉絮内，塞入小儿鼻内，男左女右，六个时辰为度，取出七日内即发热出痘，若不出再补种，但须拣好痘痂，天月二德，良辰吉日，天气融和无寒暑，小儿形色佳壮，若稍有微疾，或天时不和，均不可种。今人种痘恐痘痂不应手，又掺入麝香及发热之药，贻害不浅，宜戒之。

稀痘方

保寿堂兔血丸，腊月八日取活兔刺血和荞面，加雄黄四五分为丸绿豆大。初生小儿乳汁送下二三丸，遍身发热点为验，能免出痘，虽出亦稀，小儿常食兔肉亦能稀痘。

又方鳢鱼，俗名乌鱼，即七星鱼，头有七星，夜能朝斗者是也。以大鳢鱼一尾，小者二三尾，约重二三斤，除夕黄昏时煮汤，浴儿遍身及九窍俱到，不可嫌腥洗去，能免出痘，虽出亦稀。如不信，留手足一处不浴，遇出痘时此一处必多为验，乃异人传授，不可轻易。

又妇人怀胎时佩雄黄一两，做布袋围护肚脐能避诸恶。产后小儿胎毒既轻，出痘亦稀，此至理也。若能于初孕之先佩之，转女胎为男胎，更无小产等患，小儿不受邪恶，更能清秀壮旺，而能稀痘，此易为之良法。

又妇人怀胎时，用生黑芝麻早晚时常细嚼二三钱，约服一二升为妙，不独润胎易产，且能解胎毒，小儿先天既润，胎毒既轻，出痘亦稀，此良法也。以上二方从先天而治痘，妙用深意无过于此也。

疹　症

疹非痘之可比，痘系胎毒，自然之理，由先天而受，人所不免，疹为病症，非人人皆有，系因内积蓄热，蕴于脾肺，故发于皮毛肌肉之间，但一时传染，大小相似，未有不由天行疠气而发者，此其源虽内发而症多属表，故其内蕴则与痘症同，外有表邪则与伤寒类，其为毒也，总由君相二火燔灼太阴，而肺脾受之，故其为症，则有咳嗽、喷嚏、面肿、腮赤、目泡浮肿、眼泪汪汪、鼻流清涕、呵欠闷顿、乍凉乍热、手足稍冷、夜卧惊悸，或恶心呕秽，或以手摇面目唇鼻者，即是出疹之候也，即宜解毒散邪，不使停留于中，庶无他患。或有阳明热甚者，则有痧癍疹瘰相杂，大人男妇皆有，不专于小儿，故另立有痧癍疹瘰专门，皆当兼参，分别治之可也。

牛蒡汤 清肺胃风寒

牛蒡　连翘　杏仁　朴荷　桔梗　桑皮　山栀　赤芍甘草

竹叶引。

芦根汤 痰多咳嗽喘急

芦根　桔梗　飞滑石　桑皮　通草

黄芩汤 温邪瘾疹

黄芩　连翘　牛蒡　桔梗　杏仁　香豉　朴荷　橘红
通草

清解饮 清理肺胃热毒

荆芥　赤芍　牛蒡　生地　元参　桔梗　枯芩　羚羊　蝉
蜕　银花　蒲公英

以上疹症，如有热甚瘢痧相杂者，于瘢痧专门拣用，兹不
复赘。

卷之七

外 科

痈疽总论

痈疽疮疡，未有不由内经而发也。凡人处世而无疾病者，水升火降，精秘血盈，症从何而生也？今人岂能及哉？盖以七情六欲，气血消耗，内脏受伤，外感风寒湿邪、四时不正之气，感而成患。痈者，肌肉之间；疽者，筋骨之间；疮者，皮肤之间。疥癣，皮外之症；疔毒，内经发现；麻风，随筋流败。虽轻重不同，总须治法相宜，必按《内经》脉法，先明五善七恶、表里阴阳，然后医治。五善备者为阳，不药而瘥；七恶全者为阴，神医难治。若善恶相兼，生死之间。内托外攻，内攻外敷，或针或灸，或温或补，治之得宜，自可收效。

五 善

心善精神爽，言清舌润鲜，疮痛兼不渴，睡醒得安然。肝善身轻便，因烦自不烦，指头红活色，坐起觉平康。脾善唇滋润，衾帏①无臭香，凡食俱有味，脓厚更肥黄。肺善声音响，无痰韵自长，肌肤多滑润，大便更寻常。肾善诚为要，水升火自降，口和兼不渴，小水得清长。

七 恶

一恶神昏愦，心烦舌上干，疮形多紫黑，言语自呢喃。
二恶腰身强，目睛邪视人，疮头流血水，惊悸是肝迍②。

---

① 衾帏（qīnwéi 亲围）：被子和帐子，泛指卧具。
② 迍（zhūn 谆）：灾难，祸殃。

三恶形消瘦，脓清秽自生，疮形多软陷，脾败不知疼。

四恶皮肤槁，声嘶韵不长，痰多兼喘急，鼻动肺将亡。

五恶成消渴，随饮即随干，形容多惨黑，囊缩肾家端。

六恶身浮肿，肠鸣呕呃频，大肠多滑泄，脏腑并将倾。

七恶疮倒陷，形如剥鳝同，四肢多冷逆，污水自流通。

痈疽治法歌诀

痈疽发背怎生医，不论阴阳先灸之。不痛，灸至痛；痛，灸不痛时。内服蟾酥丸一锭，外将神火照三枝。十日之间疮尚坚，必用铍针当头点，点破出恶，内填锭，膏药封口围四边。心之以上多危险，心下发者顺易痊。

治法各类

发于肩脊者，脾家积毒也，宜解毒护心，如蜡矾丸、护心散；背后对心发者，心火妄动也，宜大降心火，点破出恶，庶不内攻，如蟾酥丸、黄连解毒汤之类。

发于两肩为搭手，左属肝、右属肺，宜清肝肺、解郁散毒，先用万灵丹发汗，次以柴胡清肝、六郁汤之类。

发于背心，形似莲子、蜂窝者，恐防毒陷，最宜护心膜，如万灵丹、梅花五气丹之类。

发于项后者，名脑疽。正中为对口，属督脉为主，溃脓尚速；偏者，乃太阳膀胱所司，发溃皆迟，俱宜解毒清心托里。

发于耳后，左为夭疽，属肝；右属肺，为锐毒。若耳后一寸三分，系致命穴，最为险恶，治同搭手。

发于两鬓间为鬓疽，属少阳三焦相火妄动，不可妄用针灸，宜清热消毒，如栀子清肝汤、鼠黏汤之类。

发于两腿环跳之间为附骨疽，膝盖肿大为鹤膝风，皆属风湿痰结流毒，最宜针灸，如观音灸、隔蒜灸、雌雄霹雳火之类。

以上痈疽诸症初起，寒热交作，邪在表宜解表发汗，已成形未溃宜隔蒜灸，内服仙方活命饮或神授卫生汤、内消散。日久坚硬，宜针破，入蟾酥锭化坚。已溃脓水清稀，宜内托散，外用神灯照、三仙丹、猪蹄汤等类。如阴陷，用回阳三建汤。脓尽收口，用生肌膏，内服大补之剂，如十全大补汤、人参养荣汤之类，并调脾胃，庶可收效。

仙方活命饮

金银花三钱　当归　陈皮　防风　白芷　甘草节　贝母　天花粉　乳香各钱半　没药　皂刺各一钱　穿山甲三大片

酒煎，身痛捣葱汁冲服。

神授卫生汤

羌活　防风　白芷　连翘　银花　花粉　归尾各二钱　川芎　红花　草节各一钱　山甲三片　皂刺　乳香　没药各八分　大黄量用

酒煎服。

保安万灵丹即灵宝如意丹

茅术　全蝎　天麻　当归　川芎　羌活　防风　荆芥　麻黄　细辛　川乌　草乌　何首乌　雄黄

炼蜜为丸，朱砂衣，葱汤或酒服。

内消散

金银花　知母　贝母　天花粉　白及　半夏　山甲　皂刺　乳香

护心散

绿豆粉一两　乳香三钱　朱砂一钱　甘草一钱

托里消毒散附五方

人参　黄芪　白术　茯苓　当归　白芍　川芎　白芷　甘草　银花　花粉　山甲

加陈皮、香附、桂枝、牛膝，名排脓内托散；又以参、茯、术、草、归、芪、芎、芍、陈皮、木香、附子、山甲，名神功内托散；又以四物汤加乳、没、肉桂、粟壳，名托里定痛散；又用二地、参、芪、归、芎，名圣愈汤；又以六君加丁香、附子、白蔻、羌活、益智、干姜、木香，治疮阴陷不起，名托里温中汤。

回阳三建汤 痈疽阴陷，脉细身凉

黄芪　人参　当归　附子　山甲　延胡　桂枝各三钱　陈皮半夏　川芎　茯苓　银花　独活各二钱　红花　皂角　木香　甘草各一钱　干姜一钱　皂角根皮二钱　葱头一把

引加老酒，冲服。

神灯照法 疮疽阴陷不起

雄黄　朱砂　血竭　没药各三钱　麝香三分

共为末，以牙筷卷灯红纸为筒，去筷入药，麻油润透。先以甘草葱汤洗净，以灯火照之，离疮寸许，自外而内，徐徐照之，火头向上，药气入内，疮毒随火解散，渐次红活凸起。量轻重燃三四条、五六条后，再猪蹄葱草汤洗，用三仙丹调鸡蛋油调上，以膏药盖贴，早晚再洗，照数次，一切阴疽无不立效，此外科第一良法也。

蟾酥丸 疔毒护内，一切恶毒

蟾酥　铜绿　乳香　没药　胆矾各一钱　麝香五分　僵蚕全蝎　雄黄　朱砂各三钱　蜗牛二十个　冰片八分

捣烂蜗牛为丸，绿豆大，每服三丸，约重三分，葱白嚼，热酒送服，出汗。若村避无此药者，以白矾末同葱白捣烂，热酒冲服，出汗，名消疔简便方。再以野菊花头、苍耳头、豨莶草、半枝莲、地丁、银花、麻黄捣汁，兑葱汁，热酒冲服，出汗，名七星剑，青草药之良法。如无青鲜者，以七味干药煎浓汁，兑葱汁，热酒冲，亦可代用。

如意金黄散一切热毒

大黄　黄柏　姜黄　花粉　白芷　郁金　栀子　生半夏
生南星　甘遂

共研末，葱汁、酒、醋、蜜蓝汁、鸡白等调敷患处，量症施用。若只系水肿瘀块，用甘遂、甘草为末调敷。其余热毒瘀肿及损伤瘀肿，以荞麦和调前药敷，皆效。

太乙紫金丹即紫金锭，一切肿毒

山慈菇　五倍子　续随子　大戟各一两　雄黄五钱　麝香一钱　冰片二钱

共研细，糯米汁糊丸锭，每锭一钱。量症服，并磨敷。

祛腐麻药损伤接骨，割取痈疽瘀腐

川乌尖　胡椒　生南星　生半夏　生木鳖各五钱　蟾酥二钱

共研细末，酒调敷患处，任割不痛。又先用蟾酥五分，三七、乳香、没药各一钱，研末，热酒冲服，止痛。

拔毒膏

雄黄　血竭　儿茶各三钱　轻粉　朱砂各一钱　麝香二分

用蓖麻油熬黄丹，收成膏放冷，加蜈蚣五条、木鳖肉三钱、大风子肉三钱，研细并入前药末摊贴。

生肌膏

象皮　三七各三钱　白及　白蔹　龙骨各钱半　珍珠三分
冰片三分

用麻油加猪毛、人发洗净熬化，黄丹收成膏，放冷入前药末摊贴。

三仙丹

水银　明矾　茅硝各二两，升炼成丹

加朱砂、雄黄各五钱，名红升丹。又加硼砂、青盐，去雄黄，名白降丹，又名夺命丹。红白阴阳之用，再加蜈蚣三条，名飞龙夺命丹。如无此丹，不可言外科。至于升法，古书之法皆不能得，须口传心授。水火工夫，非眼见亲掺而不能如法，所以最难也。

吕祖一枝梅验病生死

雄黄　巴豆仁　蓖麻仁　五灵脂各三钱　朱砂　银朱各钱半
麝香三分

共研细，油胭脂为膏，每用豆大一点，贴印堂，一注香时取下。印堂贴药处鲜红，晕色飞散，为红云捧日，病虽重，其人不死，即可治。若贴药处不变色者，为白云遍野，病虽轻，终不活，不可治。

观音救苦锭又名盐水锭，治一切疮毒，磨涂点火眼、马骨眼

火硝八两　黄丹　皂矾各一两　雄黄　朱砂各五钱

先将硝熔化后，投药末搅匀为锭。

观音灸专灸风湿痛酸麻痒

硫黄一两　火硝一钱　全蝎二钱　蟾酥二分　黄丹一钱　红矾
五分

共为末，先将硫黄熔化，再入药末候温，再入麝香三分，搅匀，摊石上钱厚一层，用时只一米粒，寻穴痛处点上，用香燃，用青布包指蘸水揉，止痛。

梅花五气丹又名梅花点舌丹，治一切疔毒痈疽

蟾酥二钱　雄黄　朱砂　血竭　乳香　没药各一钱　梅花片
麝香各五分

先将蟾酥用人乳和膏，入各药末。端午日午时，向日晒为丸，如绿豆大。凡疔疽恶毒，先将葱白数寸嚼咽下，再用药丸

放舌上，盖卧发汗，病势大者，二三丸汗出，诸症如失。若冬冷无汗，盖暖，以葱捣汁，和药五丸，热酒冲服，汗出，病如汤泼雪消，为疔毒恶疽第一良法也。

脱 疽

脱疽者，外腐内坏也。由肾毒流入骨髓、脏腑，败坏而发，其患多生手足间。初生一点黄泡，其皮如煮熟，黑气侵漫五指，传至手足面。其痛如汤泼火烧，其形骨枯筋练，秽流异香，此败症也。当明五善七恶，若善少恶多，则不治。按：古书依孙真人之法，在肉者割，在指者切。虽然如此，而终有死症，且令人惊惧，故不细录而习之。只可内服败毒之剂，外用猪蹄葱汤洗之，用三仙飞龙夺命丹及蟾酥锭箍之。或针破恶血，或灸去毒气，用拔毒生肌等膏，或可十痊一二。先用一枝梅验病生死，然后施治。此系败症，不可强勉而治也。

猪蹄葱汤　神灯照法　三仙丹　夺命丹　蟾酥锭　拔毒膏　生肌膏　一枝梅俱见前

阴阳二气丹

人参　生芪　生地　当归　山甲　延胡　黄柏　青黛　金银花　人中黄　乳香　没药

研末，蜜丸，以仙方活命煎汤送服。如有阴陷，以回阳三建煎送。

雌雄霹雳火

艾茸二钱　丁香　雌黄　雄黄　麝香各三分
四味为末，搓入艾中灸之。

金液戊土丹

人中黄　人参　生芪　归身　赤芍　山甲　银花各一两　延胡　郁金各六钱　辰砂　雄黄各三钱　冰片一钱

研末蜜丸，金箔为衣。

肺痈

肺痈者，金受克也。有外感风寒，有劳伤过度，有肾水枯焦，水虚灼肺，斯成其患。初则毛耸恶风，咳嗽声重，胸膈隐痛，项强；久则鼻流清涕，咳吐脓痰，色黄腥秽，甚则胸胁胀满，呼吸不利，饮食减少，脉洪自汗。又有久嗽劳伤，咳吐痰，寒热往来，形体消瘦，声哑咽痛，传为肺痿者，九死一生之候也，宜清金甘桔汤、麦冬平肺饮，甚者用紫菀茸汤。仍当兼参《内经》咳嗽、肺痿、肺痹各门，用药总以人参、麦冬、桔梗为要。初则宜清，久则宜敛。如有感受风寒者，先须解表，如苏梗、薄荷、前胡、杏仁之类。如无外感而手掌皮粗，六脉洪数，气急颧红，污脓白血，鼻煽不食，声哑咽痛，指甲紫而带湾者，俱为不治。若身凉脉细，脓血鲜明，饮食知味，脓痰渐少者无妨，反此则死。

麦冬平肺饮

麦冬　人参　杏仁　桑皮　橘红　半夏　瓜蒌　桔梗
甘草

久则宜敛，去桑皮，加白及、五味、阿胶。如阴虚肾火灼肺者，用六味地黄汤加元参、桔梗、秋石、童便。

紫菀茸汤

紫菀　犀角　麦冬　沙参　霜桑叶　百合　款冬花　杏仁
连翘　桔梗　川贝　半夏　竹茹

肠痈

肠痈者，湿热瘀血流入小肠。一由男子暴急奔走，肠胃不舒，败血浊气壅遏而成；一由妇人产后，体虚多卧，败血停滞或临产过伤，肠胃结滞而成；一由饥饱劳伤，负重致伤或醉饱房劳，生冷并进，以致气血乘达，肠胃受伤。初起外证，发热恶寒，脉芤而数，腹急渐肿，按之急痛，大便坠重，小便涩滞。若淋甚者，脐突腹胀，转侧水声，皮肤有鳞甲形象，内痈已成也。仍当兼参《内经》肠痹用药，庶几不误。

初起，小腹胀痛，或软或硬，脉芤数者，瘀血也，宜活血消瘀汤。

已成，小腹肿而坚硬，小便数而不利，脉洪数者，是湿热瘀浊，宜苡仁汤加用。

腹濡而痛，小便急胀，时下脓者，是内痈已溃，宜牡丹皮散内托。

如脓从脐出，腹胀不除，饮食减少，面白神劳者，是气血亏甚，宜八珍汤加丹皮、黄芪、五味子。

如积聚日久，毒攻内脏，每流污水，腹痛连阴，烦渴身热，口干，衾帏多臭，凡犯之，俱为不治。

活血散瘀汤

川芎　归尾　赤芍　苏木　丹皮　枳壳　瓜蒌　桃仁　郁金　山甲　大黄

薏苡仁汤

苡仁　瓜蒌　丹皮　桃仁　苇茎　山甲　银花　赤苓　泽泻

牡丹皮散

丹皮　人参　黄芪　茯苓　白芍　苡仁　桃仁　红花　归尾　山甲　山楂

痞　癖

痞癖者，脏腑受伤，气血横逆，结聚而成，即内科积聚癥痕也。初起腹中觉有小块，动作牵引而痛，久则渐大成形，如蛇鳖之状，翕翕内动，斯时必气血虚衰，饮食减少，宜服阿魏化痞散，外贴乾坤一气膏祛邪养正，仍依《内经》积聚癥瘕各门兼参用药可也。

阿魏化痞散

鳖甲　山甲　山楂　当归　川芎　白术　茯苓　红花　桃仁　延胡　五灵脂　木香　阿魏

为末，热酒服五钱。

乾坤一气膏

当归　白附子　苏木　山甲　木鳖子　巴豆仁　蓖麻仁　三棱　蓬术　五灵脂　木香　桂枝各一两　乳香　没药各五钱　麝香一钱　阿魏二两

上一料，用香油二斤，留下乳、没、麝、魏四味，余入油浸透，慢火熬药至焦，去渣，飞丹，收成膏，取下，入四味摊贴。此膏二十四两，加蟾酥丸药一料、蜈蚣五条，名飞龙化坚膏，一切痈疽、坚硬瘫痪、流注乳岩、瘿瘤瘰疬等症皆效。

大麻风

麻风一症，于痈疽不同，有父母风毒受之于先天者，有自受风毒于后天者，皆一时不发，传流于筋骨之间，渐次麻木，脚手破烂，按骨节筋断，须眉脱落，最难治之症。粤东多患，以异授仙方、五虎搜风等剂治之颇效。

异授仙方

水银一两　雄黄一两　轻粉一两　麝香一钱　红蓖麻二两，去壳捣烂

以大枣数枚，入口嚼成泥，入钵内。先将水银放入乳至不见，再将药末同乳成膏，收瓷器内。如干，吐沫和调。将患人

手足心、膝腕、肘腕、腿入①、腋肢共十二处，手擦极热，将药抹上，约钱大钱厚一层，油纸贴，布包，勿动。早晚二次，敷三日可止。内服五虎搜风酒，忌盐、醋、荤②腥、生冷。

五虎搜风

蕲蛇一条，小者二条，约重二两　蛤蟆大者三个，要有蟾酥　金头蜈蚣七条　全蝎七钱　直僵蚕一两

白酒三斤，入药炖熟，量饮二三两，早晚服。

疔　毒

疔毒者，迅速之症也。有朝发夕死，随发随死，有三日五日而不死，一月半月终归冥路者，在于毒之深浅。若治得宜，应手而效。若延久失治，肿开走发，名为走黄，九死一生之候，最宜速治，稍迟危矣。

火焰疔，生于唇口，手掌指节之间。初生一点红黄小泡，抓动痒痛非常，肢体麻木，寒热交作，头晕眼花，心烦发燥，言语昏愦，此毒发于心经也。宜犀角、黄连、郁金煎汤，猪心血调冰片冲服，兼服梅花五气丹，或蟾酥锭。

黄鼓疔，生于口角腮颧、眼胞上下及太阳正面之间。初生麻痒硬强，恶心呕吐，肢体木痛，寒热交作，烦渴干哕，此毒发脾经也。宜苍术、雄黄、大黄、阿魏、人中黄、金银花煎汤，兼服丹锭。

紫燕疔，生于手足、腰胁、筋骨之间。初生紫泡，次日破流血水，三日后串筋烂骨，眼目红昧，指甲纯青，舌强神昏，睡卧梦语惊惕，此毒发于肝胆也。宜柴胡、山栀、黄芩、白芍、

---

① 入：据文义推测，应该是个符号，表示大腿根部。
② 荤：原作"晕"，据文义改。

龙胆、郁金、羚羊角、铁落煎汤，兼服丹锭。

白刃疔，生于腮面、胸乳、肢腋之间。初生白泡，顶硬根突，破流脂血，水痒痛，易腐易陷，腮损咽焦，毛耸肌热，咳嗽吐脓，鼻掀气急，此毒发于肺经也。宜连翘、牛蒡、枯芩、花粉、桔梗、麦冬煎汤，兼服丹锭。

黑靥疔，生于耳窍、胸腹、腰肾偏避软肉之间。初生黑斑紫泡，串皮攻肌，顽硬，痛彻骨髓，手足青黑，惊悸沉困，软陷孔深，目睛透露，此毒发于肾经也。宜生地、元参、丹皮、银花、黑黄柏、知母煎汤，兼服丹锭。

红丝疔，生于手膊，亦心经症也。俱宜挑破，插蟾酥条，内服五气丹，或蟾酥锭、如意丹，解毒发汗可解。下部肉厚处宜灸，宜敷丸锭，并服内消散。指头生者，名天蛇头，治法同前。或用刺破，入蟾酥锭，以猪胆套之。

以上各经疔毒，若治迟，发肿走开，名走黄。虽有法治，难保一二。若在上者肿下，在下者肿上，截留不住，七恶顿起，皆逆症，神手难医。若肿过心，即死。

疔毒复生汤 疔毒初起，清内

山甲　皂刺　山栀　银花　连翘　牛蒡　乳香　没药　花粉　蒲公英　紫地丁　人中黄

化疔内消散 针灸之后，内消

山甲　皂刺　银花　知母　贝母　花粉　白及　乳香　没药　延胡　姜黄　人中黄

立马回疔丹 疔毒走黄

蟾酥　硇砂　轻粉　白丁香　蜈蚣　雄黄　朱砂各一钱　麝香　金顶砒各三分

共为细末，胶水成条，如麦子大小者。芥子大，疔头刺破，填入膏药，盖贴有脓水，另换，待疔根消尽，以三仙丹、生肌膏完功。

束毒金箍散肿毒走散，调箍走处

郁金　白及　山栀　大黄　黄柏各一钱　姜黄　白蔹　黄连　甘遂　轻粉　绿豆粉一两

共研细末，醋调，箍走处。若有蟑螂虫，捣烂，和雄黄箍，蟑螂粪或金黄散俱可。

时　毒

时毒者，天行时气病也，俗名大头瘟，四时不正之气，感于人而成，自有阴阳表里寒热虚实之分。

初起头面耳项肿，寒热交作，体强头眩，脉浮紧者，邪在表，以荆防败毒散、万灵丹发汗。

面目口鼻渐次传肿者，乃阳明受病，其患焮肿发热，便秘口干，多热少冷，脉数有力，邪在里，宜五利大黄汤、四顺清凉饮，大加人中黄、金汁。

头角、两耳前后结肿者，乃手少阳经受之，其患耳鸣筋痛，寒热呕吐，口苦咽干，烦躁，宜小柴胡汤、防风通圣散加牛蒡、元参、人中黄。

沿门传染者，以普济消毒散。如吐泻霍乱，以藿香正气散正之。肿不消，以如意金黄散敷之。仍不消，坚硬欲脓者，以石决明、朱砂、朴硝为末，以白芷、山甲、金银花、人中黄煎汤，冲末药服之。

又有毒中三阳，自项之上俱发肿，光如水色，双目合缝，唇似猪形，口角流涎，声音不出，饮食不下，咽喉肿闭，牙关难开，破流臭水者，俱不治。若发无定处，只肿一块，则为流注，当分五善七恶，治法同时毒。

五利大黄汤时毒焮肿，便秘脉实

熟大黄　黄芩　连翘　芒硝　栀子

防风通圣散时毒发热，烦躁口干，表里俱实

防风　白芍　薄荷　川芎　桔梗　山栀　黄芩　白术　当归　连翘　荆芥　麻黄　滑石　石膏　甘草　芒硝　大黄

普济消毒饮疫疬传染

黄芩　栀子　元参　甘草　柴胡　桔梗　连翘　牛蒡　马勃　板蓝　青黛　防风　荆芥　大黄　人中黄　金汁引

又用石决明（煅粉）一两、朱砂三钱、朴硝五钱、老米（炒黄）二两，同研细末，空心服。肿从眼皮消起，渐次消退，此奇方也。

瘰疬

瘰疬者，有风毒、气毒、热毒之异，又有鼠、蛇、蚁、毒虫遗屎误食而成。患者耳项胸腋骤成肿块结核，令人寒热头眩，项强作痛，累累如贯珠，接连三五，久则溃烂，脓血不止。先须调治内症，如无寒热头眩等症，方可治其外症。或有男人太阳青筋暴露，潮热咳嗽，自汗盗汗；女人眼内红丝，经闭，骨蒸，五心烦热者，是气血结聚而成核，后必变为痨瘵难治之症。更须按《内经》调理，各症平和，然后按法用瘰疬各药，治其外症，自然易痊。

如憎寒壮热，四肢拘急，头眩者，宜表散，如九味羌活之类。

如肿硬发热，便秘口干，胸膈不利，恶心者，是肝郁结聚，宜疏肝、开郁、散坚，如疏肝散加香附、枳壳、黄芩、白芍、栀子之类。

如醇酒厚味，积痰湿热，凝结而成者，宜化痰、降火、清

中，如芩连①二陈汤之类。

如忧思过度，郁怒伤肝，筋缩结核者，宜养血、开郁、疏肝，如逍遥散加香附、青皮、枳壳、山栀之类。

如房欲劳伤，阴虚晡热，自汗咳嗽，形容消瘦而颈项结核者，宜滋肾健脾，如六味地黄汤加黄芪、白术、莲子、山甲、牡蛎、阿胶之类。

以上内症平和，再用溃坚败毒等药，如荆防败毒散加山甲、皂刺，或仙方活命之类，服数剂。如不溃，刺破，以三品一条枪或蟾酥条填入，化尽核子，以三仙丹调敷。如已溃脓者，只用三仙丹或飞龙夺命丹调敷。脓净，用生肌膏收口。或皮破，脓水流烂，用蜂房、山甲、椒目、蜈蚣，焙研细末，鸡蛋油调搽。如红肿热痛蔓延者，用如意金黄②散调敷。

三品一条枪 治瘰疬、瘿瘤、痔漏

明矾　白砒　雄黄

用明矾二两，白砒一两，共为末，入罐内，煅红，放冷，研细。一两加雄黄二钱四分，乳香一钱二分，用胶水调稠，搓成线条，阴干。先用如针尖长二三分，刺破，填入膏药封口，次日取开，内化脓血，渐次孔大，用大条填满，化完核子为止。

瘿　瘤

瘿瘤者，五脏瘀血、浊气痰滞而成也。瘿者为阳，色红而高突，蒂小下垂；瘤者为阴，色白而漫肿，无痒痛。属心经者，血瘤；肝经者，筋瘤；肺经者，气瘤；脾经者，肉瘤；肾经者，骨瘤。

---

① 连：原脱，据文义补。
② 黄：原脱，据文义补。

血瘤者，微紫微红，软硬间杂，皮肤隐隐，缠若红丝，擦破血流不住，治当养血凉血，宜芩连二母丸。

筋瘤者，坚而色紫，垒垒青筋结如蚯蚓，当平肝解郁、养血舒筋，宜清肝芦荟丸。

气瘤者，软而不坚，皮色如故，或消或长，无热无寒，当清肝热、调经脉，宜通气散坚丸。

肉瘤者，软如绵覆如馒，皮色不变，不紧不宽似覆肝，当理脾宽中、疏通戊土、开郁行痰，宜加味理脾丸①。

骨瘤，形色紫黑，坚硬如石，疙瘩高起，推之不移，昂昂坚贴于骨，当补肾气养血、行痰散坚，宜调元肾气丸。

以上五瘤，是五脏之化也。初起元气实者，宜海藻玉壶汤、六军丸；久而化气虚者，宜养正益血，不可轻用针刀。若血流不止，多立危。

又有粉瘤，红粉色，多生耳项前后，或生下体，全是痰气凝结而成，宜针破去粉，以三品锭、蟾酥锭插入，数次以净自愈。

又有黑砂瘤，多生腿臀肿突，宜刺破，出黑砂，如法，以入锭。

又有发瘤，多生耳后发下，软小高突，按之不痛，刺破内有发迹，取出如法，以药收口。

又有蛔虫瘤，生胁下。疽瘤，连生肩髆，俱宜针破，用药条膏药贴之。

芩连二母丸心火妄动，逼血沸腾，结为血瘤

黄连　黄芩　知母　贝母　生地　丹皮　犀角　郁金　竹

---

① 丸：原作“汤”，据下文改。

叶　灯心

清肝芦荟丸_{肝气郁为筋瘤}

芦荟　川芎　白芍　青皮　枳壳　香附　川楝　延胡　昆布　海带　羚羊角　木瓜

通气散坚丸_{肺气郁结为气瘤}

陈皮　半夏　枳壳　瓜蒌　香附　川芎　黄芩　桔梗　郁金　海藻　山甲

加味理脾丸_{脾气结为肉瘤}

陈皮　半夏　白术　归身　香附　川芎　乌药　木香　姜黄　山甲　昆布　海带

调元肾气丸_{骨瘤}

熟地　山萸　丹皮　鳖甲　龟板　龙骨　牡蛎　阿胶　海带　昆布　鹿角胶

二胶溶化为丸。

海藻玉壶汤_{瘿瘤初起，瘿袋并效}

海藻　昆布　海带　香附　川芎　山甲　延胡　青皮　枳壳　朴硝

六军丸_{瘿瘤初起，气壮者宜}

蜈蚣　蝉蜕　全蝎　僵蚕　夜明砂等分　山甲倍用

共为末，神曲为丸，朱砂衣，每服一钱，生海带研末，冲酒送下。

痔　疮

痔疮者，素积湿热，七情过伤，或酒色过度，肠胃受伤，以致浊气瘀血流注肛门。不论老少男妇，皆能有此，但有轻重内外之分。轻者，肛门肿痛下血，或如樱珠、鼠尾、牛乳、鸡心之类；重者，如莲花、蜂窠、翻花、鸡冠、菱角、珊瑚等类。

甚至坠肿刺痛，血从窍出，气血日有所伤，形容渐有削瘦，虽不致命，终有所伤。常见医者用针刀等法，患者可畏，故此因循而痼疾难痊矣。今拣良法，纯用平和，使患人欣然而脱疾耳。

加减败毒散肛门肿痛，大便下血

生地　当归　丹皮　紫草　防风　枳壳　银花　槐实　地榆　人中黄　甘草　炒黑蒲黄

痔疮丸药方

刺猬皮一两，酥炙　猪蹄后甲二十个　牛角心一两　鹿角尖一两　血余五钱　血管鹅毛五钱　败棕炭五钱　槐实一两　生芝麻一两　苦楝皮五钱

共入罐内封固，炭火煅成性，取出，加乳香五钱、麝香八分、冰片二钱，共研细末，炼蜜为丸，朱砂衣，每服五钱，早晚空心，白滚汤下。

痔疮敷药方

五倍子五钱　乳香二钱　没药二钱　血竭一钱　枯矾一钱　朱砂八分　雄黄一钱　黄丹一钱　冰片八分　麝香三分

共研细末，用蜈蚣五条、干地龙五钱，麻油浸泡，慢火煨焦，去渣，入前药末调敷。

痔疮敷药方

槐实焙黄，五钱　轻粉一钱

二味，共研细，用田螺尖顶打破，入冰片即化为水，调前药敷。

以上敷药，俱葱汤洗，止痛。如痛甚，生葱捣汁涂。若肿痛甚者，用三仙丹、飞龙夺命丹加熊胆、冰片、鸡蛋油调搽，无不立效。

当归郁李仁汤痔疮痛，大便结燥，下坠出血

当归　郁李仁　生地　泽泻　火麻仁　枳壳　大黄　人中

黄　槐实　甘草

唤痔散内痔作痛

草乌生用，一钱　刺猬皮烧存性，一钱　枯矾三钱　食盐一钱　麝香三分　冰片五分

共研细末，先用葱汤洗净肛门，随用津唾调药三钱，入肛内，片时痔出，即洗去，用护痔膏围住，再用枯痔散。

护痔膏围护四边好肉

白及　石膏各五钱　黄连二钱　冰片五分

共研细末，鸡蛋清调膏，留疮头护之。

枯痔散

白矾一两　蟾酥一钱　轻粉二钱　砒霜二钱

将砒、矾二味，入铁罐内封，火煅红，待冷，研末，加酥、粉、鸡蛋油调搽，其痔枯黑自落。

生肌散孔窍不收

乳香　没药各二钱　海螵蛸一钱　黄丹八分　赤石脂煅，五分　龙骨一钱　血竭八分　熊胆四分　轻粉五分　冰片二分　麝香一分　珍珠二分

研细，香油调搽。

煮线方

甘遂　芫花　木鳖子

煎浓汁，白扣线浸泡，阴干，再泡数次，听用。凡痔疮坠珠，头大蒂小者，扎之自能干落，并五瘿六瘤皆可用。若平肿，不能用线，以药末、甘草水调敷患处，亦能消肿。或只用甘遂一味为末，敷患处，内服甘草汤，肿即消，因二味相反而相攻之故。如有蜂窠，洗净，按孔填入三品一条枪，或蟾酥锭、三仙丹、飞龙夺命丹，均可。

脏　毒

脏毒者，大略同痔疮。因醇酒厚味，勤劳辛苦，蕴毒流注，肛门结肿，其症有内外虚实之别。发于外者，多实多热，脉数有力，肛门突肿，大便秘结，肚腹不宽，小水不利，肛门肉泛如箍，此为外发，属阳易治，宜四顺清凉散、内消散，外敷珍珠散、金黄散；发于内者，属阴虚湿热，渗入肛门，内脏结肿刺痛，小便淋沥，大便虚秘，咳嗽生痰，脉数虚细，寒热往来，遇夜尤甚，此为内发，属阴难治，宜知柏地黄汤加金银花、人中黄。若有内蚀，串烂污水，流通大孔，饮食不进，身热作渴，虚损久嗽，此为漏症，内伤之故，非药能疗，不可治也。

四顺清凉散加味

当归　赤芍　大黄　甘草　山甲　人中黄　花粉　银花枳壳　槐花

内消散

黄芪　防风　当归　赤芍　银花　花粉　山甲　皂刺针乳香　没药

脏毒丸药方

熟地二两　归尾一两　枳壳一两,炒　银花一两　山甲八钱,炮血余五钱,烧存性　鹿角二两,焙黄　血管鹅毛一两,烧焦　龙骨八钱,煅粉　牡蛎八钱,煅粉

共研细末，猪蹄熬胶为丸，每服四钱，空心，白滚汤服。

珍珠散

青缸花　珍珠各一钱　轻粉五钱

共研极细，无声，用猪脊髓调搽。若肿烂血水，形似痔疮者，即照痔疮用三仙丹、飞龙夺命丹、金黄散等药调敷。

鱼口便毒，横痃，悬痈，囊痈

鱼口者，精血交错，生于两胯合缝之间，结肿是也。左为鱼口，右为便毒，又名骑马痈。若生于小腹之下，横骨之旁，名曰横痃，又名外疝。若生于谷道之前，肾囊之后，名曰悬痈，又名海底穴，总由欲火萌动，精走而强忍，以致败血凝滞而成，当散瘀滞、通利二便，如九龙丹、山甲内消散。未溃，用金黄散箍之可消。如已溃，用三仙丹、飞龙夺命丹、拔毒膏敷之。如服药不能内消，又不溃，坚硬疼痛，当用蟾酥条插入，膏贴脓净，以生肌膏收口。又有肾囊红肿溃烂者，名囊痈，由阴虚湿热流注于囊，溃后睾丸悬挂，犹不伤人，当补阴、清利湿热，外用葱汤洗，珍珠散、金黄散敷之可效。若肾囊肿硬，不红不热不溃者，则为疝症，系内寒而作，当依疝症门治之。

九龙丹

红花五钱　延胡五钱　儿茶三钱　血竭二钱　乳香二钱　没药二钱　大黄一两　二丑一两　木香五钱

共为末，蜜丸，每服三钱，空心热酒下。

山甲内消散

山甲　皂刺　银花　花粉　归尾各三钱　草节　大黄　二丑苏木　红花各二钱　乳香　没药各一钱

酒水各半，煎服。

下疳

下疳者，男子阳物肿痛生疮溃烂也，由邪淫火郁结滞而成。有肝经湿热下注者，初必发热，阳物肿大热痛，宜逍遥散加丹皮、山栀，外用金黄散调敷；如萌念火郁结滞者，初必涩淋，小便溺痛，次流黄浊败水，阳物渐损，当疏利肝肾，宜八正散、清肝导滞汤；有交接妇人，阴器不洁，或房术所伤者，初起皮肿光亮，痒麻时发，破流黄水，宜龙胆泻肝汤，甚者，初起麻痒不住，后生黄红小泡，黑气漫沿焮肿，痛如汤发火烧，渐生腐烂，宜重用泻火解毒，如黄连解毒汤、芦荟丸之类。外用葱捣止痛，浓煎金银花汤浸泡，再以葱捣涂数次，痛止，用三仙丹、珍珠散敷之。若治不得法，则阳物烂落，终身成废，关系莫大焉。妇人亦有邪淫欲火，或房术，或交接不洁，阴器肿烂，与男子治同。

八正散小便淋闭

大黄　山栀　车前　瞿麦　萹蓄　木通　草梢　滑石

清肝导滞汤

柴胡　山栀　黄芩　白芍　青皮　枳壳　生地　丹皮　大黄　木通

龙胆泻肝汤

龙胆草　生地　归尾　车前　连翘　山栀　木通　泽泻　黄芩　甘草梢

黄连解毒汤

黄连　黄芩　黄柏　大黄　山栀　木通　银花　花粉　连翘　草梢

芦荟丸疮蚀痒烂

芦荟　胡连　青皮　枳实　鹤虱各一两　白芜荑　白雷丸　木香各五钱　麝香一钱　雄黄三钱

为末，炼蜜丸，朱砂衣。如红肿痒麻者，去青皮、枳实、木香，加人中白、冰片为末，调敷患处，名芦荟消疳散。

阴 疮

妇人阴疮，乃七情郁火伤损肝肾，湿热下注为患。其形固有不同，总由邪火所化也。有如挺出一条蛇形，有如菌子、鸡冠、猪肝之类。或忽然突肿作痛，或生疙瘩，或半边肿痛，或忧思过度，肝邪有火，交接出血，俱宜逍遥散、生地四物加龙胆、山栀、丹皮、芦荟之类；或照下疳，兼用清肝导滞、龙胆泻肝、芦荟丸之类，外用塌痒汤熏洗，银杏散、珍珠散调搽可愈。或有肝邪湿热过甚，则有细虫作痒，多有害羞，隐讳不言，日久腐烂刺痛，臭水淋漓，口干发热，面黄肌瘦，咳嗽生痰，虫蚀内脏，以致不治，可不畏哉。

塌痒汤虫湿，熏洗

苦参　威灵仙　蛇床子　归尾　狼毒　鹤虱　明矾　雄黄

河水煎，熏洗，加公猪胆二枚。

银杏散细虫作痒

苦杏仁　轻粉　水银铅制　雄黄各一钱

共研细末，每用五分，枣肉口嚼成泥，吐出，和药为丸，纳阴中，换洗数次，止痒为度。

杨梅疮附结毒

杨梅疮者，形似杨梅也，由湿热邪火之化，但气化传染者轻，精化欲染者重。由壮年阳火过甚，毒随火化，若年迈火衰，则不能染受，故为阳症，若调治得法，应手而愈，惟恐失治，致成结毒而为阴症，则难速效，此杨梅结毒之根源也。当分气化、精化之别，气化者，脾肺受毒，先从上部见之，皮肤作痒，筋骨不痛，其形小而干，宜清肺饮大加山甲、银花、人中黄、土茯苓数剂，外三仙丹调鸡蛋油即愈；若精化者，肝肾受毒，先从下部见之，筋骨多痛，小水涩淋，其形大而且硬，宜清肝散照前加用，且无后患，若用他药，急难收效，或用熏药，必遗后患，不可不戒。

结毒者，由杨梅精化之重症，由下疳愈后，复出杨梅，而毒藏骨髓，或用截药，或用熏条，治不得法，结聚而成。仍当照原症，重用土茯苓、银花、山甲、人中黄，加之生芪、防风、皂刺之类，大剂服之。若结肿坚硬不溃，当照痈灸法；或刺破，入三品锭、蟾酥锭；溃后，用三仙丹、飞龙夺命丹、拔毒膏；脓净，用生肌膏。若误服寒凉，转为阴陷，即用回阳三建汤及神灯照法，葱汤、猪蹄汤洗，转红活，仍用三仙飞龙丹，必效。若治不得法，则有崩梁缺唇，结喉脑漏，筋骨拘挛，甚至丧命，或终身不愈，竟为残废，可不惜哉。

清肺饮杨梅气化

连翘　桔梗　枯芩　牛蒡子　沙参　前胡　银花　花粉　山甲　皂刺　人中黄

清肝散杨梅精化

柴胡　山栀　黄芩　白芍　防风　郁金　木瓜　银花　花粉　山甲　皂刺　人中黄

另用土茯苓四两，煎水入药。

人参败毒散杨梅时毒

人参　茯苓　甘草　羌活　独活　柴胡　前胡　枳壳　桔梗　川芎

仍照前加土茯苓、金银花、山甲、人中黄等类。

走马疳

走马疳者，迅速之症也，故名走马，其患多在痧痘余毒，杂病热毒，积久而成。牙根作烂，随变黑腐作臭。甚者，牙根脱落黑朽，不数日间，以致穿腮破唇，诚为不治。初起宜用芦荟消疳饮，外用人中白散，或冰硼散搽之。取去黑腐，内见红肉血流者为吉；如取时，顽肉不脱，腐烂渐开，燄肿外散，臭味不止，身热不退，牙根无血，穿腮破唇者，俱为不治。

芦荟消疳饮

芦荟　银胡　胡连　黄连　牛蒡子　元参　桔梗　山栀　羚羊角　石膏　连翘　甘草

人中白散研末吹，流涎外出吉，入里者凶

人中白煅红，二两　儿茶一两　黄柏　青黛各八钱　冰片一钱

冰硼散口疮牙疳总剂

硼砂煅，五钱　朱砂一钱　冰片五分　元明粉五①钱

共研细末，吹之。

疥　疮

疥疮者，皮肤之患，由湿气浸淫，气血凝滞而成也。非痈疽之毒，内经受伤而有七恶形状之可比。初时发疥，先于手缝见之，搔痒，破流黄水，沿及遍身。若生于腿臀，则为座板疮。古法以凉血搜风之剂，急难取效。缘因湿气阻滞经络，气血不能宣畅，而血热则行，血寒则滞，再用凉血搜风，而血寒更滞，加之风血药燥血，血虚难愈，越治越甚。当用温通之药，行血消滞，除湿通络，养血达皮，使气血宣畅。外用浮萍煎水温洗，以麻黄膏、诸疮一扫光搽之，而疥疾愈矣。

疥疮初起，宜活血通络除湿。

浮萍　秦艽　菖蒲　延胡　山甲　归身　苍术　苍耳　苡仁　海桐皮

老年疮疥，气血虚衰，宜内托温通。

生芪　归身　川芎　延胡　山甲　桂枝　苍术　秦艽　荆芥　苡仁

疥疮久不愈，变为顽风，宜行血搜风通络。

---

① 五：原作"各"，据《医宗金鉴》外科卷上改。

归身　延胡　川芎　山甲　皂刺　荆芥　浮萍　苍耳　防己　威灵仙　白鲜皮　海桐皮

诸疮一扫光

川椒　明矾　火硝　蛇床子　硫黄　雄黄　樟脑　木鳖子各一钱　砒石五分

研末，麻黄膏调搽。

麻黄膏

麻黄一两　斑蝥一钱　蜈蚣五条

用猪油慢火煨焦，去渣。

疥疮沿成黄水疮，生于头面颈项，宜卷烧油膏。

松香　锭粉

用生蜡、猪油，切片和药，青布卷，烧滴成膏。

顽　癣

顽癣者，风湿虫毒之为患也，与疥疮大同小异，治法亦同疥疮。内服活血通络除湿之剂，外用麻黄膏、诸疮一扫光。若破流黄水者，以象甲散、鸡蛋油调搽。或成黄水疮者，亦用卷烧油膏搽之。若牛皮癣、癞皮癣，用象油烤搽即愈。若无象油，以熊油代之，或用麻黄膏、象甲散、一扫光可也。

象甲散

象皮焙黄，一钱　蜈蚣八分　蛇蜕三分　山甲连皮炮黄，一钱　火硝　雄黄各八分　枯矾　皂矾各五分

先将硝、矾、雄黄四味入锅内炼熟，取出，再入前四味，共研极细，鸡蛋油调搽。

又方，以火药研细，鸡蛋油调搽。

跌　仆

跌仆者，轻重之分。若微伤，只以活血散瘀；若伤筋骨，

宜八珍汤加酒炙骨碎补、续断、红花，外用花蕊石散；若瘀血流注脏腑，人必昏沉，二便秘结，当以大成汤、独参汤救之。

大成汤

大黄三钱　朴硝　枳壳各二钱，麸炒　厚朴姜炒　当归　红花　木通　苏木　陈皮　甘草各一钱

水煎，加蜜冲服。

复元活血汤

归尾二钱　柴胡一钱五分　山甲炙，研　红花各七分　甘草五分　桃仁十七个　大黄三钱　瓜蒌仁七分

酒水煎，空服。

花蕊石散

花蕊石五钱，火煅，入童便，碎七次　草乌　南星　白芷　厚朴　紫苏　羌活　没药　轻粉　龙骨　细辛　檀香　苏木　乳香　三七　当归　降香　麝香

共为末，酒、醋、水、蜜俱可敷。若酸痛，只以胡椒四钱、烧酒四两煮，熨患处；若破疮口，暑月生蛆，急用蝉蜕、青黛各五钱，细辛二钱五分，蛇蜕一两，火焙存性，研末，名蝉花散，每服三钱，黄酒调服，外用寒水石为末搽之。冬月用海参、白矾，飞为末，撒之。

金　疮

金疮有轻重之分，若皮破流血，以桃花散。伤筋者，以如圣金刀散、生肌散，内服三黄宝蜡丸、黎洞丸。若有瘀血，加苏木、红花，兼调治之。

桃花散

石灰半斤　大黄片一两五钱

同炒，至灰红，去大黄，用灰凉水调敷。

如圣金刀散

松香七两　硼砂　枯矾各一两五钱

研末敷之。

三黄宝蜡丸

藤黄四两，以荷露泡煮十余次，去浮沉，取中净者，以山羊血拌，晒干

天竺黄南星可代　红牙大戟　刘寄奴　血竭各三两　孩儿茶　雄

黄各三两　朴硝一两　归尾一两五钱　铅粉　水银　乳香　麝香各

三钱　琥珀二钱

各研细末，水银同粉研，收不见。黄蜡二十四两，瓷器内
炖化入药，每丸重五分，轻者一丸，重者二丸，黄酒调服。

黎洞丸

三七　大黄　阿魏　儿茶　天竺黄　血竭　乳香各三两　雄

黄一两　山羊血五钱　冰片　牛黄各二钱五分　麝香二钱五分　藤黄

二两，以前法制

共研末，露水和藤黄如干，加蜜为丸，每服一钱，黄酒化，
无露水以雨水代之。如针入肉，用乌鸦翎炙黄焦，研末，酒调
一二钱，其针可出。若误入咽喉者，以癞蛤蟆血一盅灌入，移
时即吐出。若小儿误吞铜钱，食荸荠能消。无者，青菜、猪脂
同食亦可。若鱼骨髓喉，以鸭涎灌之。兽骨髓者，以犬涎灌之。

杖　疮

杖疮，宜砭去瘀血，内服大成汤，外用如意金黄散一两加
樟脑三钱，用石灰数斤，水泡，上浮油如云片者，一杯香油入
药，搅成膏，纸盖，葱汤洗。若夹灰挤伤，须内服代杖汤，琼
液膏、六真膏等敷之。

代杖丹

丁香　苏木　蚯蚓　无名异　丹皮　桂枝　乳香　木鳖子

没药　自然铜各一两

无名异、自然铜二味，以火煅、醋淬七次，炼蜜为丸，每服二钱，黄酒下。

又用乳香、没药、苏木各二钱，蒲黄、归尾、丹皮、木耳、山甲各一钱，土木鳖二个，焙酒冲服，名代杖汤。

洗杖汤

陈皮　南星　天冬　透骨草　龙骨各五钱　象皮一两，切碎
山甲五钱　地骨皮

水煎，浸洗。

琼液膏

归尾　红花　白芷　闹羊花　蒲黄各二两

六真膏

樟脑三两　儿茶　乳香　没药　血竭　三七各三钱

猪脂调搽。

若竹木刺入肉者，以蝼蛄捣涂之。

破伤风，用蜈蚣星风散，即蜈蚣二条，江螵三钱，南星、防风各二钱五分，黄酒冲服。

又用羌麻汤，即羌活、麻黄、川芎、防风、枳壳、白茯苓、石膏、黄芩、细辛、甘菊、蔓荆子、前胡、甘草各七分，白芷、薄荷各五分，生姜三片，水煎服。

又用黑花蛇散，即黑花蛇（酒浸）六钱，麻黄（炙）一两，天麻、白附子、干姜、川芎、附子、制草乌（去皮）各五钱，蝎梢三钱五分，共研末，每服一钱，黄酒冲下。

又玉真散，即白芷、南星、白附子、天麻、羌活、防风各一两，研末，唾浸，调敷患处，或用三钱热童便冲服。

若汤火伤者，用罂粟花油浸熬枯，去渣，入白蜡、轻粉搅

匀，摊贴混元膏。治一切瘫痪，跌打损伤，筋骨疼痛，痞块，背寒肿痛。

香油八斤　良姜一斤　山甲一斤　猪毛一斤　人发半斤

入油至枯焦，去渣，入官粉，搅成膏，候温，再入乳香、没药、儿茶、血竭各二两，麝香三钱，共为末，入锅内搅匀，摊贴任用，百发百中。

咬　伤

人咬伤者，以童便洗，大便涂之。若肿溃，以人中黄熬汤，时洗之。

虎咬、狼爪伤，以葛根浓煎，服二三盅，洗十余度，或生铁锈熬水洗之。又青布卷燃，薰出毒水，口嚼生栗子涂之。

马咬伤，以口嚼生栗子敷之，再用马齿苋煎汤饮，并洗。

疯犬咬伤，即以人尿淋洗，再用核桃壳半边，以人粪填满，罨伤处，艾灸数十壮，粪干再换。细看患人头顶，有红发一根，即拔去，即服扶危散，即斑蝥（按日一个，如七日者用七个，糯米同炒，去米，去翅足）、滑石一两（水飞）、雄黄一钱、麝香二分，研末，每一钱，酒调服。再以砂酒壶，以烧酒炖滚，去酒，即拔疮口，出黑水，拔尽为度。若寻常犬咬者，只用热尿淋洗，涂大粪可愈。

蛇咬伤者，即饮好醋一二杯，绳扎伤处，用五灵脂五钱、雄黄二钱五分，为末，酒调二钱服，外用雄黄末搽之，又用臭虫捣烂涂之。

蜈蚣咬伤，即以雄鸡倒控，出涎抹之，再饮生鸡热血，立效。

蝎螫伤，即以大蜗牛捣烂涂之。如不得蜗牛，即挤去毒水，以拔毒膏烤热贴之。

射工伤，即毛虫也，用豆豉、清油捣饼，搽出毛，用白芷煎汤洗之。如烂者，以海螵蛸末搽之。

蚯蚓伤，壮①如麻风，眉须皆落，惟夜则蚯鸣，于身中为异耳，宜用盐汤频洗之，立效。

蜘蛛螫伤，宜用秦艽煎饮之，外敷拔毒散。

针 灸

古谓医者必通三世之书，其一《黄帝针灸》，其二《神农本草》，其三《岐伯脉诀》。《脉诀》察症，《本草》辨药，《针灸》祛疾，非是三者不足言医学者，当细求之。凡人周身有三百六十穴，统于手足六十六穴，又统于奇经八脉。针灸穴治，大略相同。惟头面诸阳之会，胸膈二火之地，不宜多灸；背腹阴虚有火，亦不宜灸，惟四肢穴最妙。凡当骨处，针宜浅而灸宜少；凡肉厚处，针宜深，灸多无害。凡针灸穴，少有不精，所关甚大。今撮其要，只以二十九穴，有益无损者，分晰列后，当斟酌用之。

百会：在顶心正中。主诸中等症，大头风，癫狂，脱肛，久病，大肠气泄，小儿急慢惊风，痫症，夜啼，百病。针二分，灸五壮。

水沟：在唇上鼻下，俗名人中。主中风口不开，中恶，癫痫，口眼歪斜，头面肿，小儿急慢惊风。针三分，灸七壮。

承浆：在下唇下窝即是。主男子诸疝，女子瘕聚，小儿撮口及偏身不遂，口噤不开，口疳，齿蚀生疮。针二分，灸三壮。

巨阙：在胸腹中脉，自缺盆骨起，为璇玑穴，以下第七为鸠尾，即胸岔骨尖是也。第八穴是巨阙，以下至阴会，尚有十三穴。总计，自璇玑起至阴会，共二十一穴，可分为二十一节，量之亦可。主九种心痛，痰饮吐水，腹痛息贲。针三分，灸七壮。

---

① 壮：疑为"状"。

中脘：在巨阙穴下，自璇玑起，以下第十穴是也。针五分，灸七壮，孕妇忌灸。主伤暑及内伤脾胃，心期痛，疟疾，晕，痞满反胃。

气海：在中脘穴下，自璇玑穴起，以下第十六穴是也。针五分，灸五壮。主一切气疾，阴症痼冷及风寒暑湿，水肿，心腹胀鼓，胁痛诸虚，癥瘕，小儿囟不合，痢疾。

关元：在气海穴下，自璇玑起，以下第十八穴是也。针五分，灸七壮。主诸虚肾积及虚，老人泄泻，遗精白浊，令人生子，妇人忌针。

中极：在关元下，第十九穴是也。二十穴即横骨，二十一穴是阴会。针五分，灸三壮。主妇人下元虚冷，虚损，月事不调，赤白带下。灸三遍，令人生子，孕妇忌灸。

肺俞：按脊骨二十一节，上颈骨三节，下有尾骨一节，共二十五节，为二尺五寸，脊骨第一节为陶道，第三节下缝各开二寸，为肺俞穴也。主内伤外感咳嗽，吐血，肺痈肺痿，小儿龟背等症。针三分，灸三壮。

膏肓：在陶道下第四节缝，各开四寸，脾骨之里，肋间空处，按之患者觉牵引胸户者是也。主诸虚百损、五劳七伤、身形羸瘦、梦遗失精、上气咳逆、痰火发狂、健忘怔忡、胎前产后、劳瘵传尸等症。灸数十壮至百壮后，觉气壅盛，可灸气海及足三里泻火。

脾俞：在陶道下第十一节下缝，各开二寸。主内伤脾胃，吐泻疟痢，喘急黄疸，食癥吐血，小儿慢脾风。灸五壮，禁针。

命门：在陶道下第十四节下缝，中间为命门，两旁各开二寸为肾俞穴。主老人肾虚腰痛、诸痔脱肛、肠风下血等症。平排三穴，针二分，灸五壮。

膀胱俞：在陶道下第十九节，两旁各开二寸。主小便不通，少腹痛及腰脊强直疼痛等症。针三分，灸七壮。

曲泽：脉起于手中指，由掌心直上腕中是穴。主心痛惊，身热烦渴，肘挛痛，兼治伤寒呕吐等症。针三分，灸三壮。

间使：脉起于手中指，由掌直上曲泽，下至手腕纹折中是穴。主脾寒，九种心痛，脾痛疟疾，口渴及瘰疬久不愈。左患灸右，右患灸左。针六分，灸五壮。

商阳：在手二指，甲尽第一节外侧是穴。主卒中风暴厥、昏沉痰壅、不省人事、牙关紧闭等症。二节尽处为二间，牙疼眼疾。三节尽处为三间，治牙疼。针灸同。

合谷：即系三间，脉上至大指相合之处是穴，俗名虎口穴。主中风，破伤风，痹风，筋急痛，诸般头病，水肿，难产，小儿急惊。针五分，灸五壮。

神门：在手小指，脉起至手腕锐骨腕转处中纹是穴。按大指脉，寸关尺以寸前为人迎，小指寸前即神门。针三分，灸七壮。主惊悸怔忡，呆痴及卒中，鬼邪恍惚，振噤，小儿惊痫。

少商：在手大指甲后内侧一韭叶许是穴。主双鹅风，喉痹。针二分，灸三壮。

风市：由足四趾、五趾中缝起，脉寻外侧过悬钟穴，直上大腿外侧环跳穴，起至膝盖正中间是穴，脉上入环跳穴。主中风，腿膝无力，脚气，浑身搔痒，麻痹。针七分，灸数十壮。

悬钟：由四趾、五趾中缝起，脉寻外侧上脚骨，拐上一寸是也。主胃热，腹胀胁痛，脚气，脚胫，湿痹，浑身搔痒，五足趾痛。针三分，灸七壮。

足三里：由足二趾、三趾中缝起，脉寻外侧上以膝骨，下至脚骨拐，用秆心量，上三下七是穴，因名三里。又以肘尖量至手腕中纹为止，用秆心拓作一尺，以脚骨拐比齐，自上秆尽处亦是穴。

按：足脉寻上，内外各三行，外侧第一行，膝下三寸是也。主中风，中湿，诸虚耳聋，上牙疼痹，风水肿，心腹鼓胀，噎膈哮喘，寒湿脚气，上中下部疾，无所不治。针五分，灸数十壮。

三阴交：由足大趾脉起，过公孙穴，寻上，由腿内侧，腿肚下是。按：膝下至骨拐为一尺，此穴膝下七寸是也。主痃满痼冷，疝气脚气，遗精，妇人经月不调，久不成孕，难产，赤白带下，淋滴。针五分，灸十数壮。

公孙：在足大趾侧外面，趾尽大腹后，以足大趾量至足心涌泉止，前七后三之间是穴。又以大趾两节尽一寸，亦是。按：腿里三脉寻上，此穴由大趾下第二行是也。主痰壅胸膈，肠风下血，积块，妇人气蛊。针五分，灸数壮。

大敦：在足大趾上面一节尽处。按：大趾上第一行脉起处，寻内侧直上阴廉穴是也。主诸疝阴囊肿，脑衄，破伤风，小儿急慢惊风。针一分，灸数壮。

痞眼穴：专治痞块。针三分，灸七壮。左患灸右，右患灸左。穴在脊骨十三椎下各开三寸半，以秆心量患人足大趾齐量至足后中住。将此秆从尾骨尖量至秆尽处，各开一韭叶许。又以足第二趾歧右处，灸五七壮，腹中响动是验。

鬼哭穴：鬼魅狐惑，恍惚振噤。以患人两手大指缚定，两甲角及甲后四处骑缝，著艾火灸之，待患者哀告我自去为效。

疝痛穴：偏坠外肾吊肿，小腹急痛，诸气心腹痛。左患灸右，右患灸左。用秆心量患人两口角为则三段，作三角形安脐中，下两角是穴。灸十数壮。又足大趾、二趾中第横纹上，男左女右，灸数壮。

卒死穴：主一切急魇暴绝。在两足大趾内，去甲如韭叶。用艾灸之，醒为度。

以上针灸，务要禁忌人神尻神所在，仍须调护脾胃，贴护针灸穴，忌生冷鱼虾及动气诸物，恐针灸疤发作，慎之。其一切痛疽应针灸者，按疮发处针灸之。至于腰腿肘背等处风湿酸痛者，以筋点患处酸痛极甚者，针灸之。

针灸各禁忌[①]

逐日人神禁忌针灸

一日大指，二日外踝，三日股内，四日在腰，五日在口，六日在手，七日内踝，八日在腕，九日在尻，十日腰背，十一鼻柱，十二发际，十三牙齿，十四胃腕[②]，十五偏身，十六在胸，十七气冲，十八股内，十九在足，二十内踝，二一小手指，二二外踝，二三肝及足，二四手阳明，二五足阳明，二六在胸，二七在膝，二八在阴，二九膝胫，三十足跌。

游祸日不宜针灸服药

正五九巳日，二六十寅日，三七十一亥日，四八十二申日，又不宜满日未日。

十二时人神禁忌针灸

子踝、丑腰、寅目、卯面、辰头、巳手、午胸、未腹、申心、酉背、戌头、亥股。

九宫尻神禁忌针灸尻音高，脊尽处是也

九岁一转，周而复始。

一岁坤宫，属外踝；二岁震宫，属口牙；三岁巽宫，头口乳；四岁中宫，属肩背；五岁乾宫，背面目；六岁兑宫，属手膊；七岁

---

① 针灸各禁忌：底本正文原无此五字，而底本目录有此五字。此处据底本目录补入。

② 腕：疑为"腕"。

艮宫，属腰项；八岁离宫，属膝肋；九宫坎宫，肚脚肘。

十天干日不宜针灸

甲不治头乙耳喉，丙肩丁背与心求，戊己腹脾庚腰肺，辛膝壬当肾胫收，癸日不宜针手足，十干不犯则无忧。

针灸图穴面背二图①

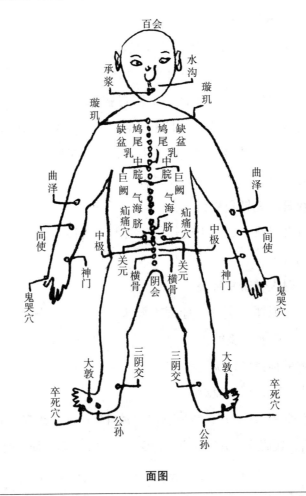

面图

---

① 针灸图穴面背二图：底本正文原无此八字，而底本目录有此八字。此处据底本目录补入。

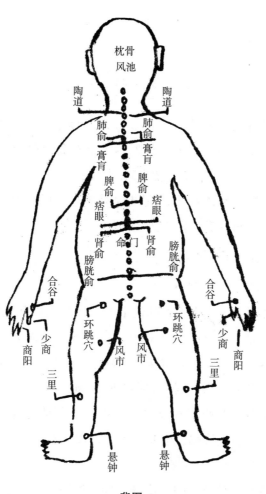

背图

卷之八

药　性

按《药性大全》原有五百数十味，而冷落罕用者居多。后汪讱庵先生拣取四百余味，分晰草木金石禽兽麟介等类，名为《本草备要》，注论详细，最为有益。然而，亦有冷落罕用者。今特再拣，删去冷落各味，仅以常用之药三百八十九味，分别十二经络，各归其类，便于拣用。

太阳经手小肠，足膀胱

羌活搜风，发表，胜湿

辛苦性温，气雄而散，味薄上升。入足太阳膀胱以理游风，兼入肝肾气分，泻肝气，搜肝风，小无不入，大无不通。治风湿相搏，本经头痛同川芎，治太阳、少阴头痛。巅顶之上，唯风药可到，督脉为病，脊强而厥，刚痉柔痉伤寒无汗刚，有汗为柔，中风不语，头旋目赤要药。散肌表八风之邪，利周身百节之痛，为却乱反正之主药。若血虚头痛，遍身痛者，此属内症，二活并禁。

防风发表，祛风，胜湿

辛甘微温，升浮为阳，搜肝泻肺，散头目滞气、经络留湿。主上部见血，上焦风邪，头痛目眩，脊痛项强，周身尽痛，太阳经症得葱白能行周身。又行脾胃二经，为祛风胜湿之要药。散目赤疮疡。若血虚痉急，头痛不因风寒，泄泻不因寒湿，火升发嗽，阴虚盗汗，阳虚自汗者，并禁用。畏萆薢，恶干姜、白蔹、芫花，杀附子毒。

藁本祛风寒湿

辛温雄壮，为太阳经风药。寒郁本经，头痛连脑者，必用之。凡颠顶痛，宜藁本，防风，酒炒升、柴。治督脉为病，脊强而厥，又能下行祛湿。治妇人疝瘕，阴寒肿痛，腹中急痛，胃风泄泻，粉刺酒齄，和白芷作面脂良。

前胡 解表泻下气，治风痰

辛以畅肺，解风寒；甘以悦脾，理胸腹。苦泄肝热，寒散太阳膀胱之邪。性阴而降，功专下气，气下则火降而痰消，能除实热。治痰热喘哮，咳嗽呕逆，痞膈霍乱，小儿疳气，有推陈致新之绩。明目安胎，无外感者忌用。柴胡性升，前胡性降，肝胆经风痰，非前胡不能降。半夏为使，恶皂荚，忌火。

防己 行水，泻下焦血分湿热

大辛苦寒，太阳经药，能行十二经，通腠理，利九窍，泻下焦血分湿热，为疗风水之要药。治肺气喘嗽，热气诸痫，降气下痰，温疟脚气，防己为主药。水肿风肿，痈肿恶疮，或湿热流入十二经致二阴不通者，非此不可。然性险而健，阴虚及实热在上焦气分者禁用。出汉中，名汉防己，治水宜。治风，用木防己。酒洗用。恶细辛，畏萆薢。

茵陈 利湿热，治诸黄

苦燥湿，寒胜热，入太阳经膀胱，发汗利水以泄太阴阳明之湿热，为治疸黄之君药。又治伤寒时疾，狂热瘴疟，头痛头旋，女人瘕疝，皆湿热为病。

桂枝 解肌，调营卫

辛甘而温，气薄升浮，入太阴肺、太阳膀胱，温经通脉，发汗解肌。治伤风头痛，中风自汗，调和营卫，使邪从汗出而汗自止。亦治手足痛风，胁风。《伤寒例》：有汗不服麻黄，无汗不服桂枝。又曰：桂枝下咽，阳盛则毙；承气入胃，阴盛则亡。

蔓荆子 散上部风热

辛苦微寒，轻浮升散，入太阳膀胱及肝胃，搜风凉血，通利九窍。治湿痹拘挛，头痛脑鸣，目赤齿痛，头面风虚之症。明目固齿，长发泽肌。去膜打碎用，或酒蒸炒，恶石膏、乌头。

麻黄发汗

辛温微苦，入太阳膀胱，兼走心与大肠而为肺家专药。发汗解肌，祛营中寒邪、卫中风热。调血脉，通九窍，开毛孔。治中风伤寒，无汗头痛，温疟，咳逆上气，痰哮气喘，赤黑斑毒，毒风疹痹，皮肉不仁，目赤肿痛，水肿风肿。过剂则汗多亡阳，夏月禁用。发汗同茎灸用，止汗用根节甚效。厚朴、白薇为使，恶辛夷、石膏。

阳明经手大肠，足胃经

苍术补脾燥湿，升阳散郁

甘温辛烈，燥胃强脾，发汗除湿，能升发胃中阳气，止吐泻，逐痰水，消肿满，辟恶气岚瘴鬼邪，散风寒湿，为治痿要药。又能总解痰、火、气、血、湿、食六郁及脾湿下流，肠风带浊。燥结多汗者忌用。出茅山，坚小有朱砂点者良。灸用，防风、地榆为使。

葛根解肌，升阳，散火

辛甘性平，轻扬升发，入阳明经，能鼓胃气上行，生津止渴；兼入脾经，开腠发汗，解肌退热，为治脾胃虚弱泄泻之圣药。疗伤寒中风，阳明头痛，肠风痘疹，又能起阴气，散郁火，解酒毒，利二便，杀百药毒。多用升散太过，反伤胃气。生葛汁，大寒，解温病大热，吐衄诸血。

升麻升阳解毒

甘辛微苦，脾胃引经药，亦入大肠、肺经。表散风邪，升发火郁，能升阳气于至阴之下，引甘温之药上行，以补卫气之散而实其表。柴胡引少阳清气上行，升麻引阳明清气上行。治时气毒疬，头痛寒热，肺痿吐脓，下痢后重，久泄脱肛，崩中带下，足寒阴痿，目赤口疮，痘疮斑疹，风热疮痈。解百药毒，吐蛊毒，杀精鬼。阴虚火动者忌用。

白芷发表，祛风，散湿

辛散风，温除湿，芳香通窍而表汗，行大肠、胃、肺而为阳明之药。治阳明头目昏痛，眉棱骨痛，牙痛鼻渊，目痒泪出，面鼾瘢疵，皮肤燥痒，三经风热之病及血崩血闭，肠风痔瘘，痈疽疮疡，三经湿热之病。活血排脓，生肌止痛，解砒毒、蛇伤。又治产后伤风，血虚头痛。然其性升散，血热有虚火者禁用。当归为使，恶旋覆花。

芦根泻热止呕

甘益胃，寒降火。治呕哕反胃，胃热火升，消渴客热，伤寒内热，止小便数，解鱼蟹、河豚毒。取活水肥厚者，去须节用。

蔷薇根泻湿热

苦涩而冷，入胃、大肠经。除风热湿热，生肌杀虫。治泄痢消渴，牙痛口糜，遗尿好眠，痈疽疮癣。

白附子祛风湿，治面疾

辛甘有毒，大热纯阳，阳明经药，能引药上行。治面上百病，补肝虚，祛风痰。治心痛血痹，诸风冷气，中风失音，阴下湿痒。

肉豆蔻暖胃，燥脾，涩肠

辛温气香，理脾暖胃，下气调中，逐冷祛痰，消食解酒。治积冷心痛腹胀，中恶吐沫，小儿吐逆，乳食不下；又能涩大肠，止虚泻。冷痢初起忌用。煨熟用，忌铁。

草豆蔻一名草果，燥湿祛寒，除痰截疟

辛热香散，暖胃健脾，破气开郁，燥湿祛寒，除痰化食。

治痹疬寒疟，寒客胃痛，霍乱泄痢，反胃痞满，吐酸痰饮，积聚。解口臭气，酒毒，肉鱼毒。过剂助脾热，耗气损目。煨用，忌铁。

良姜<small>暖胃散寒</small>

辛热，暖胃散寒，消食醒酒。治胃脘冷痛，霍乱泻痢，吐恶瘴疟，冷癖。肺胃热者忌之。子名红豆蔻，治略同。土炒用。

荜茇<small>除胃冷，散浮热</small>

辛热，除胃冷，温中下气，消食祛痰。治水泻气痢，虚冷肠鸣，冷痰恶心，呕吐酸水，疝癖阴疝。辛散阳明之浮热，治头痛、牙痛、鼻渊。多服泄真气，动脾肺之火，损目。

白头翁<small>泻热凉血</small>

苦坚肾，寒凉血，入阳明血分大肠、胃经。治热毒血痢，温疟寒热，齿痛骨痛，鼻衄秃疮，瘰疬疝瘕，血痔偏坠捣敷患处，明目消疣。

萆薢<small>祛风湿，补下焦</small>

甘苦性平，入胃、肝，祛风去湿以固下焦，补肝虚，坚筋骨，益精明目。治风寒湿痹，腰痛久冷，关节老血，膀胱宿水，阴痿失湿，茎痛遗浊，痔瘘恶疮，阳明湿热流入下焦。萆薢能除浊分清，薏苡为使，畏大黄、柴胡、前胡，忌茗、醋。

土茯苓<small>祛湿热，补脾胃</small>

甘淡而平，阳明主药，健脾胃，祛风湿。脾胃健则营卫健，风湿除则筋骨利。利小便，止泻泄。治筋骨拘挛，杨梅疮毒。俗名冷饭团，白者良。可煮，可生啖，忌茶。

厚朴<small>下气散满</small>

苦降能泻实满，辛温能散湿满，入脾胃，平胃调中，消痰化食，厚肠胃，行结水，破宿血，杀脏虫。治反胃呕逆，喘咳泻痢，冷痛霍乱。误服脱人元气，孕妇忌之。榛皮也，肉厚紫润者良。炙用，干姜为使，恶泽泻、硝石，忌豆，犯之动气。

胡椒 燥热

辛热纯阳，暖胃快膈，下气消痰。治寒痰食积，肠滑冷痢，阴毒腹痛，胃寒吐水，牙齿浮热作痛，合荜茇散之。杀一切鱼肉鳖蕈毒，食料宜之。多食损肺，走气动火，发疮、痔毒、齿痛、目昏。

粳米 补脾清肺

甘凉，得天地中和之气，和胃补中，色白入肺，除烦清热，煮汁止渴。晚稻陈久者良。糯米甘温，补脾肺胃虚寒，坚大便，缩小便，收自汗，发痘疮。病人及小儿忌之。熬饴糖，润肺和脾，化痰止嗽。

谷芽 健脾消食

甘温开胃，快脾下气，和中消食，化积炒用。

大麦芽 开胃健脾，行气消积

温能助胃气上行而资健运，补脾宽肠，和中下气消食积，一切米面果食积，通乳下胎，久服消肾气。炒用，豆蔻、砂仁、乌梅、木瓜、芍药、五味为使。浮小麦咸凉，止虚汗盗汗，劳热骨蒸，麦麸醋拌蒸能止血止痛，熨腰折伤，风湿痹痛，寒湿脚气。

大麻仁 即火麻仁，润燥滑肠

甘平，滑利脾胃大肠之药，缓脾润燥。治阳明胃热，汗多而便难，破积血，利小便，通乳催生。去壳，捣用，畏茯苓、白薇、牡蛎、麻根，捣涂恶疮热毒良。

薏苡仁 补脾胃，通行水

甘淡微寒而属土，阳明药也，甘益胃，土胜水，淡渗湿，泻水益土，故健。治水肿湿脾，脚气疝气，泄痢热淋；生金补肺清热，治肺痿肺痈，咳吐脓血；扶土抑木，故治风热筋急拘挛。但其力和缓，须倍于他药，炒熟，研用。

神曲行气，化痰，消食

辛散，气甘调中，温开胃，化水谷，消积滞。治痰逆癥瘕，泻痢胀，回乳下胎，亦治目痛。如法造曲，陈者良，炒用。按青龙、白虎等六神法造，故名神曲。

大蒜通窍，辟恶

辛温，开胃健脾，通五脏，达诸窍，祛寒湿，解暑气，辟瘟疫，消痈肿，破癥积，化肉食，杀虫蛊毒。治中暑不醒，捣和地浆服。鼻衄不止，捣贴足心。关格不通，捣纳肛中。敷脐能达下焦，消水利大小便。一切痈疽、恶疮、肿核，切片灸艾，独头者良。多食生痰动火，散气耗血，损目昏神，忌蜜。

薤一名蕌，音叫，利窍助阳

辛苦温滑，调中助阳，散血生肌，泄下焦大肠气滞。治泄泻下重，胸痹刺痛，肺气喘急，安胎利产。涂汤火伤，取白用，忌牛肉。

甜瓜蒂涌吐

苦寒，阳明吐药，能吐风热痰涎，上膈宿食。治风眩头痛，懊憹不眠，癫痫喉痹，头目湿气，水肿黄疸，湿热诸病。上部无实邪者禁用。

石膏体重泻火，气轻解肌

甘辛而淡，体重而降，足阳明经大寒之药。色白入肺，兼入三焦，清热降火，发汗解肌，缓脾益气，生津止渴。治伤寒郁结无汗，阳明头痛发热，恶寒壮热，小便赤浊，大渴引饮，中暑自汗，舌焦牙痛，发斑疹之要品。然能寒胃，血虚胃弱及病未入阳明者禁用。亦名寒水石，火煅则不伤胃。鸡子为使，忌巴豆、铁。

滑石利窍行水，泻火解肌

滑利窍，淡渗湿，甘益气，补脾胃，寒泻热，降心火。色白入肺，上开腠理而发表，下达膀胱而行水，通六腑九窍津液，为足太阳经本药。治中暑积热，呕吐烦渴，黄疸水肿，脚气淋闭，水湿热痢，吐血衄血，诸疮肿毒，为荡热除湿之要剂。通乳滑胎，石韦为使，宜甘草和之。

钟乳石补阳

甘温，阳明气分药。本石之精，强阴益阳，通百节，利九窍，补虚劳，下乳汁，服之令人阳气暴充，饮食倍进，形体壮盛。然其性慓悍，须命门火衰者可偶用之，不然有痈疽之患。蛇床为使，恶牡丹，畏紫石英，忌参、术、诸血、葱、蒜、胡荽。

少阳经手①三焦，足②胆

柴胡发表和里，退热升阳

苦平微寒，味薄气升为阳。主阳气下陷，能引清气上行而平少阳厥阴之邪热，宣畅气血，散结调经，为足少阳胆经表药。治伤寒邪热，痰热结实，虚劳肌热，吐呕心烦，诸疟寒热，头眩目赤，胸痞胁痛，口苦耳聋，肝胆之邪，妇人热入血室，胎前产后诸热，小儿痘疹，五疳羸热，散十二经疮疽血凝气聚，功同连翘。阴虚火炎气升者禁用。银州产者为银柴胡，治劳疳良。发表下降用梢，前胡、半夏为使，恶皂角。

青蒿泻热补劳

苦寒，得春木少阳之令，故入少阳厥阴血分。治骨蒸劳热，

---

① 手：底本原无，据上下文体例补。
② 足：底本原无，据上下文体例补。

蓐劳虚热，风毒热黄，久疟久痢，瘑疥恶疮，鬼气尸蛀，补中明目。童便浸叶熬膏良。

川芎 补血润燥，行气搜风

辛温升浮，为少阳引经，入心包、肝胆，乃血中气药，助清阳而开诸郁，润肝燥，补肝虚，上行头目，下行血海，搜风散瘀，止痛调经。治风湿在头，血虚头痛，腹痛胁风，气郁血郁，湿泻血痢，寒痹筋挛，目泪多涕，风木为病，男妇一切血症。然香窜辛散，能泄真气，单服久服令人暴亡。若配合四物汤则有节制，有益无害。妇人过经三月，为末，空心服一钱，腹中微动是胎，不动为经闭。蜀产为川芎，秦产为西芎，南产为抚芎。白芷为使，畏黄连、硝石，恶黄芪、山茱。

龙胆草 泻肝胆火，下焦湿热

大苦大寒，沉阴下行，益肝胆而泻火，兼入膀胱、肾经，除下焦之湿热，与防己同功，酒浸亦能上行。治骨间寒热，惊痫邪气，时气温热，热痢疸黄，寒湿脚气，咽喉风热，赤睛努肉，痈疽疮疥。过服损胃，甘草水浸。小豆、贯众为使，恶地黄。

太阴经 手太阴肺，足太阴脾

人参 大补元气，泻火

生甘苦微凉，熟甘温，大补肺中元气，益土生金，泻火明目，开心益智，添精神，定惊悸，除烦渴，通血脉，破积坚，消痰水。治虚劳内伤，发热自汗，多梦纷纭，呕哕反胃，虚咳喘促，疟痢滑泻，中暑中风，一切血症。补剂用熟，泻火用生。忌铁，茯苓为使，畏五灵脂，恶皂角、黑豆、紫石英、人溲、咸卤，反藜芦。参芦能吐虚人，以代瓜蒂。

沙参补阴，泻肺火

甘苦微寒，味淡体轻，专补肺气，清肺养肝，兼益脾肾，久嗽肺痿，金受火克者宜之，寒客肺中作嗽者勿服。恶防己，反藜芦。

萎蕤平补而润，祛风湿

甘平，补中益气，润心肺，悦颜色，除烦渴，一切不足之症用代参芪，然性缓，久服方能见功。似黄精而小，二药功用相近，酒蒸用，畏咸卤。

黄精平补而润

甘平，补中益气，安五脏，益脾胃，润心肺，填精髓，助筋骨，以其得坤土之精粹，久服不饥，俗名山姜，九蒸晒用。久服长生。

甘菊花祛风湿，补肺肾，明目

甘苦，性禀平和，备受四时之气，饱经霜露，得金水之精，益金水二脏，以制火而平木，木平则风熄火降，故能养目血、祛翳膜，与枸杞相对，蜜丸久服，永无目疾。治头目眩运①，散湿痹游风。味甘者入药，术、杞、地骨为使，黄入阴，白入阳，紫入血。可药可饵，可酿可枕，《仙经》重之。

五味子补肺肾，涩精气

性温，五味俱备，酸咸为多，故专敛肺气而滋肾水，益气生津，补虚明目，强阴涩精，敛汗止呕住泻，宁嗽定喘，除烦渴，消水肿，解酒毒，收耗散之气。瞳子散大，嗽初起，脉数有实火者忌用。北产紫黑者良。入滋补蜜炙，入嗽剂生用，俱槌碎。南产色红而枯。风寒在肺者宜苏蓉为使，恶萎蕤，熬膏

---

① 运：疑为"晕"。

良。北产肉润者，入滋补良。

天门冬 泻肺火，补肾水，润燥痰

甘苦大寒，入肺气分，清金降火，益水之上源，下通肾，滋肾润燥，止渴消痰，利二便。治肺痿肺痈，吐脓血，足下热痛，虚劳骨蒸，阴虚有火之症。然性冷利，胃虚无热及泻者忌用。去心皮，酒蒸，地黄、贝母为使，恶鲤鱼。麦冬清心，入少阴心经，天冬滋阴助元，二冬熬膏良。

款冬花 润肺，泻热，止嗽

辛温纯阳，泻热润肺，消痰除烦，定惊明目。治咳逆上气，喘渴喉痹，肺痿肺痈，咳吐脓血，为治咳要药，寒热虚实皆可施用。甘草水浸，得紫菀良。杏仁为使，恶皂荚、硝石、玄参，畏黄芪、贝母、连翘、麻黄、青葙、辛夷。虽畏贝母，得之反良。

紫菀 润肺泻火

辛温润肺，苦温下气，补虚调中，消痰止渴。治寒热结气，咳逆上气，咳吐脓血，肺经虚热，小儿惊痫，能开喉痹取恶涎。然辛散性滑，不宜多用、独用。款冬为使，恶天雄、瞿麦、藁本、远志，畏茵陈。

旋覆花 一名金沸草，下气消痰

咸能润坚，苦辛能下气行水，温能通血脉，入肺、大肠经。消痰结坚痞，吐如胶漆，噫气不除，大腹水肿，祛头目风。然走散之剂，冷利、大肠虚者慎用。

桔梗 通气血，泻火散寒，载药上浮

苦辛而平，色白属金，入肺泻热，兼入心胃，开提气血，表散寒邪，清利头目咽喉。胸膈滞气，痰壅喘促，鼻塞目赤，喉痹咽痛，齿痛口疮，肺痈干咳，胸膈刺痛，下痢腹痛，腹满肠鸣，并宜苦梗开之，为诸药舟楫，载之上浮，能引苦泻峻下

之剂至于至高之分而成功。炒用，畏白及、龙胆，忌猪肉。

马兜铃 泻肺下气

体轻而虚，熟则四开象肺，故入肺能清肺热，苦辛能降肺气。治痰嗽喘促，血痔瘘疮，肺、大肠经热，亦可吐。蔓生实如铃，去筋膜，取子用。

白前 泻肺，降气，下痰

辛甘微寒，降气、下痰、止嗽。治肺气壅实，胸膈逆满，虚者禁用。去头须，甘草水浸，焙用。忌羊肉。

白及 补肺，逐瘀，生新

苦辛，性涩而收，得秋金之令，入肺止吐血。以白及研末，入羊肺蒸熟常服，肺损者能复之。治跌打折骨，酒服。汤火灼伤，油调敷。恶疮痈肿，败疽死肌，祛腐逐瘀生新。除面上奸疱，手足皲裂，令人肌滑。紫石英为使，畏杏仁，反乌头。

贝母 散结热，润肺清火

微寒，苦泻心火，辛散肺郁，入肺经气分，润心肺，清虚痰。治虚劳烦热，咳嗽上气，吐血咯血，肺痿肺痈，喉痹目眩，淋沥瘿瘤，乳闭产难。功专散结除热，敷恶疮，敛疮口，川产开瓣者良。去心，糯米拌，炒黄，捣用。厚朴、白薇为使，畏秦艽，反乌头。

瓜蒌仁 泻火润肺，滑肠止血，治热痰

甘补肺，寒润下，能清上焦之火，使痰气下降，为治嗽要药。又能荡涤胸中郁热垢腻，生津止渴，为消渴神药。清咽利肠，通二便，通乳消肿，治结胸胸痹，酒黄热痢，二便不通，炒香，酒服，止一切血。泻者忌用。枸杞为使，畏牛膝、干漆，恶干姜，反乌头。

浮萍 发汗利湿

辛散轻浮，入肺经，达皮肤，能发扬邪汗甚于麻黄，止瘙

痒消渴。生于水，又能下水气、利小便，治一切风湿瘫痪。蜜丸酒服，治三十六种风。浓煮汁，浴恶疾疮疥遍身。烧烟辟蚊。紫背者良。

牵牛泻气分湿热

辛热有毒，属火善走，入肺经，泻气分之湿热。平金泄肺，能达右肾命门，走精隧，通下焦郁遏及大肠风秘气秘，利大小便，逐水消痰，杀虫堕胎。治水肿喘满，痃癖气块。若湿热在血分，胃弱气虚人禁用。有黑白二种，名二丑，黑者力速。得木香、干姜，良。

葶苈泻气闭，通行水

辛苦大寒属火，性大能下气，行膀胱水，肺中水气臌急者非此不能除。破积聚，消肿除痰，止嗽定喘，通经利便，令人虚。葶苈，大黄之属是也。大黄泄阴血，葶苈泄阳气，皆利药，慎用。糯米炒用，得酒良。地榆为使。

藿香祛恶气

辛甘微温，入太阴肺、脾，快气和中，开胃止呕，祛恶气，进饮食。治霍乱吐泻，心腹绞痛，肺虚有寒，上焦壅热，能正气除邪。

金银花泻热解毒

甘寒入肺，散热解毒，补虚疗风，养血止渴。治痈疽疥癣，杨梅恶疮，痘疹大热，肠澼血痢，五种尸疰，经冬不凋，又名忍冬花。叶、根、藤同功，花香尤佳。酿酒熬膏并良，常服能稀痘。

马勃清热

辛平轻虚，清肺解热，散血止嗽。治喉痹咽痛，鼻衄失音，外用敷诸疮良。生湿地朽木上，状如肺肝，紫色，虚软，弹之粉出，取粉用。

茯苓<small>补心脾，通行水</small>

甘温，益脾助阳，淡渗利窍，除湿，色白入肺，泻热而下通膀胱，宁心益气，调营理卫，定魄安魂。治忧恚惊悸，心下结痛，寒热烦满，口焦舌干，咳逆呕哕，膈中痰水，水肿淋沥，泄泻遗精。小便结者能通，多者能止，生津止渴，退热安胎。松根灵气结成，白者入肺、膀胱气分，赤者入心、小肠气分。恶白蔹，畏地榆、秦艽、龟甲、雄黄，忌醋。皮专能行水，治水肿肤胀。茯神主治略同茯苓，但茯苓入脾肾之用多，茯神入心之用多，开心益智，安魂养神，疗风眩心虚，健忘多恚，即茯苓抱木生者，去皮及中木用。心木，名黄松节，疗诸筋挛缩，偏风喝邪，心掣健忘。同乳香、木瓜用，能舒筋骨。

地骨皮<small>泻热，凉血，补正气</small>

甘淡而寒，降中伏火，泻肝肾虚热，能凉血而补正气，故内治五内邪热，吐血尿血，咳嗽消渴，清肺，外治肌热虚汗，上除头风痛，中平胸胁痛，下利大小肠，疗在表无定之风邪，传尸有汗之骨蒸。青蒿佐地骨，退热大有殊功。甘草水浸用。

桑白皮<small>泻肺行水</small>

甘辛而寒，泻火利二便，散瘀血下气，行水止嗽清痰。治肺热喘满，唾血热渴，水肿肤胀，肺气虚及风寒作嗽者慎用。续断、桂心为使，忌铁。桑枝酿酒，利关节，养津液，行水。桑椹，甘凉，色黑入肾而补水，利五脏关节，安魂正神，聪耳明目，生津止渴。桑叶，甘寒，入胃、大肠，凉血燥湿，祛风明目，经霜者良。每年九月廿三日，采桑叶洗目一次，永绝目暗。为末服，止盗汗。代茶，止消渴。

诃子<small>涩肠，敛肺，泻气</small>

苦以泄气消痰，酸以敛肺降火，涩以收脱止泻，温以开胃调中。治冷气腹胀，膈气呕逆，痰嗽喘急，泄痢脱肛，肠风崩带，开音止渴。然苦酸，虽涩肠而泄气，气虚嗽痢初起者忌服。生用清金行气，煨熟温胃固肠。

辛夷 散上焦风热，即木笔花

辛温轻浮，入肺胃气分，能助胃中清阳上行，通于头脑，温中解肌，通九窍，利关节。主治鼻渊鼻塞及目眩齿痛，九窍风热之病。然性走窜，气虚火盛者忌服。去毛炒用，川芎为使，恶石脂，畏黄芪、菖蒲、石膏。

乌梅 涩肠敛肺

酸涩而温脾肺血分之果，敛肺涩肠，涌痰消肿，清热解毒，生津止渴，醒酒杀虫。治久嗽泻痢，瘴疟霍乱，吐逆反胃，劳热骨蒸，安蛔厥。多食损伤筋。

梨 润肠泻火清热

甘微酸寒，润肺凉心，消痰降火，止渴解酒，利大小肠。治伤寒发热，热嗽痰喘，中风失音。冷利脾虚，寒嗽泄泻，血虚忌服。熬膏良。

枇杷叶 泻肺降气

苦平，清肺和胃而降气，气下则火降痰消。治热咳呕逆，口渴，拭净毛。治胃病姜汁炙，治肺病蜜炙。

白果 敛肺祛痰，一名银杏

甘苦而温，性涩而收。熟食温肺益气，色白属金入肺，定痰哮，敛喘嗽，缩小便，止带浊。生食降痰解酒，消毒杀虫。多食则收令太过，令人壅气胪胀，小儿发惊动疳。

淡豆豉 解表除烦

苦泄肺，寒胜热，发汗解肌，调中下气。治伤寒头痛，烦躁满闷，懊恼不眠，发斑呕逆，血痢温疟。

葱_{发表和里，通阳活血}

生辛散，熟甘温，外实中空，肺之菜也。肺主皮毛，其合大肠，故发表发汗解肌以通上下阳气，益肺通二便。治伤寒头痛，时疾热狂，阴毒腹痛。气通则血活，故治吐血、衄血、便血、痢折伤血出，能止一切痛、乳痈风痹。通乳安胎，杀药毒、鱼肉毒、蚯蚓毒、犬毒。诸物皆宜，故曰菜伯，又为和事草。同蜜食杀人，同枣食令人病。

山药_{古名薯蓣，补脾肺，涩精气}

色白入肺，味甘归脾，入肺脾二经，补其不足，清其虚热。固肠胃，润皮毛，化痰涎，止泻痢。肺为肾母，故又益肾强阴，治虚损劳伤。脾为心子，又能益心气，治健忘遗精。生捣，敷痈疮，消肿硬。

杏　仁

辛苦甘温而利泻肺解肌，能发汗，除风散寒，降气行痰，润燥消积，通大肠气秘。治时行头痛，上焦风燥，咳逆上气，烦热喘促。有小毒，能杀虫。肺虚而咳者禁用。去皮尖，研炒，发散连皮尖。双仁者杀人。得火良，恶黄芪、黄芩、葛根。

太阴脾

白术_{补脾燥湿}

苦燥湿，甘补脾，温和中。在血补血，在气补气，无汗能发，有汗能止，燥湿则能利小便、生津液、止泻泄，消痰水肿满、黄疸湿痹，补脾进食，祛劳倦，止肌热，化癥癖。和中则能止呕吐，定痛，安胎。血燥无湿者禁用。能生脓作痛，溃疡忌之。米泔浸，土炒用。

陈皮_{有补有泻，可升可降}

辛能散，苦能燥能泻，温能补能和。同补药则补，泻药则泻，升药则升，降药则降，为脾肺气分之要药。调中快膈，导滞消痰，利水破癥，宣通五脏，统治百病，皆取理气燥湿之功。多服久服损气。入补药则留白，入下气消痰药则去白，名为橘红，顺气消痰兼能发表。核治疝，叶散乳痈黄中。新会县产者良。陈久为陈皮，各随炙用。同半夏名二陈，治痰圣药。

益智仁燥脾胃，补心肾

辛热，本脾药，兼入心肾，主君相二火，补心气、命门、三焦之不足。能涩精固气，又能开发郁结，使气宣通，温中进食，摄涎唾，缩小便。治呕吐泄泻，客寒犯胃，冷气腹痛，崩带泄精，涩精固气。因热而崩浊者禁用。

砂仁即缩砂，行气调中

辛温香窜，补肺益肾，和胃醒脾，快气调中，通行结滞。治腹痛痞胀，噎膈呕吐，上气咳嗽，赤白泻痢，霍乱转筋，奔豚崩带，祛痰逐冷，消食醒酒，止痛安胎，散咽喉口齿浮热，化铜铁骨哽。

白豆蔻行气暖胃

辛热流行三焦，温暖脾胃而为肺家本药，散滞气，消酒积，除寒燥湿，化食宽膨。治脾虚痰疟，感寒腹痛，吐逆反胃，白睛翳膜，太阳经目眦红筋。

蒲公英一名黄花地丁，泻热解毒

甘平，花黄属土，入脾胃，化热毒，解食毒，消肿核。专治乳痈疔毒，通淋妙品。擦牙。乌髭发白，汁涂。恶刺。

金樱子涩精固肠

酸涩，入脾、肺、肾三经，固精秘气。治梦泄遗精，泄痢便数。似榴而小，黄赤有刺，取半黄者，去刺核用。熬膏良。

郁李仁润燥破血泻气

辛苦而甘，入脾经气分，性降，下气行水，破血润燥。治

水肿癃急，大肠气滞，关格不通。用酒能入胆，治悸、目张不眠。然治标之剂，多服渗人津液。去皮尖，蜜浸研。

乌药顺气

辛温香窜，上入脾肺，下通肾经，能疏胸腹邪逆之气，一切病之属气者皆可治。气顺则风散，故用以治中气、中风及膀胱冷气，小便频数，反胃吐食，宿食不消，泻痢霍乱，女人血凝气滞，小儿蛔虫，外如疮疥，皆成于血逆冷气，亦可治之。疗猫犬百病。气虚气热者禁用。

吴茱萸祛风寒湿

辛苦大热，有小毒，入足太阴血分脾，少阴厥阴气分[1]，润肝燥脾，温中下气，除湿解郁，祛痰杀虫，开腠理，逐风寒。治厥阴头痛，阴毒腹痛，呕逆吞酸，痞满胃冷，食积泻痢，血痹阴疝，脚气水肿，冲脉为病，气逆里急。性虽热而能引热下行，利大肠壅气。然走气动火，昏目发疮，血虚有火者禁用。陈者良。泡去苦烈，黄连水炒。治疝盐炒，治血醋炒，恶丹参、硝石。

阿魏消积杀虫

辛温入脾胃，消内积，杀虫辟邪，祛臭气，解蕈菜、自死牛马肉毒。治心腹冷痛，疟痢传尸，疳劳疰蛊，一切邪秽恶气、积聚癥瘕。古时无真，以胡蒜伪之。近世产西口外阜康县，白净如桃胶者良。

石斛平补脾肾

甘淡入脾而除虚热，咸平入肾而涩元气，益精强阴，缓水

---

① 入足太阴血分脾，少阴厥阴气分：《本草备要》卷二作"入足太阴脾血分，少阴、厥阴肾、肝气分"。

脏，平胃气，补虚劳，壮筋骨。疗痹脚弱，发热自汗，梦遗滑精，囊涩余沥。如金钗生石上者，名金石斛，良。酒浸用，恶巴豆、僵蚕。熬膏良。

姜黄 破血行气

苦辛，色黄入脾，兼入肝经，理血中之气，下气破血，除风消肿。治气胀血积，产后败血攻心，通月经，疗扑损。片子者，能入手臂，治风寒湿痹，功力烈于郁金，主治略同。

柿干 润肺，涩肠，宁嗽

甘平性涩，生用性寒，脾肺血分之果，健脾涩肠，润肺宁嗽而消宿血。治肺痿，热咳，咯血，反胃，肠风痔漏。柿霜乃其精液，生津化痰止嗽，清上焦心肺之热为尤佳，治咽喉口舌疮痛之妙药。忌蟹。柿蒂，止呃逆，涩肠。

木瓜 和脾，舒筋，敛肺

酸涩而温，入脾肺血分，敛肺和胃，理脾伐肝，化食止渴，气脱能收，气滞能和，调营卫，利筋骨，祛湿热，消水胀。治霍乱转筋，泻痢脚气，腰足无力。多食损齿，骨病癃闭。陈者良，忌铁。

山楂 理气消积，散瘀化痰

酸甘咸温，健脾行气，散瘀化痰，消食磨积，发小儿痘疹，止儿枕作痛，多食令人嘈烦易饥，反伐脾胃生发之气。去皮核，炒用。一名棠毬子。

龙眼肉 补心脾

甘温归脾，益脾长智，养心葆血，故归脾汤用之，治思虑伤心脾及肠风下血、健忘怔忡、惊悸诸病。

莲子 补脾，涩肠，固精

甘温而涩，脾之果也。脾者，黄宫，故能交水火而媾心肾，安靖上下君相火部，益十二经血脉，涩精气，厚肠胃，除寒热。治脾泄久痢，血浊梦遗，女人崩漏及诸血病。大便燥者，勿服。去心皮，蒸熟，焙干用，得茯苓、山药、白术、枸杞良。黑而沉水者，为石莲子，清心除烦，开胃进食，专治噤口痢、淋浊诸症。莲心为末，米饮下，疗产后血渴。莲蕊须，甘温而涩，清心通肾，益血固精，乌须黑发，止遗精、吐崩诸血，略与莲子同功。

藕节 补心散瘀

涩平，解热毒，消瘀血，止吐衄淋痢，一切血症，同地黄汁、童便服。生用甘寒，凉血散瘀，止渴除烦，解酒毒、蟹毒。煮熟甘温，益胃补心，止泻止怒，久服令人懂。生捣，罨金疮伤折，坼烈冻疮。熟捣，涂澄粉更佳，安神益胃健脾。

荷叶 升阳散瘀

苦平，其色青，其形仰，其中空，其象震震仰盂。感少阳胆气，助脾胃而升发阳气。痘疮倒靥者用此发之，能散瘀血。治血衄、吐血、崩淋、损伤、产瘀一切血症，洗肾囊风。

芡实 一名鸡头子，补脾涩精

甘涩，固肾益精，补脾祛湿。治泄痢带浊，小便不禁，梦遗滑精，腰膝瘀痛。蒸熟，捣粉用。连壳用，能涩精。

甘蔗 补脾润燥

甘寒，和中助脾，除热润燥，止渴消痰，解酒毒，利二便。治呕哕反胃，蔗汁、姜和服，大便燥结。蔗汁甘寒，熬糖则热，造成白砂糖则和而润，冰糖性同。

荸荠 一名乌芋、地栗、马蹄，补中泻热消食

甘微寒滑，益气安中，开胃消食，除胸中实热。治五种噎膈，消渴黄疸，血症蛊毒，能毁铜。

白扁豆 补脾除湿消暑

甘温腥香，色白微黄，脾之谷也。调脾缓胃，通利三焦，降浊升清，消暑除湿，止渴止泻。专治中宫之病，解酒毒、河豚毒。多食壅气，连皮炒研用。

少阴经 手少阴心，足少阴肾

丹参 补心，生血，祛瘀

气平而降，苦味色赤，入心与包络，破宿血，生新血，安生胎，堕死胎，调经脉，除烦热，功兼四物，为女科要药。治冷热劳，骨节痛，风痹不随，肠鸣腹痛，崩带癥瘕，血虚血瘀之候。又治目赤疝痛，疮疥肿毒，排脓生肌。畏咸水，忌醋，反藜芦。

远志 补心肾

苦泄热，温壮气，辛散郁，主手少阴心，能通肾气上达于心。强神益智，补精壮阳，聪耳明目，利九窍，长肌肉，助筋骨。治善忘，惊悸，梦泄，肾积，奔豚，一切痈疽。去心，甘草水浸一宿用。畏珍珠、藜芦，得茯苓、龙骨良。

石菖蒲 通窍补心

辛苦而温，芳香而散，补肝益心，开心孔，利九窍，明耳目，发音声，祛湿逐风，除痰消疾，开胃宽中。疗噤口毒痢，风痹惊痫，崩带胎漏，消肿止痛，解毒杀虫，九节者良。去毛，微炒用。秦艽为使，恶麻黄，忌饴糖、羊肉、铁器。

麦门冬 补肺，清心，泻热

甘微苦寒，清心润肺，强神益精，泻热除烦，消痰止嗽，行水生津。治呕吐、躄，客热虚劳，脉绝气短，肺痿吐脓，血热妄行，经枯乳闭，明目悦颜。但性寒而泄，气弱胃寒禁用。去心，酒浸地黄、车前为使，恶款冬，畏苦参、青葙、木耳。

茯神_{补心}

主治略同茯苓，但茯苓入脾肾之用多，茯神入心之用多。开心益智，安魂养神。疗风眩心虚，健忘多恚。即茯苓抱根生者，去皮及中木用。心木名黄松节，疗诸筋挛缩，偏风喎邪，心掣健忘。

琥珀_{行水，散瘀，安神}

甘平，以松脂入土而成宝，故能通塞以宁心定魂魄，疗癫邪。色赤入手少阴、厥阴心肝，故能消瘀血，破癥瘕，生肌肉，合金疮。其味甘淡上行，能使肺气下降而通膀胱，故能治五淋，利小便，燥脾土，又能明目磨翳。松脂入土年久结成，摩热拾芥者。真柏子仁同煮，捣末用。

柏子仁_{补心脾，润肝肾}

辛甘而润，其气清香，能透心肾而悦脾，养心气，润肾燥，助脾资肝，益智宁神，聪耳明目，益血止汗，除风湿，愈惊痫，泽皮肤，辟鬼魅。炒研去油用，畏菊花。

牡丹皮_{泻伏火，补血}

辛苦微寒，入少阴心肾、厥阴心包肝，泻血中伏火，和血凉血而生血，破积血，通经脉，为吐衄必用之药。治中五劳，惊痫瘛疭，除烦热，疗痈疮，下胞胎，退无汗之骨蒸。白者补，赤者利，酒拌蒸用。畏贝母、菟丝、大黄，忌蒜、胡荽、伏砒。

郁金_{行气解郁，凉血破瘀}

辛苦气寒，纯阴之品，其性轻扬上行，入心及包络，兼入肺经，凉心热，散肝郁，下气破血，行滞气而不损正气，破瘀血亦能生新血。治吐衄尿血，妇人经脉逆行，血气诸痛，产后败血攻心，颠狂失心，痘毒入心同冰片、猪心血立效，下蛊毒。外黄内赤，色鲜味苦甘者真。市以姜黄伪之。

黄连 泻火燥湿

大苦大寒，入心泻火，镇肝凉血，燥湿开郁，解渴除烦，益肝胆，厚肠胃，消心瘀，止盗汗。治肠澼泻痢，痞满腹痛，心痛伏梁，目痛眦伤，痈疽疮疥，酒毒胎毒，明目定惊，止汗解毒，除疳杀虫。虚寒为病者禁用。川产者良，随症炙用。黄芩、龙骨为使，恶菊花、元参、僵蚕、白鲜皮，畏款冬、牛膝，忌猪肉，杀乌头、巴豆毒。同肉桂，交心肾于顷刻。

胡黄连 泻热，疗惊疳

甘寒，祛心热，益肝胆，厚肠胃。治骨蒸劳热，五心烦热，三消五痔，温疟泻痢，女人胎蒸，消果子积，为小儿惊疳良药。性味功用似黄连。出南海，心黑外黄，折之尘出如烟者真。畏恶同黄连。

犀角 凉心泻肝

苦酸咸寒，凉心泻肝，清胃中大热，祛风利痰，辟邪解毒。治伤寒时疫，发黄发斑，吐血下血，蓄血谵狂，痘疮黑陷，消痈化脓，定惊明目。妊妇忌之。乌而光润者良，角尖犹胜。入汤剂磨汁用。入丸散锉细，纸裹纳怀中，待热捣之立碎。升麻为使，忌盐。

牛黄 泻热，利痰，凉惊

甘凉。牛有病在心、肝胆之间，凝结成黄，故治心、肝胆之病，清心解热，利痰凉惊，通窍辟邪。治中风入脏，惊痫口噤，小儿百病，发痘堕胎，善能通窍。牛吐出者为生黄，轻虚气香者良。杀死取出，或角中、心中、肝胆中皆能有黄成块成粒，总不及生黄。磨指甲上，黄透洗之不去者真。得牡丹、菖蒲良，人参为使，恶龙骨、龙胆、地黄、常山。

大青 泻心胃热毒

微苦咸，大寒，解心胃热毒。治伤寒时疾热狂，阳毒发斑，黄疸热痢，丹毒喉痹犀角大青汤活人多矣。用鲜茎叶。

灯草利水清热

甘淡而寒，降心火，清肺热，利小肠，通气止血。治五淋水肿，烧灰吹喉痹，涂乳止夜啼，擦癣疥良。

山豆根泻热解毒

苦寒，泻心火以保金气，祛肺、大肠之风热，心火降则肺清。治喉痛喉风，消肿止痛，龈肿齿痛，喘满热咳，腹痛下痢，五痔诸疮，解诸药毒。敷秃疮，蛇狗蜘蛛伤，疗人马急黄。苗蔓如豆，经冬不凋。

赤小豆行水散血

甘酸色赤，心之谷也，性下行，通小肠，利小便，行水散血，消肿排脓，清热解毒。治泻痢脚气，敷一切疮疽同苎根、鸡子白调涂立效，止渴解酒，通乳下胎，久服令人枯瘦。散血之故。

少阴肾

玄参补水，泻无根之火

苦咸微寒，色黑入肾，能壮水以制火，散无根浮游之火，益精明目，利咽喉，通二便。治骨蒸传尸，伤寒阳毒发斑，懊恼烦渴，温疟，喉痹咽痛，瘰疬结核，痈疽鼠瘘。若脾虚泄泻者，勿服。蒸焙用，勿犯铜器，恶黄芪、山萸、姜、枣，反藜芦。

生地黄泻火

甘苦大寒，入心肾，泻丙火，清燥金，消瘀通经，平诸血逆。治吐衄崩中，伤寒阳强，痘症大热。多服损胃。鲜捣汁饮，大寒。酒制则不伤胃。

干地黄补阴凉血

甘苦而寒，沉阴而降，入少阴心肾、厥阴心包肝、太阳小肠，滋阴退阳，主血凉血。治血虚发热，劳伤咳嗽，痿痹惊悸，吐衄尿血，血运崩中，足下热痛，折跌绝筋，填骨髓，长肌肉，利大小便，调经安胎，又能杀虫，治心腹急痛。以怀庆肥大菊花心者良。酒制上行外行，姜制则不泥膈。恶贝母、芜荑，忌莱菔、葱、蒜、铜、铁，得酒、门冬、丹皮、当归良。按：地黄，纯阴之药，益阴退阳。阴虚者宜之，若阳虚误服，立毙，医者不可不知。盖阴虚或误服阳药，有阳生阴长之意，故不致立毙。若阳虚而误服阴药，阴长一分，阳退一分，故能阳脱而毙。

熟地黄 平补肝肾，养血滋阴

甘而微温，入少阴厥阴，滋肾水，补真阴，填骨髓，生精血，聪耳明目，黑须发。治劳伤风痹，胎产百病，为补血之上剂。以酒拌砂仁末，蒸晒九次用。更能滋阴退阳。泥膈，阳虚胃弱者禁用。

何首乌 补肝肾，涩精

苦坚肾，温补肝，甘益血，涩收敛精气，添精益髓，养血祛风，强筋骨，乌髭发，令人有子，为滋补良药。气血大和，则劳瘦风虚，崩带疮痔，瘰疬痈肿，诸病自已。止恶疟。有赤白二种，夜则藤交，有阴阳交合之象。赤雄入血分，白雌入气分，以大如拳、五瓣者良。黑豆拌蒸，九蒸九晒用。茯苓为使，忌诸血、无鳞鱼、莱菔、葱、蒜、铁器。

枸杞子 平补而润

甘平润肺，清肝滋肾，益气生精，助阳补虚劳，强筋骨，祛风明目，利大小肠，治嗌干消渴。以甘州产，红润者良。酒浸捣用。根名地骨皮，叶名天精草。

胡桃 补命门

味甘气热，皮涩肉润，皮汁青黑，属水入肾，通命门，利三焦，温肺润肠，补气养血。佐补骨脂，一木一火，大补下焦，三焦通利，故上而虚寒喘嗽，下而腰脚虚痛，内而心腹诸痛，外而疮肿之毒，皆可除也。然动风痰，助肾火，有痰火积热者少服。油者有毒，故杀虫治疮。青壳皮，乌髭发。

破故纸 一名补骨脂，补命门火

辛苦大温，入心包、命门、相火，以通君火，暖丹田，壮元阳，缩小便、遗尿。治五劳七伤，腰膝冷痛，肾冷精流，肾虚精泻 故纸、五味、肉蔻、吴萸，名四神丸，治五更肾泻，妇人血气堕胎。酒浸蒸用或童便、乳浸，盐炒，各随其用。得胡麻、胡桃良，恶甘草。

肉苁蓉 补肾命，滑肠

甘酸咸温，入肾经血分，补命门相火，滋润五脏，益髓强筋。治五劳七伤，绝阳不兴，绝阴不产，腰膝冷痛，崩带遗精，大补精血 补而不峻，故有苁蓉之名号。骤用妨心，滑大便。长大如臂，重斤许，有松子鳞甲者良。酒浸去甲，除内筋膜，酒蒸半日，又酥炙用。忌铁。

锁阳 补阳滑肠

甘温，补阴益精，兴阳润燥，养筋治痿弱。滑大肠。鳞甲栉比，状类狗肾。酥炙用。

巴戟天 补肾祛风

甘辛微温，入肾经血分，强阴益精，治五劳七伤。辛温散风湿，治风气脚水肿，皆祛湿之功。蜀产者良。去心，酒浸焙用。覆盆子为使，恶丹参。中紫有白、掺粉色者真。

胡芦巴 补肾命，除寒湿

苦温纯阳，入右肾命门，暖丹田，壮元阳。治肾脏虚冷，阳气不归元 同附子、硫黄，瘕疝冷气 同茴香、巴戟、川乌、川楝、吴萸，寒湿脚气。番舶者良，即番莱菔子。酒浸蒸炒。

仙茅助命门火

辛热有小毒，助命门火，益阳道，明耳目，补虚劳。治失溺无子，心腹冷气不能食，脚腰冷痹不能行。相火盛者忌服。去皮，切，米泔浸去毒用。忌铁。

淫羊藿补肾命

辛香甘温，入肝肾，补命门，益精气，坚筋骨，利小便。治绝阳不兴，绝阴不产，冷风劳气，四肢不仁，手足麻木。一名仙灵脾，羊食藿，一日百交，故其名淫羊藿。羊脂拌炒，山药为使，得酒良。

蛇床子补肾命，祛风湿

辛苦而温，强阳益阴，补肾散寒，祛风燥湿。治阴痿囊湿，女子阴痛阴痒同矾煎汤，子脏虚寒，产门不闭，肾命之病，及腰酸体痹，带下脱肛，喉痹齿痛，湿癣恶疮，风湿诸病，煎汤浴祛风痒，为命门、三焦补益之圣药。似小茴而细炒用，恶丹皮、贝母、巴豆。李士材曰：金玉之品。

菟丝子补脾肾

甘辛和平，凝正阳之气，入脾肝肾，强阴益精，温而不燥，不助相火。治五劳七伤，精寒淋沥，口苦燥渴，祛风明目，补卫气，助筋脉，益气力，肥健人。得酒良，淘去泥沙，酒浸捣末用，山药为使。

覆盆子平补肝肾

甘酸微温，益肾脏而固精，补肝虚而明目，起阳，缩小便，止溺频，泽肌肤，乌髭发，女子多孕。同蜜为膏，治肺气虚寒金玉之品。壮如覆盆，故名。去蒂，淘净，捣饼，用时酒拌蒸。

蒺藜子平补肝肾

苦温补肾，辛温泻肺气而散肝风，益精明目。治虚劳腰痛，遗精带下，咳逆肺痿，乳闭瘕癥，痔漏阴溃，肺、肝、肾三经之病，催生堕胎。沙苑蒺藜，绿色似肾，故补肾，炒用。刺蒺藜，三角有刺，去刺，酒拌蒸，治肝风宜。

茴香补肾命，治寒

大茴辛热，入肾、膀胱，暖丹田，补命门，开胃下食，调中止呕；疗小肠冷气，癞疝阴肿，干湿脚气；多食损目发疮。小茴辛平，理气开胃；治寒疝；炒黄用，得酒良，盐炒入肾治疝。

旱莲草一名金陵草，又鲤肠，补肾

甘咸汁黑，补肾止血，黑发乌髭。苗如旋覆，实似莲房，断之汁黑，熬膏良。

狗脊平补肝肾

苦坚肾，甘益血，温养气。治失溺不节，脚弱腰痛，寒湿周痹，除风虚，强机关，利俯仰。有黄毛，故名金毛狗脊。去毛，酒拌蒸，草薢为使，熬膏良。

牛膝补肝肾，泻恶血

苦酸而平，肝肾药，能引诸药下行，酒蒸则甘酸而温，益肝肾，强筋骨。治腰膝骨痛，足痿筋挛，阴痿失溺，久疟下痢，伤中少气。生用则散恶血，破癥结，治心腹诸痛，淋痛尿血，经闭产难，喉痹齿痛，引火下行，痈肿恶疮，金疮伤折，出竹木刺。然性下行而滑窍，梦遗失精及脾虚下陷，因而腿膝痛者禁用。川产肥润者良。生用下行，入滋补药，酒浸蒸。恶龟甲，畏白前，忌牛肉。

独活搜风祛湿

辛苦微温，气缓善搜，入肾气分以理伏风。治本经伤风头痛，头晕①目眩同细辛用，风热齿痛同地黄用，痉痫湿痹，奔豚疝瘕。若血虚头痛，遍身痛者，属内症，二活并禁用。

细辛 散风湿，补肝润肾

辛温散风邪，故诸风痹痛，咳嗽上气，头痛脊强者宜之，专治少阴头痛。独活为使。辛散浮热，故口疮喉痹，鼻渊齿䘌者宜之。辛益肝胆，故胆虚惊痫，风眼泪下者宜之。水停心下则肾燥，细辛之辛能行水气以润之。本肾经药，故能通精气利九窍，故耳聋鼻齆，倒睫便涩者宜之。散结温经，破痰下乳，行血发汗，然味厚性烈，不可过用。过一钱，闷绝而死，无伤可验。拣去双叶者用，恶黄芪、山萸、硝石、滑石，反藜芦。

骨碎补 补肾，治折伤

苦温补肾，故治耳鸣及肾虚久泻。肾主骨，故治折伤牙痛。又入厥阴心包、肝，能破血止血。根似姜而扁长，味淡去毛用，或蜜拌蒸。

苦参 泻火，燥湿，补阴

苦燥湿，寒胜热，沉阴主肾，补阴益精，养肝胆，安五脏，利九窍，止津止渴，明目止泪。治温病血痢，肠风溺赤，黄疸酒毒。热生风，湿生虫，又能祛风逐水杀虫，治大风疥癞。然大苦大寒，无大热者勿服。米泔浸蒸用，玄参为使，恶贝母、菟丝子、漏芦，反藜芦。

知母 泻火补水，润燥滑肠

辛苦寒滑，上清肺金而泻火，下润肾燥而滋阴，入二经气分，黄柏入二经血分，故二药相须而行，消痰定嗽，止渴安胎。治伤寒烦热，蓐劳骨蒸，躁烦虚烦，久疟下痢。利二便，消浮

---

① 晕：原作"运"，据文义改。

肿。然苦寒伤胃而滑肠，多服令人泻。得酒良。上行酒浸，下水盐水拌炒，忌铁。

黄柏泻相火，补肾水

苦寒微辛，沉阴下降，泻膀胱相火，补肾水不足，坚肾润燥，除湿清热。疗下焦虚，骨蒸劳热，诸痿瘫痪，目赤耳鸣，消渴便闭，黄疸水肿便闭，腹坚如石，腿裂出水，饮食不下。东垣用黄柏、知母各一两，酒洗，焙研，桂一钱为引，名滋肾丸。每服二百丸，溺出成流，肿胀遂消，水泻热痢，痔血肠风，漏下赤白，湿热为病，诸疮痛痒，头疮口疮，杀虫祛热，安蛔。久服伤胃，脉弱者禁用。随症，炙炒用。

山茱萸补肝肾，涩精气

辛温酸涩，补肾温肝，固精秘气，强阴助阳，安五脏，通九窍，暖腰膝，缩小便。治风寒湿痹，鼻塞目黄，耳鸣耳聋。去核用，恶桔梗、防风、防己。

泽泻通利水，泻膀胱

甘淡微咸，入膀胱，利小便，泻肾经之火邪，功专利湿行水。治消痰饮，呕吐泻痢，肿胀水痞，脚气疝痛，淋沥阴汗，尿血泄精，湿热之病。湿热既除，则清气上行。又能养五脏，益气力，起阴气，补虚损，止头旋，有聪耳明目之功。多服昏目。盐水拌，或酒浸用，忌铁。

甘遂通泻经隧水湿

苦寒有毒，能泻肾经及隧道水湿，直达水气所结之气，以攻决为用，为下水之圣药。主十二种水，大腹肿满，癥瘕积聚，留饮宿食，痰迷痫癫。虚者忌用。面裹煨熟。瓜蒂为使，恶远志，反甘草。治水肿，甘遂末敷患处，浓煎甘草汤饮之，肿立消。此其相反而相攻之妙用也。

石楠叶祛风补肾

辛散风，苦坚肾，补内伤阴衰，利筋骨皮毛，为治肾虚脚弱风痹之要药。妇人久服，令思男肾强之意。炙用。

没石子涩精，外用染须

苦温入肾，涩精固气，收阴汗，乌髭须。出诸番，颗小纹细者佳。炒研用，有虫孔者拣去，忌铜、铁。

磁石重补肾

辛咸色黑属水，能引肺金之气入肾，补肾益精，除烦祛热，通耳明目。治羸弱周痹，骨节酸痛，惊肿核，误吞针铁，止金疮血。色黑能吸铁者真。火煅，醋淬，水飞用。柴胡为使，杀铁消金，恶牡丹。孙真人《千金方》用磁石入肾养阴，使神水不外移；朱砂入心养血，使邪火不上浸；佐以神曲消滞养胃，乃道家黄婆媒合婴儿、姹女之理。黄婆，脾也；婴儿，肾也；姹女，心也。

阳起石补肾命

咸温补右肾命门，治阴痿精乏，子宫虚冷，腰膝冷痹，水肿癥瘕。出齐州阳起山，云母根也，虽大雪，此山无雪。以云头雨脚白润者良。火煅，醋淬七次，研粉水飞用，亦有烧酒、樟脑升炼取粉者。桑螵蛸为使，恶泽泻、菌桂，畏菟丝子，忌羊血。

青盐补肾，泻血热

甘咸而寒，入肾经，助水脏，平血热。治目痛赤涩，吐血溺血，齿舌出血，坚骨固齿，明目乌须。出西羌，不假煎炼，方棱明莹，色青者良。食盐治略同。

龟板补阴益血

甘平至阴，属金与水，补心益肾，滋阴资智。治阴血不足，劳热骨蒸，腰脚酸痛，久泻久痢，久嗽疟疟，癥瘕崩漏，五痔产难，阴虚血弱之症。龟鹿皆灵而寿，龟首藏腹能通任脉，鹿首返尾能通督脉，一阴一阳，有龟鹿二仙膏，诚良药也。自死败龟尤良，得阴气全也。恶人参，上下甲皆可用。龟尿，走窍透骨，染须发，治哑聋。以镜照之而尿自出，或以猪鬃刺鼻尿亦出，以荷叶接之不渗。

海狗肾一名腽肭脐，补肾助阳

甘咸大热，补肾助阳。治虚疟，阴痿精冷，功近苁蓉、锁阳。出西番东海，似狗而鱼尾，置器中长年湿润，腊月浸水不冻。置犬睡傍，犬惊跳者真。鱼肾似兽脐。

地肤子利水补阴

甘苦气寒，益精强阴，入膀胱，除虚热，利小便而通淋，治癞疝，散恶疮。叶作浴汤，祛皮肤风热丹肿；洗眼，除雀盲涩痛。恶螵蛸。

石韦通淋补劳

苦甘微寒，清肺金以滋化源，通膀胱而利水道，益精气，补五劳。治淋崩发背。生石阴，柔韧，为皮背有黄毛，去毛，炙用。杏仁、滑石、射干为使，得菖蒲良。生瓦上者，名瓦韦，亦治淋。

海金沙通淋，泻湿热

甘寒淡渗，除小肠、膀胱血分湿热。治肿满，五淋茎痛，得栀子、牙硝、蓬砂治伤寒热狂。茎细如线，引竹木上，叶有砂黄赤色，忌火。

瞿麦利水破血，一名洛阳花

苦寒，降心火，利小肠，逐膀胱邪热，为治淋要药，破血利窍，快痈消肿，明目祛翳，通经堕胎。性利善下，虚者慎用。丹皮为使，恶螵蛸。

萹蓄一名扁竹，通淋

苦平，杀虫疥，利小便。治黄疸热淋，蛔咬腹痛，虫蚀下部。叶细如竹，弱茎蔓引，促节有粉，三月开红花。

车前子行水，泻热，凉血

甘寒，凉血祛热，止血衄，消瘕瘀，明目通淋。子甘寒，清肺肝风热，渗膀胱湿热，利小便而不走气，与茯苓同功，强阴遗精，令人有子。治湿痹五淋，暑湿泻痢，目赤障翳，催生下胎。入滋补，酒蒸，捣饼，焙研；入利水，炒研。

猪苓通行水

苦泄滞，淡利窍，甘助阳，入膀胱、肾经，升而能降，开腠发汗，利便行水，与茯苓同而不补。治伤寒温疫，大热懊㤅烦闷，消渴肿胀，淋浊泻痢，疟疟秋。然耗津液，多服损肾昏目。生枫树下，块如猪屎，故名。

榆白皮滑利窍

甘滑下降，入大小肠、膀胱，行经脉，利诸窍，通二便，渗湿热，滑胎产，下有形之物。治五淋肿满，喘嗽不眠，疗疥癣秃疮，消赤肿妒乳。有赤白二种，去粗皮，取白用。

厥阴经手心包，足肝经

白芍补血，泻肝，敛阴

苦酸微寒，入肝脾血分，为肺肝行经药，泻肝火，安脾肺，固腠理，和血脉，收阴气，敛逆气，散恶血，利小便，缓中止痛，益气除烦，敛汗安胎，补劳退热。治泻痢后重，脾虚腹痛，心痞胁痛，肺胀喘噫，痈肿疝瘕。其收降之体，又能入血海冲脉而至厥阴肝经，治鼻衄目涩，肝血不足，妇人胎产及一切血病。产后勿用。赤芍尤能泻肝火而行血分，酒炒用。妇人血分，醋炒。下痢后重，生用。恶芒硝、石斛，畏鳖甲、小蓟，反藜芦。

酸枣仁补而润，敛汗宁心

甘酸则润，专补肝胆，炒熟酸温而香，亦能醒脾，助阴气，坚筋骨，除烦止渴，敛汗宁心，胆虚不眠，酸痹久泻。炒研用。恶防己。

杜仲_{补腰膝}

甘温能补，微辛能润，色紫入肝经气分，润肝燥，补肝虚，子能令母实，故兼补肾，肝充筋健，肾充则骨强，能使筋骨相续。治腰膝酸痛，阴下湿痒，小便余沥，胎漏胎堕。同续断、山药、枣肉为丸，大补肾气，托胎不堕。酒、蜜、酥、姜、盐，按法各炙炒，断丝用。恶黑参。

肉桂_{平肝补肾}

辛甘大热，气厚纯阳，入肝肾血分，补命门相火之不足，益阳消阴。治痼冷沉寒，能发汗，疏通血脉，宣导百药，祛营卫风寒，表虚自汗，腹中冷痛，咳逆结气。木得桂而枯，故能抑肝风而扶脾土，治目赤肿痛抑风，以热攻热，及脾虚恶食，湿盛泄泻木克土之症，补劳明目，通经堕胎辛热能动血故也。出安南者佳，去粗皮用。去里外皮为桂心，入心。枝为桂枝，入膀胱、手足。得人参、甘草、麦冬良，忌生葱、石脂。

青皮_{泻肝，破气，散积}

辛苦而温，色青气烈，入肝胆气分，疏肝泻肺柴胡疏上焦，青皮疏下焦，破滞削坚，除痰消痞。治肝气郁积，胁痛多怒，久疟结癖入肝散邪，入脾除痰，疟家上品，故清皮饮为君，疝痛乳肿。最能发汗，有汗气虚人禁用。橘之青而未黄者，醋炒用。

桃仁_{破血润燥}

苦甘，厥阴血分药心包、肝，苦以泄血滞，甘以缓肝气而生新血，通大肠血秘，治热入血室，血燥血痞，损伤积血，血痢经闭，咳逆上气，皮肤血热燥痒，蓄血发热如狂。血不足者，禁用。行血，连皮尖，生用。润燥，去皮尖，炒用，碎研。双仁者，有毒，不可食。香附为使。桃花苦平，下宿水，除痰饮，利二便，疗风狂。叶能发散。食生桃，生痈疖。

夏枯草 补阳，散结，消瘿

辛苦微寒，气禀纯阳，补肝血，缓肝火，解内热，散结气。治瘿瘤湿痹，目珠夜痛。冬至生，夏至枯，故名。用茎叶。

荆芥 一名假苏，发表，祛风，理血

辛苦而温，芳香而散，入肝经气分，兼行血分。其性升浮，能发汗，散风湿，清头目咽喉，治伤寒头痛，中风口噤，身强项直，口面㖞邪，目中黑花。其气温散，能助脾消食，通利血脉，治吐衄肠风，崩中血痢，产风血运，瘰疬疮肿。清热散瘀，破结解毒，为风病、血病、疮家圣药。连穗用，治血炒黑用，反鱼、蟹、河豚、驴肉。

天麻 祛风

辛温，入肝经气分，益气强阴，通血脉，强筋力，疏痰气。治诸风眩掉，头旋眼黑，语言不遂，风湿顽痹，小儿惊痫。血液衰少及类中风者忌用。一名定风草，明亮坚实者佳。煨，切片，酒浸焙用。

秦艽 祛风湿

苦燥湿①，辛散风，祛肠胃之热，益肝胆之气，养血荣筋。风药中润剂，散药中补剂。治风寒湿痹，通身挛急，虚劳骨蒸，疸黄酒毒，肠风泻血，口噤牙痛，湿胜风淫之症。利大小便。菖蒲为使，畏牛乳。

豨莶草 祛风湿

苦辛，生寒、熟温，治肝肾风气，四肢麻痹，筋骨冷痛，

---

① 湿：原作"温"，据文义改。

腰膝无力，风湿疮疡。若痹痛由脾肾两虚、阴血不足，不由风湿而得者，忌服。

钩藤钩<small>祛风热，定惊</small>

甘微苦寒，除心热，平肝风。治大人头旋目眩，小儿惊啼瘈疭<small>音炽纵，伸缩不已，搐搦病也</small>，客忤，胎风，发斑，主肝风相火之病，风静火息则诸症自除。纯用钩，功力加倍，久煎则无力。

续断<small>补肝肾，理筋骨</small>

苦温补肾，辛温补肝，能宣通血脉而理筋骨。主伤中，补不足，暖子宫，缩小便，破瘀血。治腰痛胎漏，崩带遗精，肠风血痢，痈痔肿毒。又主金疮折跌，止痛生肌，女科外科需为上剂。川产者良，酒浸用，地黄为使。

益母草<small>一名茺蔚，行瘀血，生新血</small>

辛，微苦寒，入手足厥阴心包、肝。消水行血，祛瘀生新，调经解毒。治血风血运，血痛血淋，胎漏产难，崩中带下，为经产良药，消疔肿乳痈，通大小便。然辛散之药，瞳子散大者，忌服。益母子，调经，益精，明目，行中有补，治心烦头痛，胎产崩带，令人有子。忌铁，微炒用。

泽兰<small>行血消水</small>

苦泄热，甘和血，辛散郁，香舒脾。入脾肝，通九窍，利关节，养血气，长肌肉，破宿血，调月经，消癥瘕，散水肿。<small>防己为使</small>。治产后血沥，腰痛，吐血鼻洪，目痛头风，痈毒，扑损，补而不滞，行而不峻，女科要药。

红花<small>古名蓝花</small>

辛苦甘温，入肝经而破瘀血，活血润燥，消肿止痛。治经闭便难，血运口噤，胎死腹中，痘疮血热，喉痹不通，又能入心经，生新血。少用养血，多则行血，过用能使血行不止而毙。

茜草根为蒨茹，又可染绛，染红帽纬而为新绛

行血，色赤入营卫温行滞，味酸走肝，而咸走血，入心包、肝，能行血止血，消瘀通经。治风痹黄疸，崩运扑损，痔瘘疮疖。血少者忌用。忌铁。

紫草泻血热，滑肠

甘咸气寒，入厥阴血分，凉血活血，利九窍，通二便。治心邪气，水肿五疸，痫癣恶疮及痘疮血热毒盛，二便闭涩。血热毒闭，血凉毒出，痘疮血热要药。泻者忌用。去头须，酒洗。小儿脾虚者，用茸。

凌霄花一名紫葳，泻血热

甘酸而寒，入厥阴血分，能祛血中伏火，破血祛瘀。主乳余疾，崩带癥瘕，肠结血闭，淋闭风痒，血热生风之症。女科多用，孕妇忌之。

蒲黄生，滑，行血；炒，涩，止血

甘平，厥阴血分药。生，行血消瘀，通经脉，利小便，祛心、肠、膀胱寒热同五灵脂，治心腹血气痛，名失笑散，疗扑打损伤，疮疖诸肿。炒黑，性涩，止一切血，崩带泄精。

莪术破血，行气，消积

辛苦气温，入肝经血分，破气中之血，消瘀通经，开胃化食，解毒止痛。治心腹诸痛，冷气吐酸，奔豚疝癖。虽为泄剂，亦能益气。

荆三棱行气，破血，消积

苦平，色白入金，入肝经血分，破血中之气，兼入脾经，散一切血瘀气结，疮破食停，老块坚积，消肿止痛，通乳堕胎，功近香附而力峻。虚者慎用。醋浸炒，或裹煨用。

青黛泻肝，散郁火

咸寒，色青泻肝，散五脏郁火，解中下焦蓄蕴风热。治伤

寒发斑，吐咯痢血，小儿惊痫，痱热丹热，敷痛疮、蛇犬毒。

谷精草明目

辛温轻浮，上行阳明胃，兼入厥阴肝，明目退翳之功在菊花之上，亦治喉痹齿痛，阳明风热。小儿雀盲，用羖羊肝一具，不洗，竹刀割开，入谷精，煮熟食之，可效。

青葙子一名草决明，泻肝明目

味苦微寒，入厥阴，祛风热，镇肝明目。治青盲障翳，虫疥恶疮。瞳子散大者，忌服。

决明子泻肝明目

甘苦咸平，入肝经，除风热。治一切目疾，故有决明之名。又曰益肾精，状如马蹄，俗为马蹄决明。捣碎煎，恶火麻仁。

女贞子平补肝肾

甘苦而平，益肝肾，安五脏，强腰膝，明耳目，乌髭须，补风虚。冬至采，酒蒸用。

槐实泻风寒，凉大肠

苦寒纯阴，入肝经气分，疏风热，润肝燥，凉大肠。治烦闷风眩，痔血肠风，为要药。阴疮湿痒，明目止泪，固齿乌髭。十月上巳采，渍牛胆中阴干，百日后吞之，明目补脑，乌发须，肠风痔血尤宜服之。去单子及五子者，捣碎乳蒸。

槐花苦凉，入肝、大肠血分，凉血，治略同槐实，陈者良。

苦楝子一名金铃子，利湿热，治疝杀虫

苦寒，有小毒，入肝，能舒筋，导小肠、膀胱之热，引心包相火下行，通利小便，为疝气要药。亦治伤寒热狂，热厥腹痛心痛，杀三虫，疗疡疥。脾胃虚寒者，忌之。川产者良，酒蒸，去皮核用，茴香为使。

秦皮涩而补，明目

苦寒，色青性涩，补肝胆而益肾。以能平木，故治目疾惊

痢；以其收涩而寒，故治崩带下痢；以其涩而补下焦，故能益精有子。出西土，皮有白点，渍水碧色，书纸不脱者真。大戟为使，恶吴萸。

密蒙花 润①肝明目

甘而微寒，入肝经气血，润肝燥。治目中赤脉，青盲肤翳，赤肿眵泪眵音鸥，小儿疳气攻眼。产蜀中，叶冬不凋，其花繁密蒙茸。酒浸蜜拌，蒸晒三次用。

芦荟 泻热杀虫

大苦大寒，功专清热杀虫，凉肝明目，镇心除烦。治小儿惊痫，五疳传疰。吹鼻，杀脑疳，除鼻痒。小儿脾胃虚寒成泻者，勿服。出波斯国，木脂也，味苦色绿者真。

韭 和血消瘀

辛温微酸，肝之菜也，入血分而行气，归心益胃，助肾补阳，除胃热，充肺气，散瘀血，逐停痰。治吐衄损伤，一切血病，噎膈反胃。五汁饮用韭汁、姜、藕、梨、牛乳汁合服。解药食毒、狂犬蛇虫毒。多食昏神，忌蜜、牛肉。

韭子，辛甘而温，补肝肾，助命门，暖腰膝。治筋痿遗尿，泄精溺白，白带白淫。同龙骨、桑螵蛸炒研用。烧烟薰牙虫。

代赭石 重镇虚逆，养阴血

苦寒，养血气，平血热，入肝与心包，专治二经血分之病，吐衄崩带，胎动产难，小儿慢惊，金疮长肉。仲景治噫气用代赭旋覆汤，取其重镇养阴，今人用治噎膈甚效。煅红，醋淬，水飞用。干姜为使，畏雄、附。

五灵脂 行血止痛

甘温纯阴，气味俱厚，入肝经血分，通利血脉，散血和血，

---

① 润：原作"洒"，据《本草备要》卷二改。

血闭能通生用，经多能止炒用。治血痹血积，血眼血痢，肠风崩中，一切血病，心腹血气，一切诸痛。又能除风化痰，杀虫消积，治惊疳疟疝，蛇蝎蜈蚣伤。血虚无瘀者，忌用。蛇虫等伤，用五灵脂一两、雄黄五钱，酒调服，滓敷患处，立效。肝虚血滞，亦自生风，五灵脂能通任冲脉，脉盛无患且易有子。寒号虫屎也。黑色，溏心，润泽者真。研末，酒飞去，炒用。恶人参。

夜明砂一名天鼠矢，散血明目

辛寒，肝经血分药，活血消积。治目盲障翳，疟魃①音奇惊疳，血气腹痛。同鳖甲烧烟，辟蚊。蝙蝠矢也。食蚊，砂皆蚊眼，故治目疾。淘净，焙用。恶白薇、白蔹。

花乳石即花蕊石，止血

酸涩气平，专入肝经血分，能化瘀血成水，止金疮出血，下死胞衣。煅研，水飞用。

紫石英重镇心，润补肝

甘平，性温而补，重以去怯②，湿以去枯，入心肝血分，故心神不安，肝血不足，女子血海虚寒不孕者宜之。冲为血海，任主胎胞，紫石英辛温走二经，散风寒，镇下焦，为暖子宫之要药。色淡紫，莹彻五棱，火煅，醋淬七次，研末，水飞用。畏附子，恶黄连。

白石英，入肺、大肠气分，实大肠，治肺痿吐脓，但系石类，只得暂用。五色石英各入五脏。

阿胶平补而润

甘平，清肺养肝，滋肾益气，和血补阴，除风化痰，润燥定喘，利大小肠。治虚劳咳嗽，肺痿吐脓，吐血衄血，血淋血

---

① 疟魃（nüè jì 疟纪）：即疟疾。
② 怯：原作"祛"，据《本草备要》卷五改。

痔，肠风下痢，腰酸骨痛，血痛血枯，经水不调，崩带胎动，痈疽肿毒及一切风病。泻者忌用。用黑驴皮、阿井水煎成。阿井乃济水伏流，其性趋下沉伏。以黑光、绿色、夏月不软者真。蛤粉炒，祛痰；蒲黄炒，止血。酒、童便和用，得火良。山药为使，畏大黄。

黄明胶，即牛皮胶，甘平，功与阿胶相近。同葱白煮服，通大便。二胶可通用，补虚用黄明胶，入脾经；祛风用阿胶，入肝经。若制作不精者，不堪用。

羚羊角 泻心肝火

苦咸微寒，羊属火而羚羊属木，入肝、肺、心经。目为肝窍，此能清肝，故明目祛翳。肝主风，其合筋，此能祛风舒筋，故治惊痫、骨痛筋挛。肝藏魂，心主神明，此能泻心肝邪热，故治狂越僻谬，梦魇惊骇。肝主血，此能散血，故治瘀滞恶血，血痢肿毒。相火寄于肝胆，在志为怒，此能下气降火，故治伤寒伏热，烦满气逆，食噎不通。羚之性灵，而精在角，故又辟邪而解诸毒。痘科清肝火为要药。出西地，似羊而角有节，能碎金石。一角者胜。剉研或磨用。

熊胆 明目

苦寒，凉心平肝，明目杀虫。治惊痫五痔，通明者佳。性甚辟尘，扑尘水上，投胆少许，则豁然而开。象胆与熊胆同功。

海螵蛸 一名乌贼骨，通经络

咸走血，温和血，入肝肾血分，通血脉，祛寒湿。治血枯血瘕，血崩血闭，腹痛环脐，阴蚀肿痛烧末酒服，疟痢疳虫，目翳泪出，聤耳出脓为末，加麝少许掺入，厥阴、少阴肝肾经病。即墨鱼骨，炙黄用。恶附子、白及、白蔹，能淡盐。

鳖甲 滋阴

咸平属阴，色青入肝，治劳瘦骨蒸，往来寒热，温疟疟母为治疟要药，腰痛胁痛，血瘕痔核，经阻产难，肠痈疮肿，惊痫斑痘，厥阴血分之病。色青、九肋、重七两者为上。醋炙。治劳，童便炙。恶矾石，忌苋菜、鸡子。<small>鳖胆味辣，可代椒解腥。</small>

牡蛎<small>涩肠，补水，软坚</small>

咸以软坚化痰，消瘰疬结核，老血瘕疝。以收脱，治遗精崩带，止嗽敛汗，固大小肠。清热补水，治虚劳烦热，温疟赤痢。利湿止渴，为肝肾血分之要药。盐水煮，煅粉用。贝母为使，恶麻黄、辛夷、茱萸，得甘草、牛膝、远志、蛇床子良。蛤粉与牡蛎同功。肉咸冷，止渴，解酒，除烦，利小便。

石决明<small>泻风热，明目</small>

咸平，除肝风肺热，除青盲内障，水飞点目外障。治骨蒸劳热，通五淋，解酒酸。为末，投热酒中，即解。如蚌而扁，惟一片，无对，九孔者良。盐水煮，煅粉，水飞用。恶旋覆。

桑螵蛸<small>补肾</small>

甘咸，入肝肾命门，益精气而固肾。治虚损阴痿，梦遗白浊，血崩腰痛，伤中疝瘕，通五淋，缩小便。炙饲小儿，止夜尿。螳螂卵也，桑树产，炙黄用。畏旋覆花。

螳螂，治惊风、腹胀、便闭、下痢、脱肛、疮疽、虫痔。

通行经络

草　部

黄芪<small>补气固表，泻火</small>

甘温，生用固表，无汗能发，有汗能止，温分肉，实腠理，泻阴火，解肌热；炙用补中，益元气，温三焦，壮脾胃，生血生肌，排脓，内托疮痈要药。痘症不起，阳虚无热者宜之。为补药之长，故名芪。皮黄肉白，坚实者良。茯苓为使，恶龟甲、白鲜皮，畏防风。得防风，其功益大。

甘草能表能里，可升可降

味甘，生用气平，补脾胃不足而泻心火；炙用气温，补三焦元气而散表寒。入和剂则补益，入汗剂则解肌，入凉剂则泻邪寒，入峻剂则缓正气，入润剂则养阴血。能和诸药，使之不争，生肌止痛，通行十二经，解百药毒，故有国老之称。中满症忌之。用梢达茎。白术、苦参、干漆为使，恶远志，反大戟、芫花、甘遂、海藻。亦有并用者。

半夏燥湿痰，润肾燥，宣通阴阳

辛温有毒，体滑性燥，能走能散，能润能燥，和胃健脾，补肝润肾，除湿化痰，发表开郁，下逆气，止烦呕，发音声，利水道，救暴卒。治咳逆头眩，痰厥头痛，眉棱骨痛，咽喉胸胀，伤寒寒热，痰疟不眠，反胃吐食，散痞除瘿，消肿止汗。孕妇忌之，陈久者良。法制切片，生姜汁拌。柴胡、射干为使，畏生姜、秦皮、龟甲、雄黄，忌羊血、海藻、饴糖，恶皂荚，反乌头。如法造曲良。

天南星燥湿，宜祛风痰

味辛而苦，能治风散血；气温而燥，能胜湿除痰；性急而毒，能攻积拔肿。补肝风虚，为肝、脾、肺三经之药。治惊痫风眩，身强口噤，喉痹舌疮，结核癥瘕，痈毒疥癣，蛇虫咬毒，破结下气，利水堕胎。性更烈于半夏。阴虚痰燥禁用。制熟用。造曲与半夏同入牛胆，风干为胆星，年久九转者良。畏附子、干姜、防风。

天花粉泻火润燥，治热痰

酸能生津，甘不伤胃，微苦微寒，降火润燥，滑痰解渴，生肌排脓，消肿行水，通经，止小便利。治热狂时疾，胃热疸黄，口燥唇干，肿毒发背，乳痈疮痔。脾胃虚寒者禁用。大宜虚热。即瓜蒌根，畏牛膝、干漆，恶干姜，反乌头。

海藻泻热软坚，痰消瘿瘤

咸润下而软坚，寒行水以泄热，故消瘿瘤、结核、阴㿗之坚聚，痰饮、脚气、水肿之湿热。消宿食，治五膈。反甘草。

海带功同海藻

下水消瘿，似海藻而粗，柔韧而长，作海菜食。

昆布功同海藻

而少滑性雄，治水胎瘿瘤，阴㿗膈噎。

连翘轻，宜散结，泻火

微寒，升浮似心，苦入心包气分而泻火，兼除三焦、胆、大肠气分湿热，散诸经血凝气聚，利水通经，杀虫止痛，消肿排脓，为十二经疮家圣药。叶案云：连翘出众草之上。

紫苏宜发表，散风寒

味辛入气分，香温散寒。色紫入血分，通心利肺，开胃益脾，发汗解肌，和血下气，宽中消痰，祛风定喘，止痛安胎，利大小肠，解鱼蟹毒。多服泄气。气香者良。宜橘皮，忌鲤鱼。

苏子与叶同功，润心肺，尤能下气，定喘止嗽，消痰利膈，宽肠温中，开郁。梗下气稍缓，虚者宜之。

薄荷轻，宜散风热

辛能散，凉能清，升浮能发汗、搜肝风而抑肺盛，消散风热，清利头目。治头痛头风，中风失音，痰嗽口气，语涩舌苔，眼耳咽喉口齿诸病，皮肤瘾疹，瘰疬疮疥，惊热骨蒸，破血止痢。虚人不宜多服。苏产，气芳者良。

鸡苏轻，宜散热理血。一名苏，一名龙脑薄荷

辛而微温，清肺下气，理血辟恶而消谷。治头风目眩，肺痿血痢，吐衄崩淋，喉腥口臭，邪热诸病。方茎中虚，似苏叶

而长，密齿而皱，气甚辛烈。

木贼<small>轻，发汗，退目翳</small>

温微甘苦，中空轻扬，与麻黄同形，性亦能发汗解肌，升散火郁风湿。入足厥阴、少阳血分，益肝胆。治目疾，退翳膜及疝痛脱肛，肠风痔瘘，赤痢崩中，诸血病。

苍耳子<small>轻，发汗，散风湿。一名菜草，即诗卷耳</small>

甘苦性温，善发汗，散风湿，上通脑顶，下行足膝，外达皮肤。治头痛目暗，齿痛鼻渊，肢挛痛痹，瘰疬疮疥，遍身瘙痒。去刺，酒拌蒸，忌猪肉。<small>能溃疮，攻出头。</small>

威灵仙<small>宣，行气祛风</small>

辛泄气，咸泄水，气温属木，其性走，能宣疏五脏，行十二经络。治中风头风，痛风顽痹，癥瘕积聚，痰水宿脓，黄疸浮肿，大小肠秘，风湿痰气，一切冷痛。性急快利，积疴不痊者服之有捷功。然疏泄真气，弱者慎用。和砂仁、砂糖、醋煎，治诸骨哽。

茵芋<small>宣，祛风湿</small>

辛苦微温，有小毒。治风湿拘挛痹痛。茎赤，叶如石榴而短厚。茎叶炙用。煎汤热含，治牙虫，不入汤食。又名莽草。

当归<small>补血润燥滑肠</small>

甘温和血，辛温散内寒，苦温助心散寒。入心、肝、脾，为血中气药。治虚劳寒热，咳逆上气，温疟澼痢，头痛，心腹诸痛，风痉无汗，痿痹癥瘕，痈疽疮疡，冲脉为病，气逆里急，带脉为病，腹痛腰溶之如坐水中及妇人诸不足，一切血症，阴虚而阳无所附者。润肠胃，泽皮肤，养血生肌，排脓止痛。然滑大肠，泻者忌用。使气血各有归，故名。秦产者良。酒制，畏菖蒲、海藻、生姜，恶湿面。

白薇泻血热

苦咸而寒，阳明冲任之药，利阴气，下水气。主中风身热，支满忽忽不知人，血厥热淋，温疟寒热，酸痛，妇人伤中淋露，产虚烦呕。似牛膝，短小，柔软。去须，酒洗用。恶大黄、大戟、山萸、姜、枣。

艾叶宣理气血，燥逐寒湿

苦辛，生温、熟热，纯阳之性，能回垂绝之元阳。通十二经，走三阴，理气血，逐寒湿，暖子宫，止诸血，温中开郁，调经安胎。治吐衄崩带，腹痛冷痢，霍乱转筋，杀蛔治癣。以之灸火，能透诸经而治百病。血热为病者，禁用散灸。妇科丸散，煎服宜鲜，香附为使。

延胡索活血利气

辛苦而温，入肺、脾、心包、肝经，能行血中气滞，气中血滞，通小便，除风痹。治气凝血结，周身上下，内外诸痛，癥癖崩淋，月候不调，产后血晕，暴血上冲，折伤积血，疝气危急，为活血利气第一要药。然辛温走而不守，通经堕胎。血热气虚禁用。酒炒行血，醋炒止血，生用破血，炒用调血。叶案云：能通摄周身，活血利气，止痛要药。

大小蓟泻热凉血

甘温，能破血下气，行而带补。治吐衄肠痈，女子赤白沃，安胎。小蓟力微，能破瘀生新，葆精养血，退热补虚，不能如大蓟之消痈肿。丹溪以小蓟治下焦结热血淋，大蓟治冷气入阴囊肿痛。煎服立效。两蓟相似，皆用根。

三七亦名山漆，散瘀定痛

甘苦微温，散血定痛。治吐血衄血，血痢血崩，目赤痈肿，为金疮杖疮要药。

地榆_{涩，止血}

苦酸微寒，性沉而涩，入下焦，除血热。治吐衄崩中，肠风血痢。取上截炒黑，用梢反行血。得发良，恶麦冬。似柳根，外黑里红。

卷柏_{生破血，炙止血}

生用辛平，破血通经，治癥瘕淋结。炙用辛温止血，治肠风脱肛。生石上，拳挛如鸡足，俗名万年松。盐水煮半日，焙用。

白茅根_{泻火补中，止血止哕}

甘寒，入心、脾、胃，补中益气，除伏热，消瘀血，利小便，解酒毒。治吐衄诸血，血闭寒热，淋沥崩中，伤寒哕逆，肺热喘急，内热烦渴，黄疸水肿。茅针能溃痈疖，酒服，一针溃一孔，多服多孔。

苎根_{泻热散瘀}

甘寒而滑，补阴破瘀，解热润燥。治天行热疾，大渴大狂，胎动下血，诸淋血淋。捣贴热毒、赤游、丹毒、痈疽、发背、金疮折伤、鸡骨鱼哽，汁能化血为水。苎皮与产妇作枕，止血晕；安腹上，止产后腹痛。苎汁疗消渴。

芭蕉根_{泻热}

味甘大寒。治天行热狂，烦闷消渴，产后血胀，捣汁服。涂痈肿结热，为末，油调敷。

大黄_{大泻血分实热，下有形积滞}

大苦大寒，入脾、胃、大肠、心包、肝经血分，其性浮而不滑，其用走而不守。若酒浸，亦能引至至高之分。荡涤肠胃，下燥结而除瘀热。治伤寒时疾，发热谵语，温热瘴疟，下痢赤白，腹痛里急，黄疸水肿，癥瘕积聚，留饮宿食，心腹痞满，二便不通，吐血衄血，血闭血枯，损伤积血，一切实热，血中伏火，行水除痰，蚀脓消肿，能推陈致新。然伤元气而耗阴血，若病在气分，胃虚血弱人禁用。川产，锦纹者良。酒浸蒸熟力稍缓，生用更峻。黄芩为使。

黄芩 泻火除湿

苦入心，寒胜热，泻中焦实火，除脾家湿热。治澼痢腹痛，往来寒热，邪在少阳，黄疸五淋，血闭气逆，痈疽疮疡及诸失血。消痰利水，解渴安胎，养阴退阳，补膀胱水。酒炒则上行，泻肺火，利胸中气，治上焦之风热湿热，火嗽喉腥，目赤肿痛。过服损胃，血虚、阳虚、寒中者禁用。中虚名枯芩，泻肺火；内实名条芩，泻大肠。上行，酒炒；泻肝胆火，猪胆汁炒。山茰、龙骨为使，畏丹皮、丹砂。

大戟 通泻脏腑水湿

苦寒有毒，能泻脏腑水湿，行血发汗，利大小便。治十二水，腹满急痛，积聚癥瘕，颈腋痈肿，风毒脚肿，通经堕胎。误服损真气。杭产紫者为上，北产白者伤人。浆水煮，去骨用。得大枣则不损脾，畏菖蒲，反甘草。

商陆 通行水

苦寒有毒，沉阴下行，与大戟、甘遂同功，疗水肿胀满，瘕疝痈肿，喉痹不通 切片醋炒，涂喉中，即通，湿热之病，泻蛊毒，敷恶疮，堕胎孕，令人见鬼神。取花白者用，根赤者伤人，只堪贴剂。入麝香三分，捣贴，小便利则肿消。黑豆汤浸，蒸用。得蒜良。

芫花 通行水

苦温有毒，祛水饮痰澼，疗五水在五脏皮肤，胀满喘急，痛引胸胁，咳嗽瘴疟。陈久者良。醋煮过，水浸曝用。根疗疥，可毒鱼。反甘草。取叶擦皮肤，辄作赤肿。

莞花 通行水

辛散结，苦泄热，行水捷药，主治同芫花。

泽漆 通行水

辛苦微寒，消痰退热，止嗽杀虫，利大小肠。治大腹水肿，益丈夫阴气。形类猫眼，一名猫眼草，茎中有白汁黏人。似大戟苗。

常山 吐痰截疟，通行水

辛苦而寒，有毒，能引吐、行水，祛老痰积饮，专治诸疟。然悍暴能损真气，弱者慎用。得甘草则吐痰，痰疟服之每见奇功。酒浸透，炒，但用少许。李士材治疟捷效之良药。鸡骨者良。瓜蒌为使，忌葱、茗。茎叶名蜀漆，功用略同，轻发上焦邪结。甘草水拌蒸，炒黑用。

藜芦 引吐

辛寒至苦，有毒，入口即吐，善通顶，令人嚏，风痫症多用之。取根，去头用。黄连为使，反细辛、芍药、诸参，恶大黄，畏葱白。吐者，服葱汤即止。

木通 古名通草，轻通行水，泻小肠火

甘淡轻虚，上通心包，降心火，清肺热，化津液；下通大小肠、膀胱，导引湿热由小便出，通利九窍、血脉、关节。治胸中烦热，遍身拘痛通则不痛，大渴引饮，淋沥不通，水肿浮大，耳聋目眩，口燥舌干，喉痹咽痛，鼻齆失音，脾疸好眠。除烦退热，止痛排脓，破血催生，行经下乳。汗多者禁用。汗多不宜再通，故禁。

通草 轻通，利水，退热

色白气寒，体轻味淡，功用与木通略同。

天仙藤活血消肿

苦温，疏气活血，治风劳腹痛，妊娠水肿，专治子肿。叶似葛，圆而小，有白毛，根有须，四时不凋。一云，即青木香藤。

香薷宣通利湿

辛散皮肤之蒸热，温解心腹之凝结，属金水而主肺，为清暑之主药，肺气清则小便行而热降。治呕逆水肿，脚气口气。单服治霍乱转筋。性温热，能发汗，中暑为阴，宜服之。中热为阳，若误服，大害。并宜冷饮服，热令人泻。

附子大燥回阳，补肾命火，逐风寒湿

辛甘有毒，大热纯阳，其性浮而不沉，其用走而不守，通行十二经，无所不至。能引补气药以复散失之元阳，引补血药以滋不足之真阴，引发散药开腠理以逐在表之风寒，引温暖药达下焦以祛在里之寒湿。治三阴伤寒、中寒、中风，气厥痰厥，脾泄冷痢，寒泻霍乱，拘挛风痹，癥瘕积聚，督脉为病，脊强而厥，小儿慢惊，痘疮灰白，痈疽不敛，一切沉寒痼冷之症。助阳退阴，杀邪辟鬼，通经堕胎。母为乌头，附生者为附子，连生者为侧子，细长者为天雄，两歧者为乌啄，五物同出异名。

附子，皮黑体圆，底平八角，重一两以上者良。生用发散，熟用峻补，畏人参、黄芪、甘草、防风、犀角、绿豆、童便，反贝母、半夏、瓜蒌、白及、白蔹。中其毒者，黄连、犀角、甘草煎汤解之。黄土水亦可解。

乌头功同附子，而稍缓。附子性重峻，温脾逐寒。乌头性轻疏，温脾逐风。寒疾宜附子，风疾宜乌头。附尖吐风痰，治癫痫，取其锋锐直达病所。

天雄补下焦命门阳虚，治风寒湿痹，为风家主药，发汗，又能止阴汗。

侧子散侧旁生，宜于发散四肢，充达皮毛，治手足风湿诸痹。

草乌头<small>大燥，开顽痰</small>

辛苦大热，搜风胜湿，开顽痰，治顽疮，以毒攻毒，颇胜川乌。然至毒，无所酿制，不可轻投。野生状类川乌，亦名乌啄，姜汁炒，或豆腐煮用。熬膏名射罔，敷箭射兽，见血立死。

香附<small>一名莎草根，调气开郁</small>

性平气香，味辛能散，微苦能降，微甘能和，乃血中气药，通行十二经八脉气分，主一切气。利三焦，解六郁，止诸痛，月候不调，胎产百病。去毛，用生则上行，熟则走下。盐水、童便、姜汁、酒、醋浸炒，各随其性，能走各经。然性缓，必藉他药而为引导，故治百病。

木香<small>行气</small>

辛苦而温，三焦气分之药，能升降诸气，泄肺气，疏肝气，和脾气。治一切气痛，九种心痛，呕逆反胃，霍乱泻痢，后重癃闭，痰壅气结，疝癖癥块，肿毒蛊毒，冲脉为病，气逆里急，杀鬼物，御瘴雾，祛腋臭，实大肠，消食，安胎。过服泄真气。形如枯骨，味苦粘舌者良。畏火。青木香、广木香、上木香，皆其名别。

甘松香<small>理气醒脾</small>

甘温芳香，理诸气，开脾郁，治腹卒满痛，风疳齿䘌，脚膝气浮，煎汤淋洗。叶如柔，根极繁密，用根。

山柰<small>温中辟恶</small>

辛温，暖中辟恶。治心腹冷痛，寒湿霍乱，风虫牙痛。生广中，根叶如姜。

杜牛膝<small>泻热吐痰，破血解毒，一名天名精，一名地松</small>

甘寒微毒，能破血止血，吐痰除热，解毒杀虫。治乳蛾喉痹，砂淋血淋，小儿牙关紧闭，急慢惊风。服汁吐疟痰，嫩汁止牙痛。捣之，敷蛇虫螫毒。煎汤洗痔。牛膝、地黄为使。

鹤虱杀虫

苦辛，有小毒，杀五脏虫，治蛔齿腹痛。即杜牛膝子，炒熟则香。

牛蒡子泻热解毒，一名鼠黏子，一名恶实

辛平，润肺解热，散结除风，利咽膈，理痰嗽，消斑疹，利二便，行十二经，散诸肿疮疡之毒，利腰膝凝滞之气，性冷而滑利。痘症、虚寒、泄泻者，忌服。

漏芦泻热解毒

咸软坚，苦下泄，寒胜热，入胃、大肠，通肺、小肠，散热解毒，通经下乳，排脓止血，生肌杀虫。治遗精尿血，痈疽发背。预解时行痘疹毒，甘草拌蒸，连翘为使。

贯众泻热解毒

味苦微寒，有毒而能解邪热之毒。治崩中带下，产后血气胀痛，破癥瘕，发斑痘，化骨哽，能软坚，杀三虫。汁能制三黄，化五金，伏钟乳、结砂、制汞，解毒软坚。浸水缸中能辟时疫。

射干泻火解毒，散血消痰

苦寒有毒，能泻实火，火降则血散，肿消而痰结自解，故能消心脾老血，行肺脾肝之积痰，治喉痹咽痛为要药。消结核、瘰疬、便毒、疟母，通经闭，利大肠，镇肝明目。泔水浸，竹叶煮半日用。

王不留行通行血

甘苦而平，其性行而不住，能走血分，通血脉，止血定痛，通经利便，下乳催生。治金疮痔疮，出竹木刺。孕妇忌之。

冬葵子 滑肠利窍

甘寒淡滑，润燥利窍，通营卫，滋气脉，行津液，利二便，消水肿，通关格，下乳滑胎，治血淋。

白鲜皮 祛风湿

气寒善行，味苦性燥，除湿热，入脾胃，兼入膀胱、小肠。行水道，通关节，利九窍，为诸黄、风痹之要药，兼治风疮疥癣，女子阴中肿痛。恶桑螵蛸、桔梗、茯苓、萆薢。

白蔹 泻火散结

苦能泄，辛能散，甘能缓，寒能除热，杀火毒，散结气，生肌止痛。治痈疽疮肿为上，疱疮金疮，扑损敛疮，方多用之。

马鞭草 破血，消①胀，杀虫

苦微寒，破血通经，杀虫消胀。治气血癥瘕，痈疮阴肿。类似车前，方茎，叶似益母，对生②。

木 部

松节 燥湿祛风

松之骨也，坚劲不凋，故取其苦温之性以治骨节之风湿。杵碎，浸酒良。松毛酿酒，亦治风痹脚气，祛风祛湿，化毒杀虫，生肌止痛。

侧柏叶 补阴凉血

苦涩微寒，养阴滋肺而燥土，最清血分，为补阴要药。止吐衄崩淋，肠风，尿血，痢血，一切血症。祛冷风湿痹，历节风痛。涂汤火伤，生肌杀虫。汁乌髭发。桂、牡蛎为使，恶菊花。宜酒，故元旦饮③酒以辟邪。

---

① 消：原作"热"，据《本草备要》卷一改。
② 生：原作"之"，据《本草备要》卷一改。
③ 饮：原作"余"，据《本草备要》卷二改。

楮实平补助阳

甘寒，助阳气，起阴痿虚劳，壮筋骨明目，充饥。收子，浸去浮者，酒蒸用。皮善行水，治水肿气满。

桑寄生补筋骨，散风湿

苦坚肾，助筋骨而固齿长发；甘益血，主崩漏而下乳安胎。外散疮疡，追风湿。

枳实　枳壳破气行痰

苦酸微寒，其功皆能行气，气行则痰行喘止，痞胀消。治胸痹结胸，食积五膈，痰癖癥结，呕逆咳嗽，水肿胁胀，泻痢淋闭，痔肿肠风，除风祛痹，开胃健脾。枳实利胸膈，枳壳宽肠胃。实力猛，壳力缓。孕妇及气虚人忌用。陈者良，麸炒用。

槟榔泻气行水，破胀攻坚

苦温破滞，辛温散邪，泻胸中至高之气，使之下行。性如铁石，能坠诸药至于下极，攻坚祛胀，消食行痰，下水除风，杀虫醒酒。治痰癖癥结，瘴疠疟痢，水肿脚气，大小便气秘，里急后重。过服损真气。

大腹皮下气行水

辛泄肺，温和脾，下气行水，通大小肠。治水肿脚气，痞胀痰膈，瘴疟霍乱。气虚者忌用。

五加皮祛风湿，壮筋骨

辛顺气而化痰，苦坚骨而益精，温祛风而胜风，逐肌肤之瘀血，疗筋骨之拘挛。治五缓虚羸，阴痿囊湿，女子阴痒，小儿脚弱，明目愈疮。酿酒尤良。芬香，五叶者佳。远志为使，恶玄参。

椿樗白皮涩肠燥湿

苦燥湿，寒胜热，涩收敛，入血分而涩血，祛肺胃之陈痰。

治湿热为病，泄泻久痢，崩带肠风，滑遗便数，有断下之功。祛疳䘌，樗皮尤良。香者为椿，臭者为樗，主治略同。东引者良。去粗皮，醋炙，或蜜炙用。忌肉、面。

海桐皮祛风湿

苦温入血分，祛风祛湿杀虫，能行经络达病所。治风蠡顽痹，腰膝疼痛，疳䘌疥癣，目赤牙虫。

芙蓉花凉血解毒

辛平，性滑，涩黏。清肺凉血散热，止痛消肿排脓。治一切痈疽肿毒有殊功，捣涂。

木槿泻热

苦凉，活血润燥，治肠风泻血血痢，热渴作饮，服令人得睡。川产者。治癣疮，用根皮肥皂水浸，磨雄黄尤妙。

杉木散肿胀

辛温，祛恶气，散风毒。治脚气肿满，心腹胀痛。洗毒疮。

水杨柳行气血

苦平。痘疮顶陷，浆滞不起者，用枝煎汤浴之。又治黄疸。

皂角通窍搜风

辛咸性燥，气浮而散，入肺、大肠经，金胜木燥，入肝搜风泄热，吹之导之则通上下关窍而涌吐痰涎，搐鼻立作喷嚏。治中风口噤，胸痹喉痹，服之则散湿祛垢，消痰破坚，杀虫下胎，风湿风癞。柏实为使，恶麦冬，畏人参、苦参。肥皂荚，除风湿，祛垢腻，疗无名肿毒，有奇功。

皂刺

辛温，搜风杀虫，功同皂角，但其锐锋，能直达患处，溃散痈疽。治痈肿妬乳，风疠恶疮，胎衣不下。痈疽已溃者，禁用。孕妇忌之。皂子通大便燥结，煅存性用。

茶泻热，清神，消食

苦甘微寒，下气消食，祛痰热，除烦渴，清头目，醒昏睡，解酒食、油腻、烧炙之毒，利大小便，多饮消脂寒胃。酒后多饮茶，引入膀胱，患瘕疝水肿。味极苦者，为苦丁茶。叶案用之，专清上焦。猫儿刺叶造成者，即泽漆茶。

川椒散寒湿，燥补火

辛热纯阳，入肺发汗散寒，治风寒咳嗽；入脾暖胃燥湿，消食除胀，治心腹冷痛，吐泻澼痢，痰饮水肿；入右肾命门补火，治肾气上逆，阳衰溲数，阴汗泄精。坚齿明目，破血通经，除癥安蛔，蛔见椒则伏，杀鬼疰虫鱼毒。肺胃有热者忌之。杏仁为使，畏款冬、防风、附子、雄黄、麻仁、凉水。椒乃玉衡星之精，辟疫伏邪，故岁旦饮椒柏酒。子名椒目，苦辛专行水道，能治水蛊，除胀定喘及肾虚耳鸣。

苏木行血解表

甘咸辛凉，入三阴血分，行血祛瘀，发散表里风气，治产后血晕，胀满欲死，血痛血瘕，经闭气壅，痈肿扑伤，排脓止痛。多破血，少和血。

沉香调气补阳

辛苦性温，诸木皆浮而沉香独沉，故能下气而坠痰涎，能降能升，气香入脾，理气调中，色黑入右肾命门，暖精壮阳，行气不伤气，温中不助火。治心腹疼痛，噤口毒痢，癥瘕邪恶，冷风麻痹，气痢气淋。色黑沉水者良。

檀香理气

辛温，调脾肺，利胸膈，祛邪恶，能引胃气上升进饮食，为理气要药。紫檀和血，咸寒，血分之药，和荣气，消肿毒，敷金疮，止血定痛。

降真香辟恶，止血，生肌

焚之能降诸真，辛温辟恶气怪异，疗伤折金疮，止血定痛，消肿生肌。紫金藤，即降真香之佳者也，尤能止血、定痛、明目。

丁香暖胃补肾

辛温纯阳，泄肺温胃，大能疗肾，壮阳事，暖阴户。治胃冷壅胀，呕哕呃忒，疝癖奔豚，腹痛口臭，脑疳齿䘌。有雌雄二种，雌即鸡舌香，力大。畏郁金，忌火。

乳香一名薰陆香，活血伸筋

香窜入心，苦温补肾，辛通十二经，能祛风伸筋，活血调气，托里护心，生肌止痛。治心腹诸痛，口噤耳聋，痈疽疮肿，产后折伤，亦治癫狂。

没药散瘀定痛

苦平，入十二经，散结气，通滞血，消肿定痛生肌，补心胆虚、肝血不足。治金疮杖疮，恶疮痔漏，翳晕目赤，产后血气痛，破癥堕胎。色赤类琥珀者良。

冰片一名龙脑香，通窍散火

辛温香窜，善走能散，先入肺①，传于心脾而透骨，通诸窍，散郁火。治惊痫痰迷，目赤肤翳，耳聋鼻瘜，喉痹舌出，骨痛齿痛，痘陷产难，三虫五痔。以白如冰，作梅花片者良。

樟脑通窍除湿

辛热，能于水中发火，通②关利滞，除湿杀虫。置鞋中，祛脚气。薰衣箪，辟蛀虫。

---

① 肺：原作"脯"，据《本草备要》卷二改。
② 通：原作"能"，据《本草备要》卷二改。

苏合香祛恶

甘温走窜，通窍开郁，辟一切不正之气，杀鬼精。出诸番，合众香之汁煎成，以箸挑起，悬丝不断者真。

血竭和血敛疮

甘咸，色赤入血分，补心包、肝血不足，专除血痛，散瘀生新，为和血之圣药。治内伤血聚，金疮折跌，疮口不合，止痛生肌。性急不可多用。引脓。色赤染透指甲者真。

芜荑散风湿，消积杀虫

辛散满，苦杀虫，温燥湿化食，祛五脏、皮肤、肢节风湿，心腹积冷，癥痛鳖瘕，痔瘘疮癣，小儿惊疳冷痢，胃中有虫，食即作虫。形类榆荚，陈久气膻者良。

卫矛一名鬼箭羽，破血

苦寒酸涩，破陈血，通经落胎，杀虫去祟。干有三羽，叶似野茶，酥炙用。

漆破血消积杀虫

辛温有毒，功专行血杀虫，削坚积，破日久凝结之瘀血，续筋骨绝伤。治传尸劳瘵，痕疝蛔虫。炒烟尽入药，或烧存性。半夏为使，畏川椒、紫苏、鸡子、蟹。漆入蟹而成水。

巴豆大燥大泻

辛热，有大毒，生狂而熟少缓，可升可降，能行能止，开窍宣滞，祛脏腑沉寒，为斩关夺门之将。破痰癖血瘕，气痞食积，生冷硬物所伤，大腹水肿，泻痢惊痫，口㖞耳聋，牙痛喉痹。其毒又能解毒杀虫，疗疮疡、蛇蝎诸毒。峻用大可劫病，微用亦可和中，通经烂胎。去油，名巴豆霜。芫花为使，畏大黄、黄连、凉水。

荆沥通经络，泻热

甘平，除风热，化痰涎，开经络，行血气。治中风失音，惊痫痰迷，眩晕烦闷，消渴热痢，为祛风化痰妙药。气虚食少者忌之。

竹沥 清热消痰

甘寒而滑，消风降火，润燥行痰，养血益阴，利窍明目。治中风口噤，痰迷大热，风痉癫狂，烦闷消渴，血虚自汗。然寒胃滑肠，有寒湿者勿服。竹茹，即刮取青皮是也。姜汁为使，笋尖能发痘。淡竹叶，治略同，专清上焦烦热。

天竺黄 泻热，豁痰，凉惊

甘而微寒，凉心经，祛风热，利窍豁痰，镇肝明目，功同竹沥而性和缓，无寒滑之患。治大人中风不语，小儿客忤惊痫。出南海，大竹之津气结成，片片如竹节，黄粉者真。

大枣 补脾胃，润心肺，和百药

甘温，脾经血分药，补中益气，滋脾土，润心肺，调营卫，缓阴血，生津液，悦颜色，通九窍，助十二经，和百药。多食损齿，中满症忌之。与甘草同例。杀乌附毒，忌葱、鱼同食。

菜　部

绿豆 泻热解毒

甘寒，行十二经，清热解毒，利小便，止消渴，治泻痢。皮连用，研粉扑痘疮溃烂良。皮性清凉，叶案每以治上焦浮热最妙。

胡麻 又名巨胜子，即芝麻，出大宛，故名胡麻

甘平，补肺气，益肝肾，润五脏，填精髓，坚筋骨，明耳目，耐饥渴，乌髭发，利大小肠，逐风湿气，凉血解毒。生嚼敷小儿①头疮。麻油滑胎润胎疗疮，熬膏多用之。黑色入肾良，栗

---

① 　儿：原脱，据《本草备要》卷四补。

色者名鳖虱胡麻，更佳。九蒸九晒用。

胡荽_{发痘疹，辟恶气}

辛温香窜，内通心脾，外达四肢，通行经络，辟一切不正之气，痧疹痘疮不出。煎酒饮之，发表引导。

生姜_{散寒发表，止呕开痰}

辛温，行阳分而祛寒发表，宣肺气而解郁，调中畅胃，开痰下食。治头痛，伤风鼻塞，胸壅痰膈，寒痛湿泻，消水行血，通神明，祛秽恶，救暴卒。久食兼酒则患目发痔，疮痈食之则生恶肉。姜皮辛凉，和脾行水，治浮肿胀满。秦椒为使，恶黄连、黄芩、夜明砂。妊妇多食姜，儿生歧指。

干姜辛热，除胃冷。黑姜大熟，纯阳。

莱菔_{俗名萝卜，行气化痰，消食}

辛甘属土，生食升气，熟食降气，宽中化痰，散瘀消食。治吐血衄血，咳嗽吞酸，利二便，解酒毒，制面毒、豆腐积。生捣，治噤口痢，止消渴，涂跌①打汤火伤。多食渗血，令人白髭发。莱菔子，辛入肺，甘走脾，利气，生能升，熟能降，升则吐风痰，散风寒，宽胸膈，发疮疹；降则定痰喘咳嗽，调下痢后重，止内痛。炒用。

白芥子_{利气豁痰}

辛温入肺，通行经络，温中开胃，发汗散寒，利气豁痰，消肿止痛。治咳嗽反胃，痹水脚气，筋骨诸痛。久嗽肺虚人禁用。

蔓菁子_{即芜菁，泻热，利水，明目}

苦辛，泻热解毒，利水明目。治黄疸腹胀，癥瘕积聚，小

① 跌：原作"铁"，据《本草备要》卷四改。

儿血痢，一切疮疽。捣敷蜘蛛咬毒。根捣，敷阴囊肿大。末服，解酒毒。和芸苔根捣汁，鸡子清调涂诸热毒。

芸苔 即油菜，散血消肿

辛温，散血消肿。捣贴乳痈、丹毒，动疾发疮。子、叶同功，治产难。

马齿苋 一名九头狮草，泻热

酸寒，散血解毒，祛风杀虫。治诸淋疳痢，血癣恶疮，小儿丹毒，利肠滑产。亦忌与鳖同食。

冬瓜 泻热补脾

寒泻热，甘益脾，利便，消水肿，止消渴，苗、叶治同，散热毒痈肿。子补肝明目。切片糖荐为瓜片，叶案多用之。

丝瓜 泻热凉血，通经络

甘平，凉血解毒，除风化痰，通经络，行血脉，消浮肿，稀痘疮。治肠风崩漏，疝痔痈疽。滑肠下乳。

茄根 散血消肿

煮汁，渍冻疮。史国公药酒用白茄根为君，取其消散。茄子甘寒，散血宽肠，动风发病。

金石部

金 重镇心肝，定惊悸

辛平，有毒，金制木，重镇心肝，安魂魄。治惊痫风热，肝胆之病。丸散用箔为衣，煎剂加入药煮。银，功用略同，畏锡、水银。

铜绿 即铜青，祛风痰

酸平，微毒，治风烂泪眼，恶疮疳疮，妇人血气心痛，吐风痰，合金疮，止血，杀虫。用醋制铜，刮用。

自然铜 重续节骨

辛平，主折伤，续筋骨，散瘀止痛。产铜坑中，火煅醋淬七次，研细，甘草水飞用。

铅坠痰解毒

甘寒属肾，禀壬癸之气，水中之金，金丹之母，入石之祖，安神解毒，坠痰杀虫，乌须明目黄丹即铅加硝黄、盐矾炼成，咸寒沉重，治惊疳疟痢。外用解热拔毒，祛瘀长肉，熬膏必用之药。铅粉主治略同。

铁坠痰镇惊

辛平重坠，镇心平肝，定惊疗狂，消痈解毒。诸药多忌，畏磁石、皂荚。烧红打落者，名铁落，治怒狂。如尘飞起者，名铁精。器物生衣者，名铁锈。盐醋浸出者，名铁华。针砂消水肿、黄疸，散瘿瘤，乌须。

密陀僧镇惊，劫痰，消积

辛咸小毒，感铅之气而结，坠痰镇惊，止血散肿，消积杀虫，疗肿毒，愈冻疮，解狐臭，染须。出银坑，入药煮一伏时。

丹砂即朱砂，镇心，定惊，泻热

体阳性阴，味甘而凉，色赤属火，泻心经邪热，镇心清肝，明目发汗，定惊祛风，辟邪止渴，安胎。辰产明亮者良，水飞用。恶磁石，畏咸水，忌一切血。

云母补中

甘平属金，色白入肺，下气补中，坚肌续绝。治劳伤疟痢，疮肿痈疽。有五色白光莹者为上。泽泻为使，恶羊肉。

朴硝 芒硝大泻，润燥，软坚

辛能润燥，咸能软坚，苦能下泄，大寒能除热。朴硝酸涩性急，芒硝经炼稍缓，能荡涤三焦肠胃实热，推陈致新，疫痢积聚，结癖停痰，黄疸，治阳强之病，伤寒大热，淋闭，瘰疬疮肿，目赤障翳，通经堕胎，能柔五金，化七十二种石为水。

大黄为使。

玄明粉泻热，润燥，软坚

辛甘而冷，祛胃中之实热，荡①肠中之宿垢，润燥破结，消肿明目。朴硝煎化，同莱菔煮甘草煎，火煅，与硝性和缓。胃虚无热禁用。忌苦参。

玄精石泻热，补阴

太阴之精，咸寒而降，治上盛下虚，救阴助阳，有扶危拯逆之功。出解池积盐处，盐卤所结。青白莹彻，片皆六棱者良。今世以绛石伪之。

赤石脂重涩，固大小肠

甘而温，故益气生肌调中。酸而涩，故收湿止血而固下。疗肠澼泄痢，崩带遗精，痈痔溃疡，收口长肉，催生下胞。细腻黏舌者良。赤入血分，白入气分。研粉，水飞用。恶芫花，畏大黄。

禹余粮重涩，固下

甘平性涩，入大肠、胃，血分重剂。治咳逆下痢，血闭血崩，能固下，又能催生。石中黄粉，生于地泽与砂者良，牡丹为使。

浮石一名海石，泻火软坚

咸润下，寒降火，色白体轻，入肺，清其上源，止渴止嗽，通淋软坚，除上焦痰热，消瘿瘤结核。水沫日久结成，海中者。

蓬砂生津，祛痰热

甘微咸凉，色白质轻，故除上焦胸膈之痰热，生津止嗽。治喉痹，口齿诸病，能柔五金而祛垢腻，故治噎膈积块，结核

---

① 荡：原作"为"，据《本草备要》卷五改。

胬肉，目翳骨哽。出西番者白，南番者黄，能制汞哑铜。

硇砂 消内积

咸苦，辛热，有毒，消食破瘀。治噎膈癥瘕，去目翳胬肉，暖子宫，助阳道。出西戎，乃卤液结成，白净者良。水飞，醋煮。忌羊血。

礞石 泻痰

甘咸有毒，体重沉坠，色青入肝，制以硝石，能平肝下气，为治惊利痰之圣药。气弱脾虚者禁服。青色金星，同硝拌匀，煅至硝尽，石色如金为度。如无金者，不入药，研末，水飞用。

炉甘石 燥湿，治目疾

甘温，阳明胃经药，受金银之气，金胜木，燥胜湿，故止血消肿，收湿除烂，退赤祛翳，为目疾要药。产金银坑中，状如羊脑者良。能点赤铜为黄，煅红，童便淬，研粉，水飞用。

白矾 燥湿坠痰

酸咸而寒，性涩而收，燥湿追涎，化痰坠浊，解毒生津，除风杀虫，止血定痛，通大小便，蚀恶肉，生好肉，除痼热在骨髓。治惊痫喉痹，齿痛①风眼，鼻瘜，阴蚀阴挺，疔毒痈疽，瘰疬疥癣，虎犬蛇虫咬伤。多服损心肺，伤骨。甘草为使，畏麻黄，恶牡蛎。

皂矾 一名绿矾，涩，燥湿化痰

酸涌涩收，燥湿化痰，解毒杀虫之功与白矾同而力峻。有毒，主治略同。

百草霜 止血消积

辛温，止血消积。治诸血病，伤寒阳毒发斑，疸膈疟痢，

---

① 痛：原脱，据《本草备要》卷五补。

咽喉口舌，白秃诸疮。灶突上烟煤。烧草者入药。

伏龙肝调中止血，燥湿消肿

辛温，调中止血，祛湿消肿。治咳逆反胃，吐衄崩带，尿血，催生下胞。灶内火气积久结成如石，外赤中黄，研细，水飞用。

禽兽部

虎骨祛风从骨

味辛微热，虎属金而制木，故啸则风生，追风健骨，定痛辟邪。治风痹拘挛，疼痛惊悸，癫痫犬咬。骨哽，以头骨胫骨良。虎肚，治反胃。虎睛，为散，竹沥下，治小儿惊痫夜啼。

鹿茸大补阳虚

甘温纯阳，生精补髓，养血助阳，强筋健骨。治腰肾虚冷，四肢酸痛，头眩眼黑，崩带遗精，一切虚损劳伤。惟脉沉细，相火衰者宜之。酥炙，用鹿补右肾精气，麋补左肾血液。

鹿角专治督脉

咸温，生用则散，熟行血，消肿辟邪。治遗精、梦与鬼交，酒服一撮，鬼精即出，能逐阴中邪气、恶血。炼霜熬膏，则专于滋补，能通督脉，治淋浊崩带，一切奇经受伤诸症要药。畏大黄。

麝香通窍

辛温香窜，开经络，通诸窍，透肌骨，暖水脏。治卒中诸风，气血痰厥惊痫，癥瘕瘴疟，鼻窒耳聋目翳，阴冷，辟邪解毒杀虫，堕胎，坏菜败酒，治果积酒积。外科多用，取其开窍透肌。

兔屎一名明月砂，明目杀虫

治劳瘵五疳，痘后生翳。兔肝，泻肝热，故能明目。兔肉，治消渴，小儿食之稀痘。

豭鼠矢调阴

甘而微寒，治伤寒劳复发热，男子阴易腹痛。妇人阴易，用两头尖，即雄鼠屎也。鼠胆，明目。汁滴耳，治耳聋。鼠肉，治耳疳鼠瘘。

鳞介部

龙骨涩，固肠，镇惊

甘涩微寒，入心、肾、大肠、肝经，能收敛浮越之正气，涩肠益肾，安魂镇惊，辟邪解毒。治多梦纷纭，惊痫疟痢，吐衄崩带，遗精脱肛，大小肠利，固精止汗，定喘敛疮。白地绵纹舐舌者良。忌鱼及铁，畏石膏、川椒，得人参、牛黄良。市以船底陈石灰伪之，只可入外科，不堪服食。

龙齿涩，镇惊

凉，镇心安魂。治大人痉癫狂热，小儿五惊十二痫，治同龙骨。

白花蛇祛风湿

甘咸而温，蛇善行数蜕，如风之善行数变。花蛇又食石南，故能内走脏腑，外彻皮肤，透骨搜风，截惊定搐。治风湿瘫痪，大风疥癞。出蕲州，龙头虎口、黑质白花、肋有二十四方胜。腹有念珠斑，尾有佛指甲，虽死而眼光不枯者真。

乌梢蛇

功同白花蛇，而性无毒，性善噬物，眼光至死不枯。以尾细，能穿百钱者佳。重七八钱至一两者为上，十两至斤余者力减。去头与皮、骨，酒煮或酥炙用。

蛇　蜕

甘咸无毒，性灵而能辟恶，故治鬼魅蛊毒；性窜而善祛风，故治惊痫风疟，重舌喉风，杀虫疥癣，恶疮疔肿，痔漏；属皮而性善脱，故皮肤疮疡，产难目翳用。色白者，皂荚水洗净，炙黄用。

穿山甲一名鲮鲤，通经络，达病所

咸寒善窜，专能行散，通经络，达病所，入肝胃，治风湿冷痹，通经下乳，消肿溃痈，止痛排脓，和伤发痘，风疟疮科须为要药。以其食蚁，又治蚁瘘。痈疡已溃者勿服。尾甲力更胜，炮炙用。

蟹散血

咸寒，除热解结，散血通经，筋骨寒，胃动风，蟹爪堕胎。产难及子死腹中者，服爪汤即下，并捣涂漆疮。

虾补阳

甘温，托痘疮，下乳汁，吐风痰，壮阳道。

田螺泻热

味甘大寒，利湿清热，止渴醒酒，利大小便，能引热下行。治脚气黄疸，噤口毒痢。加麝捣贴脐下，引热下行。目热赤痛，入盐花，取汁点之。入冰片少许，取汁，涂痔良。

珍珠泻热，定惊

甘咸性寒，感月而胎，水精所孕，水能制火，故入心肝二经，镇心安魄，坠痰拔毒，收口生肌。治惊热痘疔，下死胎胞衣。涂面，好颜色。点目，祛翳膜。绵裹塞耳，治聋。研不细，伤人脏腑。

蛤蚧补肺，润肾，定喘

咸平，补肺润肾，益精助阳。治渴通淋，定喘止嗽。肺痿咯血，气虚血竭者宜之。出广南，首如蟾蜍，背绿色，斑如锦纹。雄为蛤，皮粗、口大、身小、尾粗。雌为蚧，皮细、口尖、身大、尾小。雌雄相呼，屡日乃交，虽死不开，故房术用之。去头足，用尾，炙用。<small>雄叫声音蛤，雌叫声蚧，故名。</small>

蜂蜜 <small>补中，润燥，滑肠</small>

草木精英合露气以酿成，生性凉，能清热；熟则性温，补中。甘而和，故解毒润燥，止心腹、肌肉、疮疡诸痛，调营卫，通三焦，除众病，和百药而与甘草同功。同薤白捣，涂汤火伤。煎炼成胶，通大便秘。然能滑肠，泻泄与中满者忌用。忌葱、鲊、莴苣同食。<small>黄蜡，即蜂炼成，味淡。</small>

露蜂房 <small>解毒杀虫</small>

甘平，有毒，治惊痫瘈疭，附骨痈疽，根在脏腑，合蛇蜕、人发烧灰，酒服。涂瘰疬成瘘，止风虫牙痛，敷小儿重舌，起阴痿。取悬树、受风露者，炙用。

僵蚕 <small>祛风化痰</small>

辛咸微温，僵而不腐，得清化之气，故能治风化痰，散结行经。其气味俱薄，轻浮而升，入肺、肝、胃三经，治中风失音，头风齿痛，喉痹咽肿，小儿惊疳。无风邪者勿服，恶桑螵蛸、茯苓、茯神、桔梗、萆薢。

蚕　茧

甘温，能泻膀胱相火，引清气上朝于口，止消渴。痈疽无头者，烧灰，酒服，一枚出一头，多服多出。雄蚕蛾，气热性淫，主固精强阳，交接不倦。蚕退纸，烧存性，入白矾、麝香少许，敷走马牙疳。蚕纸烧灰，酒服，能治邪祟发狂悲泣，强阳之故。

蚕砂 <small>燥湿祛风</small>

蚕食而不饮，属火性燥，能祛风胜湿。其砂辛甘而温，炒黄浸，治风湿为病，肢节不遂，皮肤顽麻，脚腰冷痛，血瘀，风眼。

蝉蜕 轻散风热

蝉乃土木余气所化，饮风露而不食，其气清虚而味甘寒，故除风热，发痘疹。其性善蜕，故退目翳，催生下胞，皮肤疮疡瘾疹。其声清响，故主中风失音，小儿夜啼。

五倍子 涩，敛肺

酸咸，其性涩，能敛肺；其气寒，能降火。生津化痰，止嗽止血，敛肝解酒，消渴泄痢，疮癣五痔，下血脱肛，脓水湿烂，子肠坠下，散热毒，消目肿，敛疮口，染须。嗽由外感，泻非虚脱者禁。生盐肤木上，乃虫食汁，结球于叶，炒用或生用。

全蝎 祛风

辛甘有毒，色青属木，故治诸风眩掉，惊痫搐掣，口眼㖞邪，疟疾风疮，耳聋带疝，厥阴风木之病。类中风、慢脾惊属虚者忌用。

蜈蚣 祛风

辛温，有毒，入肝经，善走能散，治脐风撮口，惊痫瘰疬，蛇癥疮甲，杀虫堕胎。取金头绿身者用。畏蜘蛛、蜒蚰、鸡涎、鸡屎、桑皮、盐。同大黄用，清热毒而不泻。

蟾蜍 即癞虾，杀疳拔毒

蟾，土精而应月魄，辛凉微毒，入胃，发汗退热，除湿杀虫。治疮疽发背，小儿劳瘦疳疾。

蟾酥 即蟾眉间白汁

辛温有毒，助阳气，治疔肿发背，小儿疳疾，脑疳恶毒要药。外科膏丹多用之。蟾蜍涂玉，刻之如蜡。

蚯蚓 即地龙，泻热利水

蚓，土星而应辰水，味性咸寒，故能清热下行，利水，温病大热狂言，大腹黄疸，肾风脚气。白头者，老蚓，治大热尤捷。捣汁，井水调下，或为末。中其毒者，每夕体中有蚓鸣，即以盐水洗，可愈。

五谷虫即粪蛆

治热病谵妄，毒痢作吐，小儿疳积，能解脾脏热毒，滋润肠胃，清热而不寒凉，为理脏圣药。

人　部

童便泻火，补阴，散血

咸寒，能引肺火下行，从膀胱出，降火滋阴，润肺散瘀血。治肺痿失音，吐衄损伤，胞胎不下。凡产后血运①，败血入肺，阴虚久嗽，火蒸嫽②者，惟此可治。

秋石补肾水，润三焦

咸温，滋肾水，润三焦，养丹田，安五脏，退骨蒸，软坚块。治虚劳咳嗽，白浊遗精，为滋阴降火之圣药。取童便入石膏，秋露水澄清，晒干，雪白如霜佳。

人中黄泻热

甘寒，清痰火，消石积，大解五脏实热。治天行热狂，痘疮血热，黑陷不起，大有奇功，为理脏消毒之圣药。以竹茹、通草研末，入竹筒内，塞孔，刮去青皮，入粪缸内。冬月至春，百日取出，洗净阴干。

金　汁

即系空竹筒，冬月入粪缸内，次年取出，取内青汁，瓷罐封好，埋土内，临用取出，治同人中黄。尤能清热消毒。

人中白泻火

咸平，降火散瘀。治肺痿鼻衄，劳热消渴，痘疮倒陷，牙

---

① 运：通"晕"。
② 嫽（liáo 缭）：《本草备要》卷八作"如燎"。

痔口疮。即溺器刮下白碱，煅研用。

专行外科

山慈菇 泻热解毒

甘微辛，有小毒，功专清热散结。治痈疽疔肿，瘰疬结核醋磨涂，解诸毒蛊毒，蛇虫狂犬伤。去毛壳用。

续随子 一名千金子，行水，破血，解毒

辛温有毒，行出破血，治癥瘕痰饮，冷气胀痛，蛊毒鬼疰，利大小肠，下恶滞物，涂疥癣疮。玉枢丹用之，以毒攻毒。去壳，取白色者，去油用。

蓖麻子 通窍拔毒，出有形滞物

辛甘有毒，性善收，亦善走，能开通诸窍经络，治偏风不遂，㖞邪捣饼贴口噤，鼻窒耳聋捣烂塞耳，喉痹舌胀捻烟薰。能利水气，治水癥浮肿。能出有形滞物，治针刺入捣敷伤处，竹木骨哽同寒水石研匀，置舌根噙咽，胞胎不下麻子二粒，巴豆一粒，麝香一分，贴脐中，并足心，胎下即去之。若子肠挺出者，贴顶心即收。能追脓拔毒，敷瘰疬恶疮，外用屡奏奇功。熬膏药用之，拔毒。去皮，黄连水浸，每晨吞三四粒，治大风疥癞。食蓖麻者，一生不得食炒豆，犯之则胀死。

木鳖子 泻热治疮

苦温微甘，有毒，利大肠。治泻痢疳积，瘰疬疮痔，乳痈蚌毒，消肿追毒，生肌除斑。专入外科，核扁如鳖，绿色能毒狗。

枫脂香

苦平，和血解毒，止痛生肌。治吐衄咯血，齿痛风疹，痈疽金疮，外科要药。色白微黄，能乱乳香，功用相近。

大风子

辛热有毒，取油，治疮癣疥癞，有杀虫劫毒之功。外用甚

效，内用则燥痰伤血而致失明。出南番，子中有仁，白色，久则油黄不可用。

水银_{外用杀虫}

辛寒阴毒，功专杀虫。治疮疥虮虱，解金银铜锡毒，能杀五金，堕胎绝孕。从丹砂烧煅而出，畏磁石、砒霜，得铅则凝，得硫则结，并枣肉、人唾则碎。散失在地者，以花椒、茶末收之。

轻粉_{燥结痰涎，外用杀虫}

辛冷，有毒，杀虫。治疮，劫痰，消积，善入经络。瘰疬音炽纵多用之，不可过服。外用甚效。土茯苓、黄连、黑铅、铁浆、醋，能制其毒。

无名异_{和血行伤}

咸入血，甘补血，治金疮伤折，痈疽肿毒_{醋磨涂}，止痛生肌。_{服三五钱，酒调，受杖不甚痛伤。}生川广，小黑石子也，一包数石枚。

砒石_{大燥劫痰}

辛苦而咸，大热大毒，砒霜尤烈，专能燥痰。外用蚀败肉，杀虫枯痔。出信州，锡之苗也。_{故锡壶亦云有毒。}生者砒石，炼者砒霜。畏绿豆、冷水、羊血。

石灰_{燥湿，止血，生肌}

辛温性烈，能坚物，散血，定痛，生肌，止金疮血，杀疮虫，蚀恶肉，减瘢疵，和药点痣，解酒酸。内用止泻痢崩带，收阴挺熬水洗脱肛，消积聚结核。风化者良。治顽疮脓水淋漓，敛疮口尤妙。

孩儿茶_{泻热}

苦涩，清上膈热，化痰生津，止血收湿，定痛生肌，涂金疮口疮同蓬砂，等分用，阴疳痔肿。出南番，茶末作成块，小块润泽者，上枯者次之。

白蜡 外用生肌

甘温属金，生肌止血，定痛补虚，续筋接骨，外科要药。蜡虫炼成，又名白占。

斑蝥 以毒攻毒

辛寒大毒，外用蚀死肌，敷疥癣恶疮。内用破石淋，拔瘰疬疔肿，下猘犬毒疯犬伤，九死一生之候，急用斑蝥七枚，糯米炒黄为末，酒煎，空心下，取下小狗，愈后忌闻钟鼓声，复发则不治，服之肚痛，急者靛汁、黄连水解之，溃肉堕胎。畏巴豆、丹参，恶甘草、豆花。斑蝥、芫青、葛上亭长、地胆四虫，形色不同，功略相近。食芫花为芫青，绿色尤毒，春生。食葛花为亭长，黑身赤头，夏生。食豆花为斑蝥，斑色，秋生。冬入地为地胆，黑头赤尾。皆极毒，须慎用。

象皮 敛金疮

皮肉坚厚，以刀刺之，取刀即合，故能敛金疮。象油能透肌，治顽癣疥癞，烤涂立效。象胆能辟尘，治目与熊胆同功。

猬皮 凉血

苦平，治肠风泻血，五痔，烧末调敷阴肿。治耳聋，脂滴耳中，或胆汁滴耳尤效，亦治痘后风眼。似鼠而圆大，褐色，攒毛如锥，外刺如栗房。煅成黑，存性用。

獭肝 补肝肾，杀传尸虫

甘咸而温，益阴补虚，杀虫止嗽。治传尸鬼疰有神功。诸肝皆有叶数，惟獭肝一月一叶，其间又有退叶。须于獭身取下者真，不尔多伪。因于他兽有异，昼伏夜出，故治鬼疰。

总 书 目

I

卫生编

袖珍方

仁术便览

古方汇精

圣济总录

众妙仙方

李氏医鉴

医方丛话

医方约说

医方便览

乾坤生意

悬袖便方

救急易方

程氏释方

集古良方

摄生总论

辨症良方

活人心法（朱权）

卫生家宝方

寿世简便集

医方大成论

医方考绳愆

鸡峰普济方

饲鹤亭集方

临症经验方

思济堂方书

济世碎金方

揣摩有得集

亟斋急应奇方

乾坤生意秘韫

简易普济良方

内外验方秘传

名方类证医书大全

新编南北经验医方大成

临证综合

医级

医悟

丹台玉案

玉机辨症

古今医诗

本草权度

弄丸心法

医林绳墨

医学碎金

医学粹精

医宗备要

医宗宝镜

医宗撮精

医经小学

医垒元戎

医家四要

证治要义

松厓医径

扁鹊心书

素仙简要

慎斋遗书

折肱漫录

丹溪心法附余